JN243427

ナースのための

やさしくわかる ストーマケア

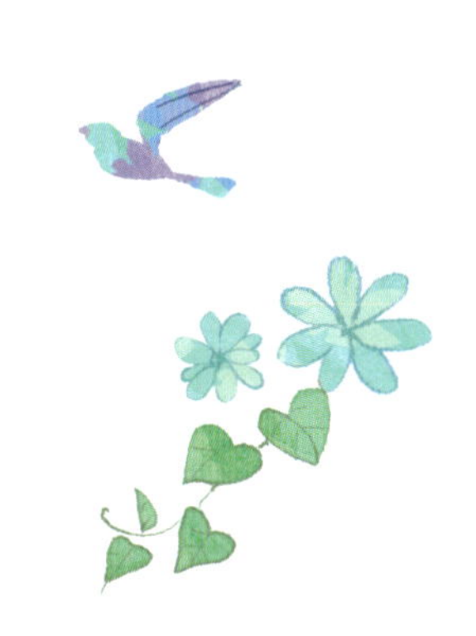

公益社団法人日本看護協会看護研修学校
認定看護師教育課程長
溝上祐子 監修

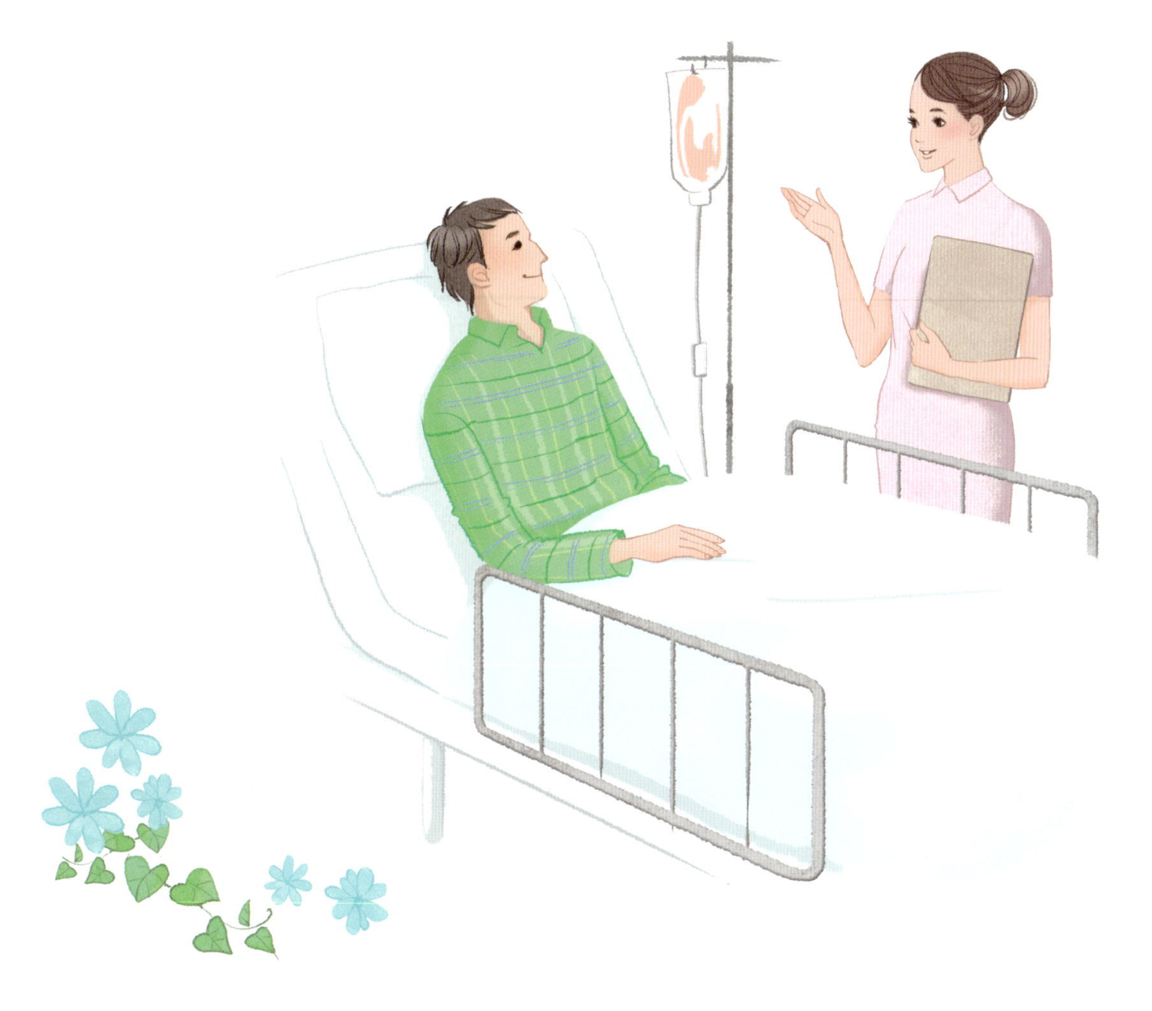

ナツメ社

はじめに

日本の医療は、高齢化少子社会を基盤に非常に厳しい状況に直面しているといわれています。2025年には75歳以上の人口が増え、現在と同様の医療スタイルを継続することは困難で、医師不足、看護師不足、病床不足、そして介護不足が大きな課題とされています。医療ニーズを抱えた高齢者を病院から在宅、老人福祉施設とあらゆる場所で支えていく必要があります。こうした将来を迎える日本の医療は、「チーム医療推進」を柱に、これまでとは異なる医療の提供のあり方が求められます。

これまで以上に高齢者が増加するということは糖尿病などの慢性疾患、そしてがん疾患を抱えながら、長期に療養を必要とする方が増えるということです。がんの罹患率が増加すればそれだけストーマ造設の患者さまが増えます。また、緩和医療が推進され、緩和目的にストーマを造設する例も少なくありません。ストーマケアを必要とされる現場は病院だけではなく、在宅や老人福祉施設などあらゆる場所に拡がることでしょう。これからは看護師だけでなく、介護士など他職種も含めたチームでの対応が求められます。

本書はこうしたストーマケアのニーズに応え、看護学生から看護師だけでなく、多くの医療・介護関係者の方に読んでいただけるようにカラー写真を駆使して、作成いたしました。また、その内容はストーマケアの専門家である皮膚・排泄ケア認定看護師たちに臨床で行っている教育やケアポイントをふんだんに盛り込んでいただきました。これから、ストーマケアの専門性を高めたいと思っていらっしゃる方にも十分満足できることでしょう。

本書の刊行がこれからの多くのストーマをもつ患者さまのＱＯＬ向上の一助になることを心から祈っております。

溝上祐子

CONTENTS 目次

第1章
ストーマケアに必要な基礎知識

ストーマケアを行う前に知っておきたいこと

ストーマ用品

第2章
消化管ストーマケア

なぜストーマ造設が必要なの？　どんな装具があるの？

ストーマの造設と合併症、閉鎖術

ストーマの装着方法およびスキンケア

患者さんと一緒に始める　セルフケアの指導

第３章
尿路ストーマケア

ストーマ造設の必要性と装具

第1章 ストーマケアに必要な基礎知識

ストーマケアを行う前に知っておきたいこと

ストーマ用品

ストーマケアを行う前に知っておきたいこと

ストーマケアとは？

ストーマケアとは排泄機能を喪失した、あるいは排泄機能の障害がある方がストーマを造られた場合に行われるケアのことです。排泄障害をもつ患者さんはいわゆる「下（しも）のお世話を他人に委ねる」という恥ずかしい思い、人としての尊厳を失ってしまうのではという不安、コンプレックス、これからの人生への落胆などさまざまな精神的、社会的問題を抱えています。

看護師は、ストーマケアを行う前に、その患者さんがどのような理由で、どのようなストーマを保有しているのか、そのストーマを保有していることでつらい思いをしていないかなどを把握しておきましょう。ストーマケアで大切なことはストーマ装具を交換するテクニックの上達だけでなく、どのような言葉をかけ、どのような態度をとればいいのかを考えること、相手の気持ちに共感することです。そのためにも、患者さんのことをよく知っておくことが大切になります。

ストーマって何？

ストーマとは、消化管や尿路を手術で人為的に体外に誘導して造設した排泄口（開放孔（かいほうこう））のことです。消化管ストーマのことを人工肛門、尿路ストーマのことを人工膀胱（ぼうこう）と表現することもあります。ストーマを保有する方はオストメイト（ストーマ保有者）と呼び、通常はストーマにパウチ（便や尿を収容する袋）などのストーマ用装具を貼付し、パウチに排泄物を一時的に収容するようにして生活します。

右記はストーマについての４つの主な特徴です。

ストーマの特徴

- 消化管や尿路の粘膜でできている
- 赤い色をしている
- 知覚はなく、触っても感覚はない
- 排泄物の排出を止めることはできない

ストーマの造設は、乳児から高齢者まで、ほぼ全年代に適応されます。第２、３、４章で詳しく解説します。

ストーマってどんなときに造るの？

ストーマが造設される理由はストーマの種類によってさまざまです。一般的に消化管ストーマは、①直腸あるいは肛門機能を失った場合（直腸肛門がんなどの悪性腫瘍、外傷や良性疾患）、②クローン病や潰瘍性大腸炎などの炎症性疾患の治療の一環、③消化管の閉塞などの症状緩和目的（緩和医療）などのために造設されます。

一方、尿路ストーマは、①膀胱機能を失った場合（膀胱がんなどの悪性腫瘍）、②尿路閉塞などの症状緩和目的（緩和医療）などのために造設されます。

また小児期にストーマが造られることもあり、その理由は先天性疾患（直腸・肛門奇形や尿路奇形など）や後天性疾患（悪性腫瘍、外傷など）があります。

どんなストーマがあるの？（種類と特徴）

ストーマには消化器系に造設するものと、尿路系に造設するものがあります。どちらも体内の腸管や尿管の一部を使います。

消化管ストーマの造設部位により結腸ストーマと回腸ストーマに分けられます。また、尿路ストーマは、回腸導管と尿管皮膚瘻に分けられます。その造設期間は一時的なものと永久的に造るものがあります。

消化管ストーマの種類

期間	●一時的ストーマ ●永久的ストーマ	部位	●結腸ストーマ ●回腸ストーマ
型式	●単孔式ストーマ （ストーマ／腸管）	●双孔式ストーマ 係蹄式（ループ型）ストーマ（皮膚）	二連銃式ストーマ

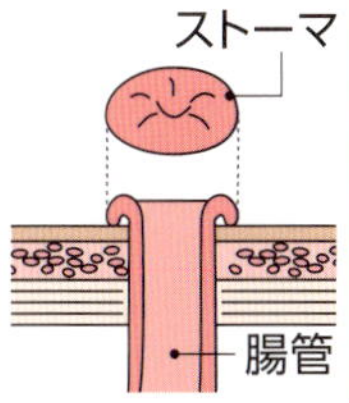

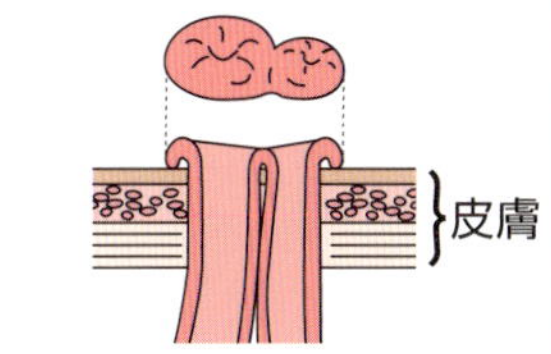

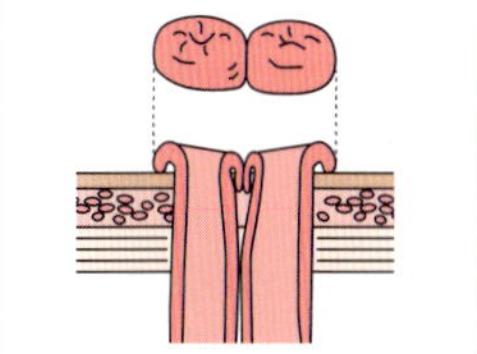

尿路ストーマの種類

部位	●回腸導管	●尿管皮膚瘻

消化管ストーマの種類と特徴

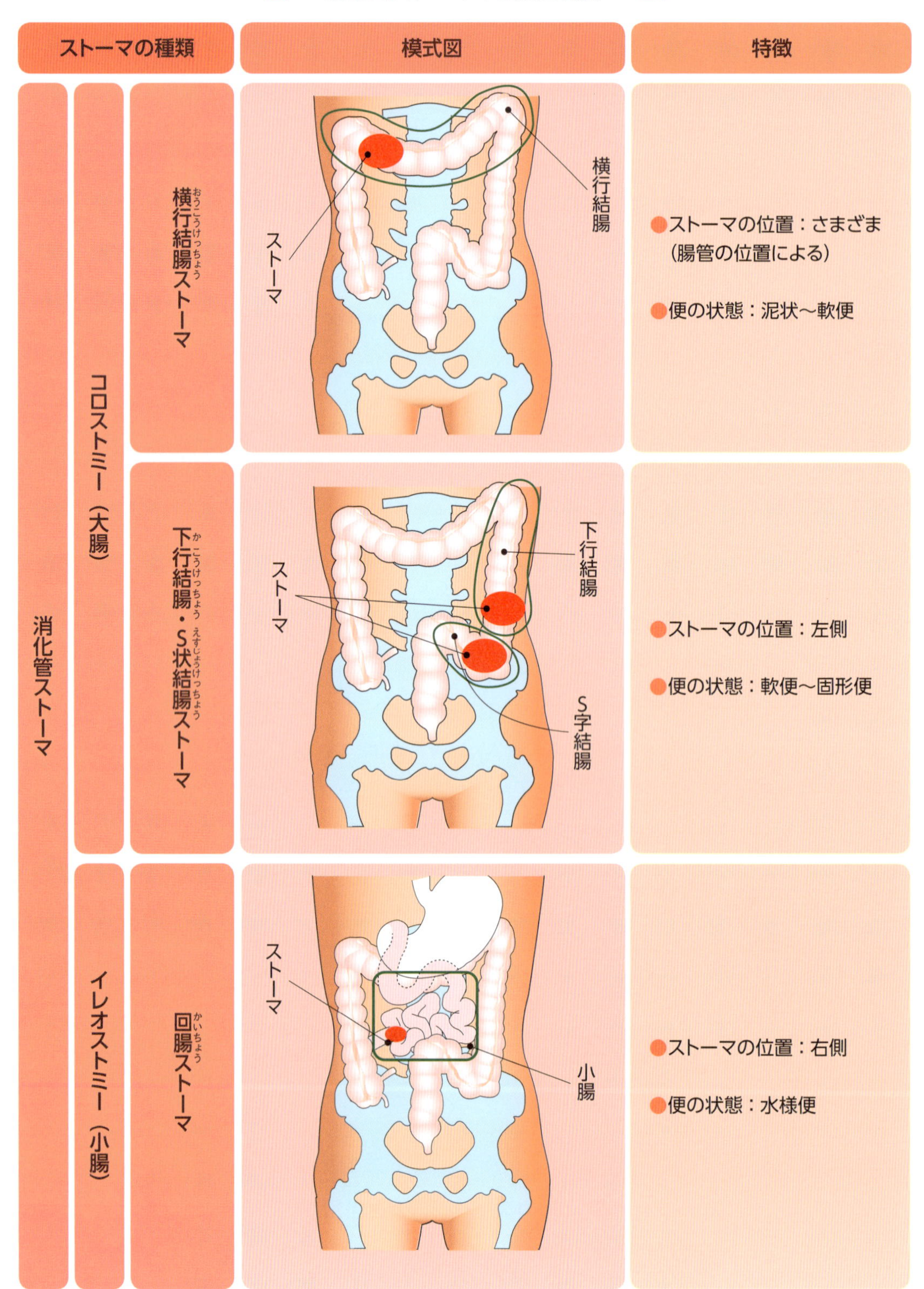

ストーマの種類			模式図	特徴
消化管ストーマ	コロストミー（大腸）	横行結腸ストーマ	ストーマ／横行結腸	●ストーマの位置：さまざま（腸管の位置による） ●便の状態：泥状〜軟便
		下行結腸・S状結腸ストーマ	ストーマ／下行結腸／S字結腸	●ストーマの位置：左側 ●便の状態：軟便〜固形便
	イレオストミー（小腸）	回腸ストーマ	ストーマ／小腸	●ストーマの位置：右側 ●便の状態：水様便

尿路ストーマの種類と特徴

ストーマの種類		模式図	特徴
尿路ストーマ（ウロストミー）	回腸導管	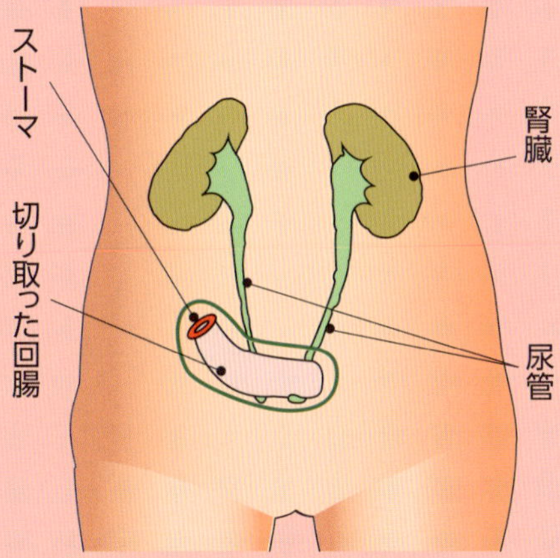 小腸の回腸を一部切り取り、導管とし、そこに腎臓尿管を吻合する	●ストーマの位置：右側 ●回腸を一部使用し、尿の排出口とするため、外観は回腸ストーマに似ている
	尿管皮膚瘻	両側尿管皮膚瘻 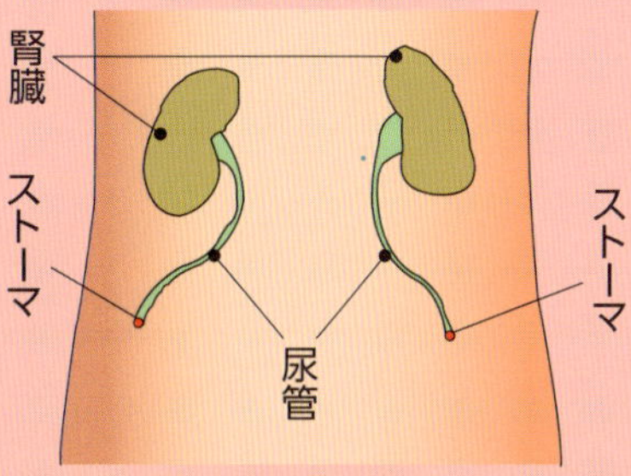 左右の尿管をそれぞれ腹部に造る尿管皮膚瘻	●ストーマは両側尿管使用の場合、左右に2つ造ることもある ●ストーマの位置：両側
		片側尿管皮膚瘻 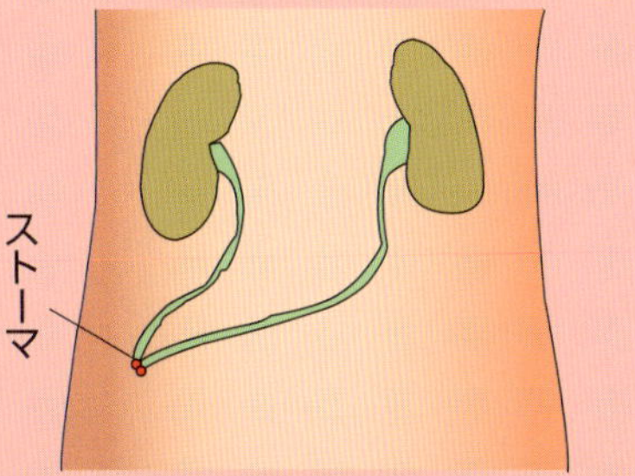 左右の尿管を同じ場所に並べて引き出して腹部に造る尿管皮膚瘻（ほかに左右の尿管を 1 本につなげて 1 つのストーマを造ることもある）	●ストーマの位置：片側

ストーマの受容って何？

医師よりストーマを造ると説明された患者さんは、その原疾患のほとんどが、がんなどの悪性疾患です。その病名告知に対しても大きな衝撃を受け、さらに排泄機能を失うことからさまざまな不安や心配を抱えてしまうため、場合によっては危機状態（うつ病の発症など）に陥る人も少なくありません。

ストーマを造設することは治療のために必要だと理解していても、さまざまな不安や衝撃により、受け入れたくないという反応が患者さんの態度や言動に表れます。例えば怒りを抑えきれない、ふさぎこんで泣いてばかりいる、無気力状態になるなど、人によって、その表れ方はさまざまです。しかし、こうした反応はストーマを受け入れるためのプロセスにおいて必要となります。ストーマの受容とは、その人が「ストーマをもつ自分が本来の自分である」と認め、尊厳や自信を取り戻すことです。ストーマの受容のプロセスは考え方や感じ方、衝撃の受け方など人によって異なるため、受容に何年も時間を必要とする人も少なくありません。また、その過程で患者さんがいろいろな感情—怒りや失望、悲しみ、絶望などに—おそわれることがあるとき、看護師としてどう寄り添うか、看護師も1

ストーマ造設に伴う精神的不安

心的不安

障害者になってしまうという不安（差別を受ける、みじめである、人から尊敬されない）

がんにかかったということによる死への不安

身体的不安

ストーマをもつ生活への不安（外に出られなくなる、におうのではないか、働けなくなるのではないか）

ストーマができることでのボディイメージの低下（自分の体が醜くなる、人としての価値が落ちてしまう、愛してもらえない）

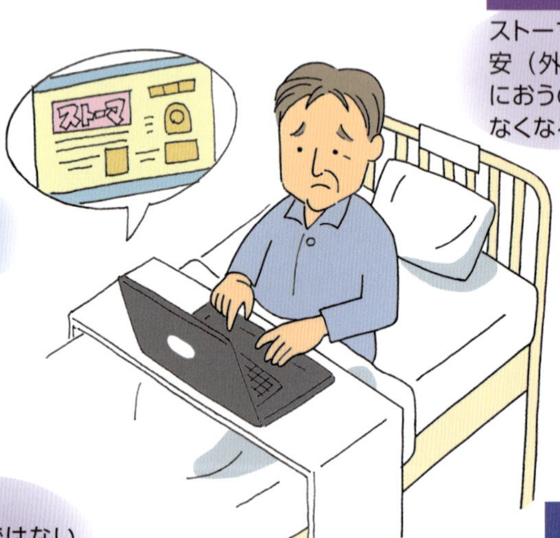

社会的不安

現在の地位を失うのではないかという不安（家族を支えることができなくなってしまう、父親として、母親としての役割が果たせなくなる）

経済的不安

一生ストーマのために働けないのではないか、治療費がかかるのではないか人の人間としての成長が求められるのです。場合によっては精神科医、リエゾンナース*やストーマケアを専門とする皮膚・排泄ケア認定看護師などに相談するとよいでしょう。

皮膚・排泄ケア認定看護師の役割と技術

皮膚・排泄ケア認定看護師とは、健康を害した皮膚ならびに皮膚障害のリスクの高い脆弱な皮膚に対するスキンケアを中心に、褥瘡*などの創傷管理やストーマ・失禁等の排泄管理、患者・家族の自己管理およびセルフケア支援、スタッフ教育を行う専門職です。その養成のねらいと役割は創傷管理と排泄管理です。創傷管理は、褥瘡（P16参照）や下肢潰瘍などの慢性創傷の発生機序から病態のアセスメント、そしてその治療プランを提供します。看護師が初めて診療報酬加算をとった「褥瘡ハイリスク患者ケア加算」が認められたことから、その技術の高さは社会的に評価を受けています。一方、排泄管理は、質の高いストーマケアと失禁ケアを提供します。患者さんの身体的、社会的、精神的な問題を全人的にアセスメントし、その患者さんに最も適した排泄管理法を指導し、提供するのです。排

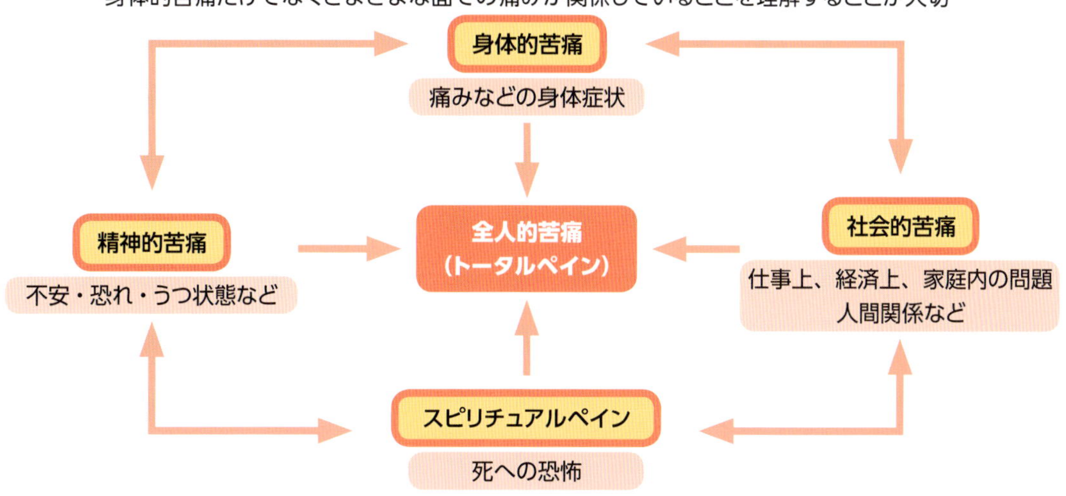

(緩和ケアマニュアル2001　最新医学社より引用改変)

用語解説 ＊リエゾンナース

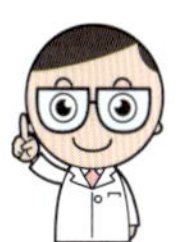

精神科看護の知識や技術をもち、障害や疾患をもつ患者とその家族に精神的ケアを行う、精神看護の専門看護師のことです。他診療科の看護師などと連携し、質の高い看護ケアを提供します。また、看護師の相談にのることもあり、彼らのメンタルヘルス支援も行っています。「リエゾン（liaison）」とは、橋渡しをする、連携する、つなげるという意味です。

泄の障害は自尊心を喪失する、ボディイメージの変化を伴うなど精神的な支援も重要であるため、その知識や技術ももつ必要があります。いろいろな認定看護師の資格がある中、本書では皮膚・排泄ケア認定看護師について記述しています。高い評価を得ている専門職です。詳しくは、公益社団法人日本看護協会のウエブサイト（http://www.nurse.or.jp/）をご参照ください。

皮膚・排泄ケア認定看護師の知識と技術

褥瘡（じょくそう）などの創傷（そうしょう）管理 およびストーマ、 失禁などの排泄管理	＋	患者・家族の自己管理 およびセルフケア支援

（公益社団法人日本看護協会　公式ホームページより）

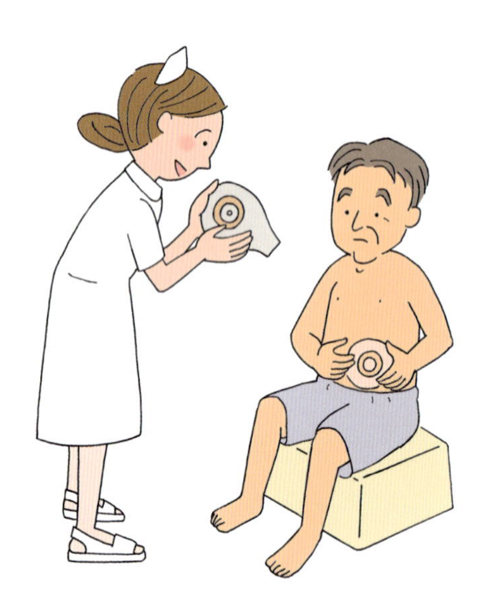

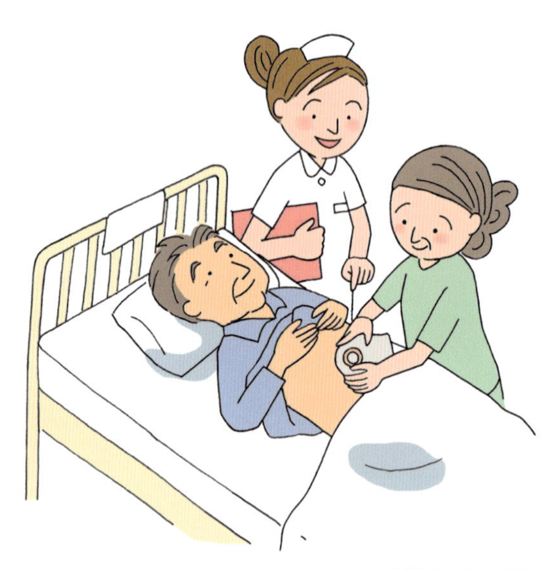

（溝上 祐子）

用語解説　＊褥瘡（pressure ulcers）　とは？

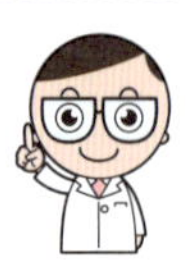

身体に加わった外力が骨と皮膚表層の間の軟部組織の血流を低下あるいは停止させ、この状況が一定時間持続され、組織が元に戻れないような阻血性（そけつせい）障害に陥ることをいいます。日本では古くから「床（とこ）ずれ」と呼ばれ、外国では pressure sore, decubitus と表現されてきました。寝たきりの高齢者に発生することが多いとされています。

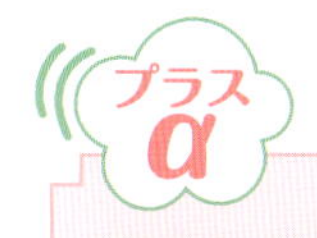

■認定看護師とは？どんなことをするの？

認定看護師とは、日本看護協会認定看護師認定審査に合格し、高い水準の看護実践ができる看護師のことです。この制度が発足した目的は、認定看護師を社会に送り出すことにより、看護現場における看護の広がりと質を向上させることです。認定看護師の役割は、①個人、家族、および集団に対して、熟練した看護技術を用いて質の高い看護を実践すること、②看護実践を通して看護者に対し指導を行うこと、③看護者に対して相談にのることで、「実践」「指導」「相談」の3つとなります。

認定看護師の役割

実践	特定の看護分野において、個人、家族および集団に対して、熟練した看護技術を用いて高い水準の看護を実践する
指導	特定の看護分野において、看護実践を通して看護者に対し指導を行う
相談	特定の看護分野において、看護者に対しコンサルテーションを行う

（公益社団法人日本看護協会　公式ホームページより）

認定看護師の認定

看護師資格 ▶ 実務5年以上 そのうち認定看護分野3年以上の実務 ▶ 認定看護師教育課程6カ月600時間以上を修了 ▶ 筆記試験による認定審査 認定看護師登録

入学要件
- 日本国の保健師、助産師および看護師のいずれかの免許を要する
- 通年5年以上の看護実施研修をしている。そのうち通年3年以上は認定看護分野の実績を有する

修了要件
- 認定看護師に必要な各分野の所定の単位（時間数）をすべて修得している
- 出席時間数がそれぞれの科目について履修すべき時間の5分の4以上である
- 認定看護師に必要な全教科を含む修了試験において80%以上の成績を修めている

ストーマ用品

ストーマ用品って何？

ストーマ用品とは、「ストーマを管理するのに用いる物品」のことをいいます。ストーマ用品には、ストーマに装着するストーマ装具のほかに、付属品のアクセサリーがあります。

ストーマ用品の種類

ストーマ装具	●面板、ストーマ袋		
アクセサリー	●皮膚保護剤（粉状・板状・練状） ●消臭剤／脱臭剤 ●剥離剤 ●皮膚被膜剤	●凝固剤 ●洗浄剤 ●腹帯 ●袋カバー ●ベルト	●ハサミ ●ノギス（ストーマゲージ） ●洗腸用具 ●蓄尿袋

ストーマ装具の名前と構造を知ろう

■ストーマ装具の名称

ストーマ装具には、日本ストーマ・排泄リハビリテーション学会で定められた正しい名称があります。装具を体に固定する平板は「面板」、排泄物を収集する袋は「ストーマ袋」といい、消化器用であれば「採便袋」、泌尿器用であれば「採尿袋」といいます。フランジとは、二品系装具の面板とストーマ接合部の輪状の縁の部分をいい、面板とストーマ袋の両方にあります。

■ストーマ装具の構造

面板は、全面が皮膚保護剤*でできているものや、粘着テープつきのものがあります。この面板に開けたストーマサイズの孔を、面板ストーマ孔といい、元から開いている孔を初孔といいます。

また、ストーマ装具には、構成部品数による分類があります（P20参照）。袋部と粘着式面板とが一体となった装具を単品系装具（ワンピース系装具）、袋と粘着式面板とが分離した装具を二品系装具（ツーピース系装具）といいます。二品系は、フランジ同士をはめ合わせて使用し、はめ合わせる部分を、嵌合部といいます。

ストーマ装具の構造と名称

ストーマ装具の名称	解説
面板（めんいた）	ストーマ装具を体に固定する平板
・面板ストーマ孔（こう）	・面板に開けたストーマサイズの孔
・初孔（しょこう）	・元から開いている面板ストーマ孔
ストーマ袋	ストーマにつけて排泄物を収集する袋
・採便袋	・消化器用のストーマ袋
・採尿袋	・泌尿器用のストーマ袋
・排泄口	・排泄物を出す部分
フランジ	二品系装具の面板とストーマ接合部の輪状の縁
嵌合部（かんごうぶ）	フランジ同士をはめ合わせる部分

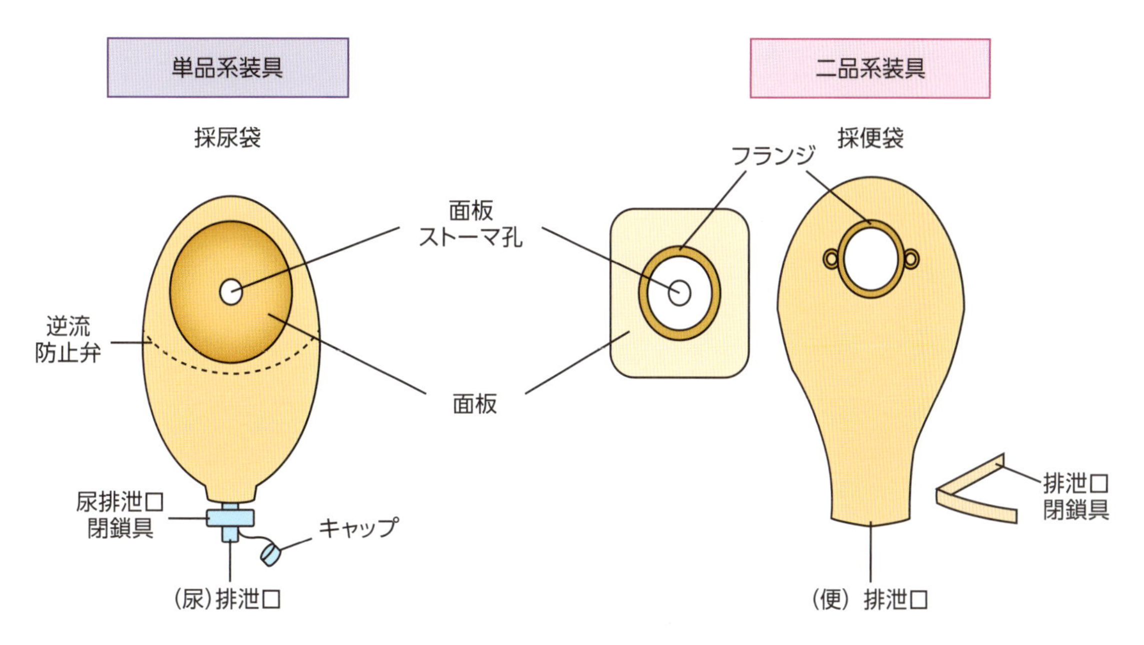

単品系装具と二品系装具の利点と欠点を次頁(P20)に記載
(出典 穴澤貞夫, 大村裕子編:ストーマ装具選択ガイドブック 適切な装具の使い方. 金原出版, 2012, P22, 一部改変)

■ストーマ装具の分類

ストーマの装具には多くの種類があり、その種類は数100種類にも及びます。ストーマ装具を選択する場合、これらの種類と特徴を理解しておく必要があります。しかし、これらをすべて覚えることは大変な作業です。そのため、たくさんの種類の装具を特徴別に分類し、整理して覚えることが重要です。

ストーマ装具は、面板部分、ストーマ袋部分、面板とストーマ袋の接合部分の３つの構成に分けられます。これらの構成別に、ストーマ装具の分類と特徴を解説していきましょう。

構成部品数による分類

	単品系装具	二品系装具
利点	●面板が軽い。柔らかい。安価なものが多い ●薄くて装着の違和感がない ●操作が簡単 ●面板からストーマ袋が外れる心配がない ●面板とストーマ袋が一体になっているので袋を替えるときは面板ごと替える	●各種のストーマ袋が使える ●ストーマ袋のみ交換が可能 ●面板を装着しやすい ●面板をカットしやすい
欠点	●面板をカットするとき袋を破かないよう注意が必要 ●ストーマ袋の向きを変えることができない	●面板が固い ●面板からストーマ袋が外れる心配がある ●フランジ部分に便がつくとにおいの原因となる ●フランジ部分があるため、装具自体に厚みがある ●嵌合部をはめ合わせの手技を習得する必要がある

ストーマ装具の種類と特徴：面板

■面板の材質

面板の材質には３つの分類があり、全面が皮膚保護剤のもの、皮膚保護剤外周に粘着テープがついているもの、全面が粘着剤のものがあります。

面板の材質

材質	特徴
全面皮膚保護剤	●皮膚保護剤のみでできている ●皮膚保護作用があるため、粘着テープに比べ皮膚刺激が少ない
皮膚保護剤外周に粘着テープつき	●ストーマ周囲の平面が少なく、皮膚保護剤の安定性が悪いときなどに、密着性が向上する ●粘着テープによる皮膚障害に注意が必要 周囲テープ

材質	特徴
全面が粘着テープ	●吸水性、通気性が悪く、物理的刺激が強いため、皮膚障害を起こしやすい ●板状皮膚保護剤と組み合わせて使用する ※最近では単独で使用することはない 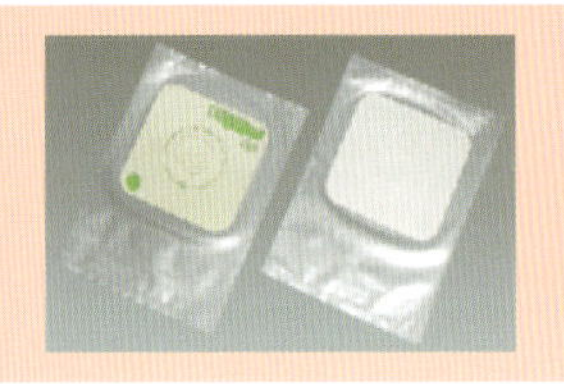

■面板の形状

面板の形状には、面板の粘着側が平坦な「平面型」と、凸(とつ)状の「凸型」のタイプがあります。凸型のタイプには、あらかじめ面板に凸型はめ込み具が内蔵された、「凸型はめ込み具内蔵装具」と、面

■ 面板の形状 ■

形状	特徴
平面型	●ストーマに高さがある場合や、ストーマ周囲にしわやくぼみがない場合に使用 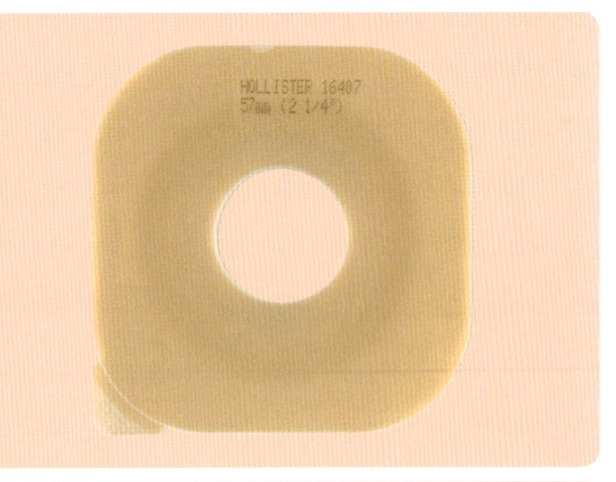
凸型	●ストーマに高さがないとき、ストーマ周囲の皮膚にしわやくぼみがある場合に使用 ●ストーマ近接皮膚を圧迫することによりストーマを突出させ、排泄物をストーマ袋内に流れやすくする ●ストーマ周囲皮膚のしわやくぼみを伸展し、面板の密着性を高め、排泄物のもぐり込みを防ぐ 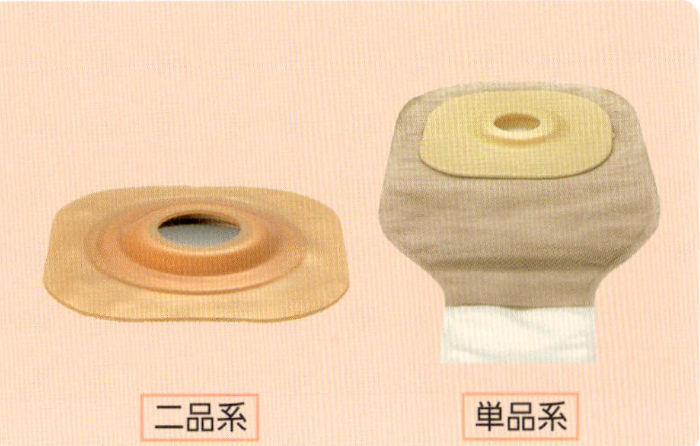 二品系 単品系

用語解説 ＊皮膚保護剤とは？

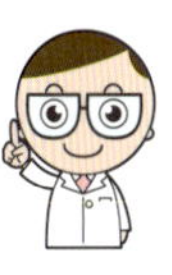

皮膚保護剤とは、「排泄・分泌物の皮膚接触を防止し、皮膚を健常な状態に保つ作用がある吸水粘着剤」のことをいいます。皮膚保護剤は組成によって分類され、その組成によって特徴が異なります。詳細については、後の「アクセサリーの種類と特徴：皮膚保護剤」(P29 ～ 31 参照) で解説します。

板フランジの内側に専用のリングを平面型にはめ込み凸状にする、「凸型はめ込み具」があります。

「凸型はめ込み具」は、はめ込むときに力が必要であるため、指先に力が入りにくい患者には不向きです。そのため、最近では、「凸型はめ込み具内蔵装具」が使用されています。

凸型装具の特徴

〈凸型装具が適応のストーマ〉

陥没ストーマ

ストーマ周囲の皮膚よりストーマの排泄口が低い場合

スキンレベル

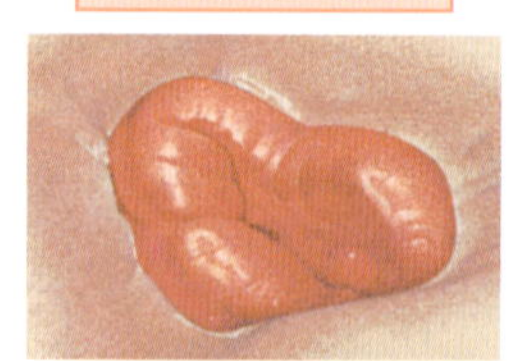

ストーマ周囲の皮膚とストーマの排泄口が同じ場合

しわ・くぼみ

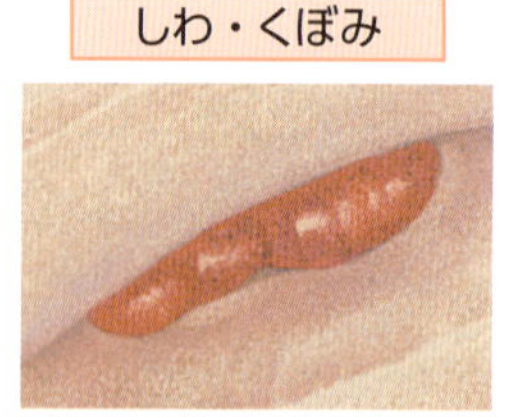

ストーマ周囲の皮膚にしわやくぼみがある場合

〈凸面の効果〉

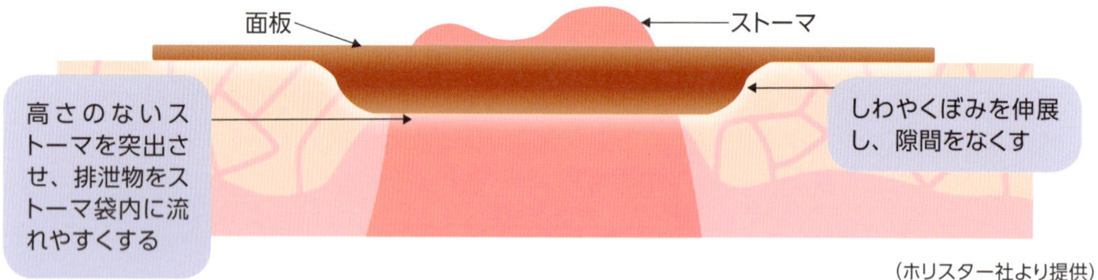

（ホリスター社より提供）

凸型装具使用の注意点

一般的には、ストーマに高さがない場合やしわがある場合は凸型装具が適しています。しかし、凸型装具はストーマ周囲の皮膚を常に圧迫しているため、血流障害による皮膚障害のリスクがあります。特に、低栄養状態の場合は、皮膚の組織耐久性が低下しているため注意が必要です。ストーマに高さがない場合でも、腹壁に深いしわやくぼみがない場合は平面装具で対応できることもあります。また凸面の高さや形状は商品によって異なるため、凸度の適正や凸型装具の必要性をアセスメントし、装具を選択するようにしましょう。

■面板の固さ

面板には、柔らかい面板と固い面板があります。手で簡単に面板全体が曲がるものを柔らかい装具、手で面板を曲げてもあまり曲がらないものを固い装具と判断します。単品系平面装具は柔らかい面板です。二品系装具の面板は、フランジの種類によって固さが異なります（P24～26参照）。凸型はめ込み具内蔵装具の面板は、固い面板です。

面板の固さ

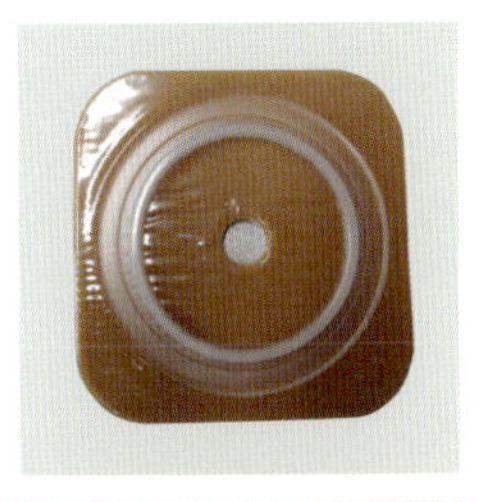

固い面板
（固定型フランジ）

面板がフランジに固定されている

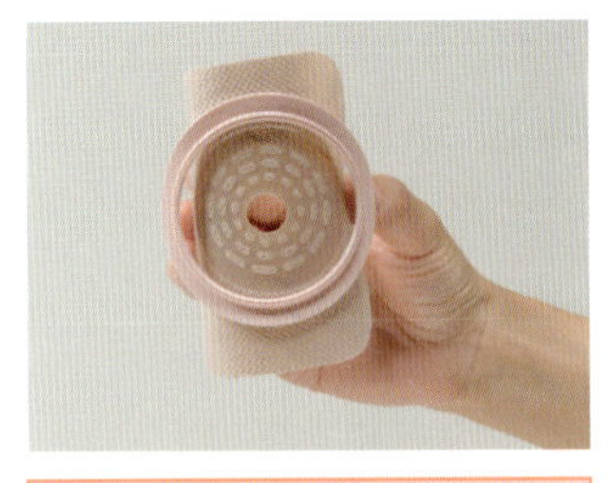

柔らかい面板
（浮動型フランジ）

フランジが面板から浮き上がる

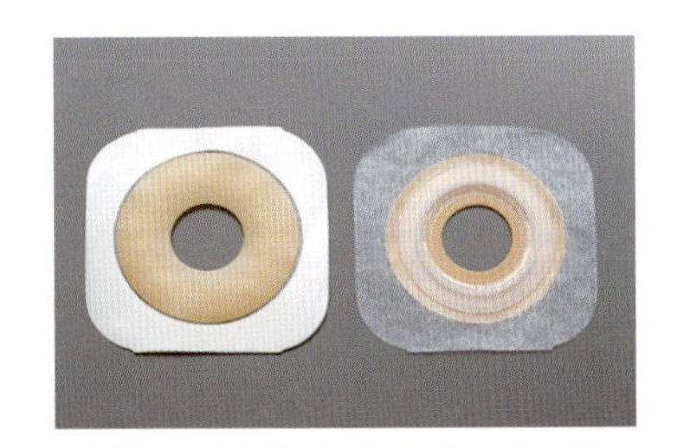

周囲テープつき

柔軟性に優れ身体のラインに沿って密着する

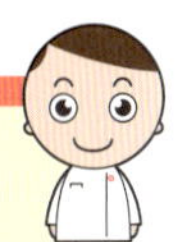

装具選択のポイント

一般的には、柔らかい腹壁には固い面板の装具を、固い腹壁には柔らかい面板の装具を選択します。柔らかい腹壁は固い装具を使用することで、安定した平面が得られますが、固い腹壁に固い装具を使用すると反発して隙間ができ、漏れの原因となります。また、肋骨弓や腸骨稜が近い場合は、装具が安定せずに浮きやすくなります。このような場合には、追従しやすい柔らかい装具を選択しましょう。二品系の場合は、フランジの影響を受けにくい浮動型（P25参照）や周囲テープつきがよいでしょう。

■面板の開口部

面板を腹壁に貼り付ける際、面板ストーマ孔の大きさはそれぞれのストーマに合ったものにします。

面板の開口部の分類には、「自由開孔（フリーカット）」、「既製孔（プレカット）」、「形成可能孔」の3つがあります。

面板の開口部

分類	特徴
自由開孔（フリーカット）	●ストーマの大きさや形状に合わせて自由に孔が開けられる ●最大有効径は製品によって異なるので、ストーマサイズに合わせて選択する 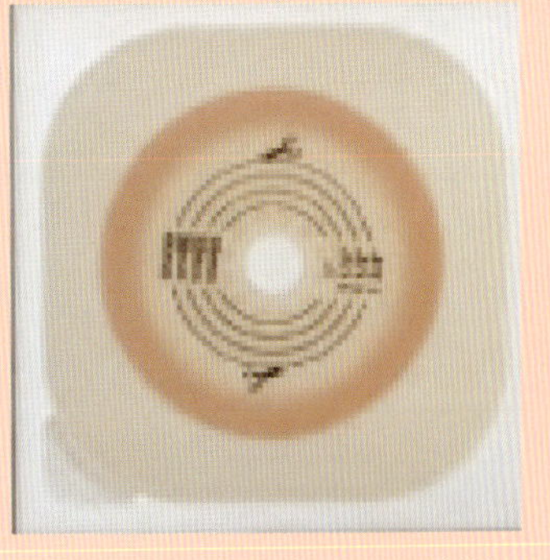 （ニューイメージSFF〈ホリスター社〉）

分類	特徴
既製孔（プレカット）	●すでに一定のストーマサイズに孔が開いているため、切らずに使用できる ●ストーマサイズが一定で、円形のストーマに使用する 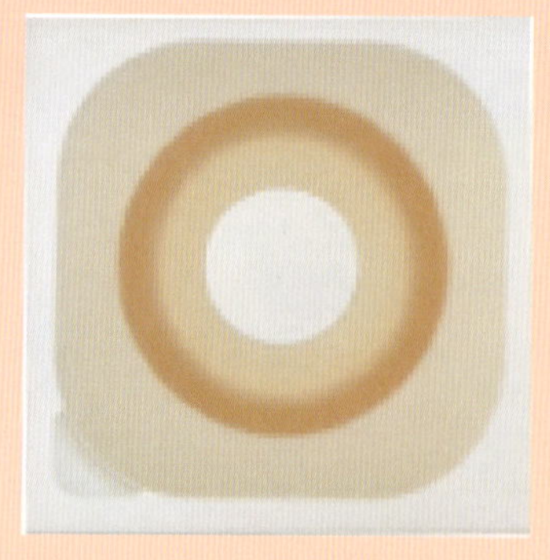 （ニューイメージSFF〈ホリスター社〉）
形成可能孔	●ハサミが不要で指で形成する ●製品によって形成方法が異なる ●円形でない孔のストーマにも使用できる 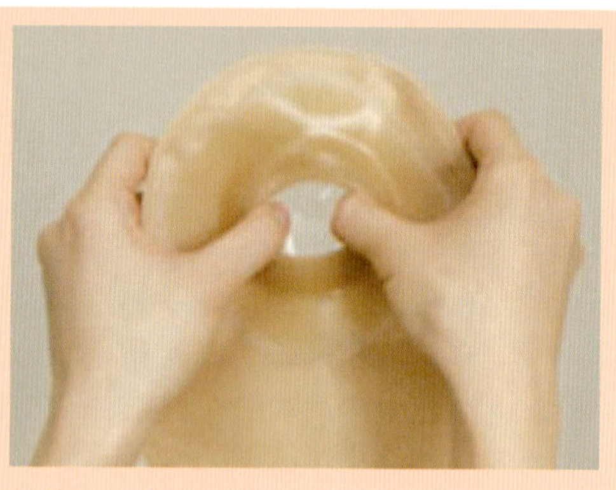 （ノバ1フォールドアップ×3〈ダンサック社〉）

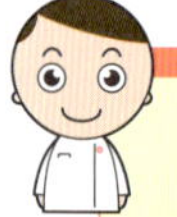

面板選択のポイント

最近では、既製孔（プレカット）の規格や、リング状皮膚保護剤のサイズも豊富になったため、楕円形のストーマであっても既製孔を選択し、リング状皮膚保護剤で補正を行うなど、ハサミを使用せずに行う方法を工夫してもよいです。また、ハサミを使用するものを選択している場合には、災害用のストーマケアセットの中に必ずハサミを入れておいたり、あらかじめカットした装具を携帯するなど、災害対策の指導を忘れないよう注意しましょう。

■フランジの分類

二品系装具（ツーピース系装具）の面板とストーマ袋は、フランジによって接合されます。フランジには、浮動型と固定型の２種類があり、接合方式は、嵌合（かんごう）式、ロック式、粘着式があります。

フランジの種類

種類	特徴
浮動型	●面板から浮き上がっているフランジ ●腹部を圧迫しなくても嵌合できる ●腹部を圧迫しないため、術直後にも使用可能
固定型	●面板に固定されているフランジ ●嵌合には腹圧と指先の力が必要 ●腹部を圧迫するため、術直後には不向き

フランジの接合方式

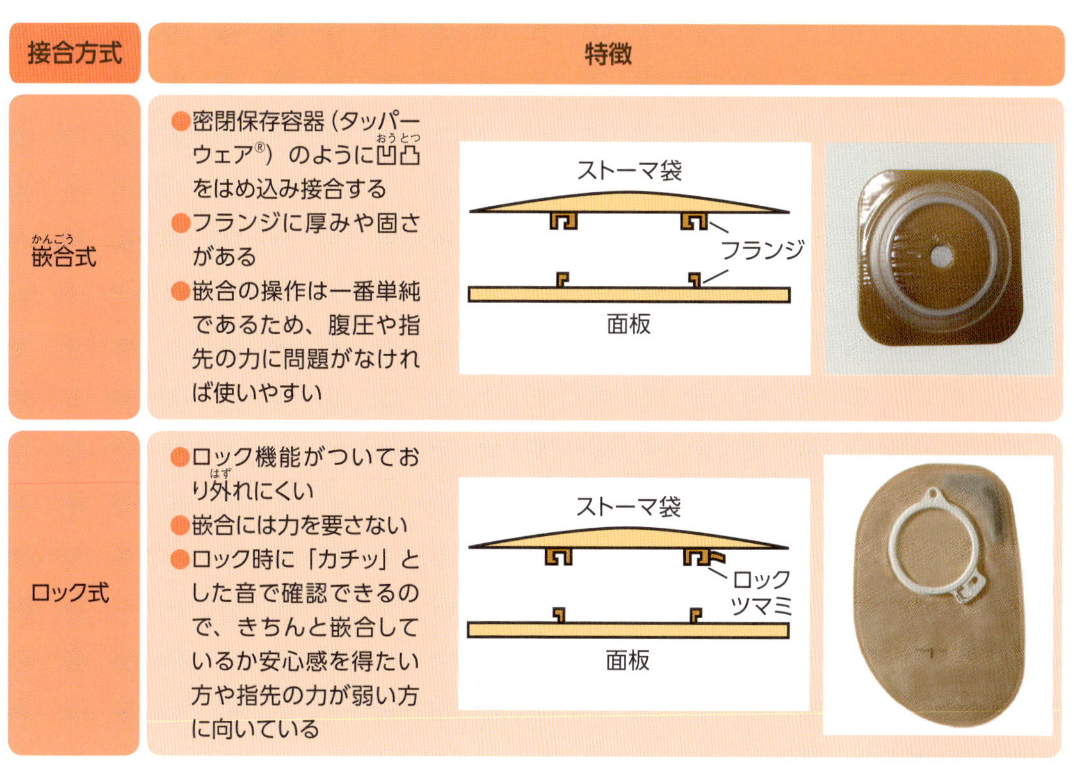

接合方式	特徴
嵌合式	●密閉保存容器（タッパーウェア®）のように凹凸をはめ込み接合する ●フランジに厚みや固さがある ●嵌合の操作は一番単純であるため、腹圧や指先の力に問題がなければ使いやすい
ロック式	●ロック機能がついており外れにくい ●嵌合には力を要さない ●ロック時に「カチッ」とした音で確認できるので、きちんと嵌合しているか安心感を得たい方や指先の力が弱い方に向いている

接合方式	特徴
粘着式	●面板側のプラスティックディスクとストーマ袋側の粘着テープを貼り合わせる ●フランジ部分の厚みがほとんどなく、装着感は単品系に近い ●フランジの厚みが気になる方や指先の動きに問題があり細かい作業が難しい方に向いている 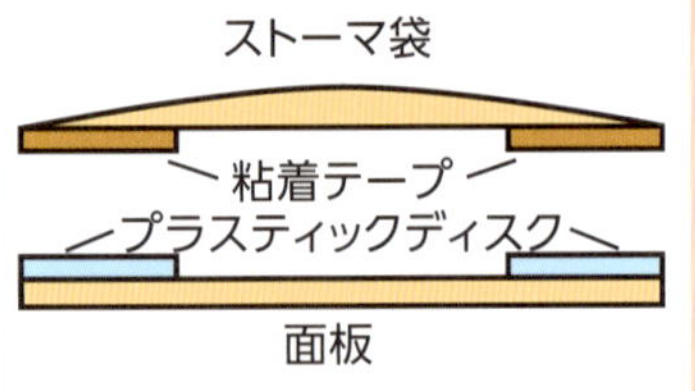 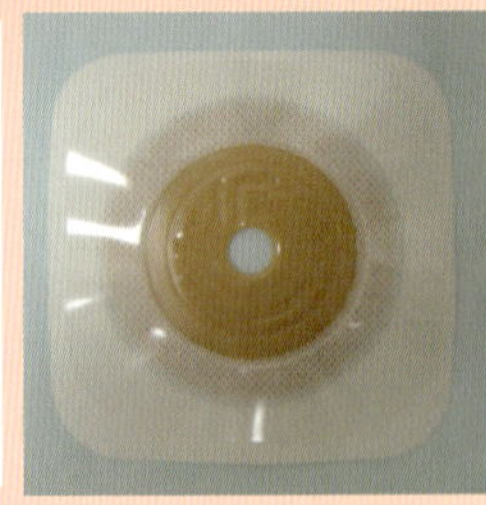 （エスティームシナジーハイドロウェハー） 〈コンバテック社〉

ストーマ装具の種類と特徴：ストーマ袋

■ストーマ袋の色

ストーマ袋には、透明のものと不透明の2種類があります。患者さんの状態や好みによって種類を選択します。

ストーマ袋の色

色	特徴
透明（半透明）	●ストーマや排泄物を直視できる ●術直後には、ストーマや排泄物が観察できる、透明の袋が適している ●単品系装具では、貼付位置がずれないよう貼付しやすい
不透明	●ストーマや排泄物が見えないよう、肌色や白色がある ●洋服の上からストーマ袋が目立ちにくい ●単品系装具の場合、装着時にストーマが見えないため工夫が必要

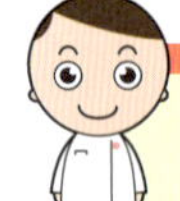

ストーマ袋選択のポイント

透明のストーマ袋でも、消音させるための素材の影響で半透明の袋があります。視力障害がある場合、半透明ではストーマが見えにくくなるため、装具選択の際に注意が必要です。

■ストーマ袋の大きさ

ストーマ袋には、レギュラーサイズ、ラージサイズ、ミニサイズがあります。排泄物の量や、日常生活のスタイルによって種類を選択します。

■ストーマ袋の付帯機能

ストーマ袋の採便袋には、脱臭フィル

ストーマ袋の大きさ

袋の大きさ	特徴
レギュラーサイズ	●ラージサイズ、ミニサイズを希望しないほとんどの人に適応 ●術直後から社会復帰まで装具に使用する最もスタンダードなタイプ （アシュラコンフォートコンベックスEC（透明））〈コンベックス社〉
ラージサイズ	●回腸ストーマで排泄量が多い場合に使用 ●夜間や長期間排泄物を処理できない場合に使用 （アシュラナイトドレナージ）〈コロプラスト社〉 （バリケア®ナチュライレオストミーパウチ）〈コンバテック社〉
ミニサイズ	●入浴時やプールなど、ほかの人の目に触れにくいように使用 ●体型の小さい方に適応 （モデルマフレックスSFロックンロールミニ）〈ホリスター社〉

ターつきの装具があります。ただし、脱臭フィルターは完全ではなく、便の性状が柔らかい場合、ガス抜きの精度が低下することがあります。

製品によって、入浴時にシールの貼付が必要なものと不要のものがあります。

■排泄口の分類

排泄口は、採便袋と採尿袋によって異なります。また、それぞれの排泄口には、製品によって特徴が異なります。

排泄口による分類

	分類	特徴
採便袋	閉鎖型 (クローズ型)	●排泄口のないストーマ袋 ●便がたまったらストーマ袋ごと交換する ●脱臭フィルターがついているものが多い 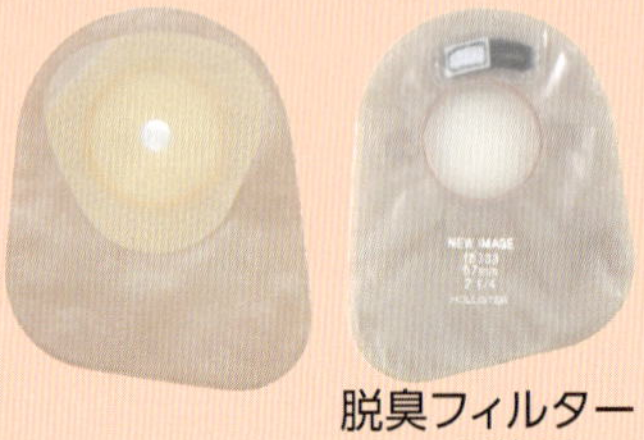 脱臭フィルターつき装具
採便袋	開放型 (ドレイン型)	●便がたまったらその都度排出する ●排泄口閉鎖具：付属のクリップ、輪ゴムなど ●排泄口閉鎖具一体型装具：キャップ式、巻き上げ式 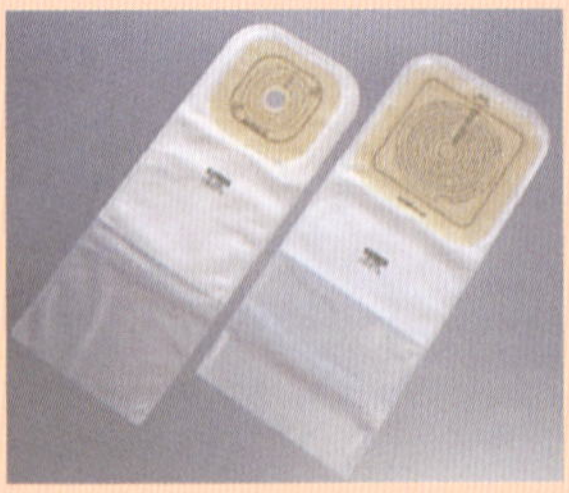 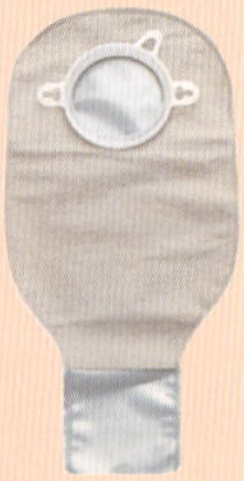 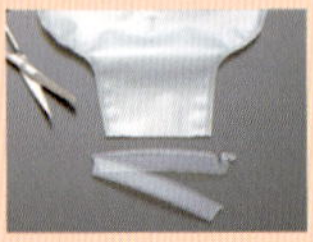 クリップ(閉鎖具) 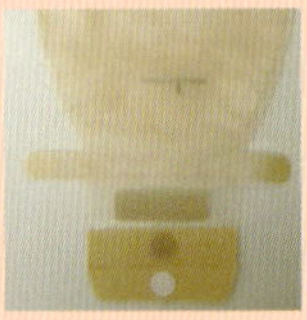　巻き上げ式 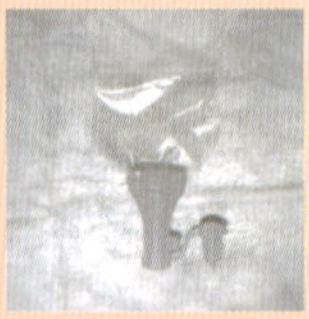　キャップ式
採尿袋	採尿袋の排泄口	●床用蓄尿袋や脚用蓄尿袋に接続が可能 ●排泄口閉鎖一体型装具：キャップ式、パイプ式、回転式 尿の排泄口閉鎖具 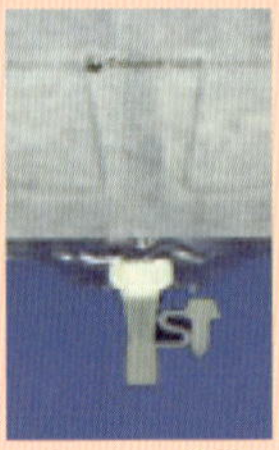 キャップ式 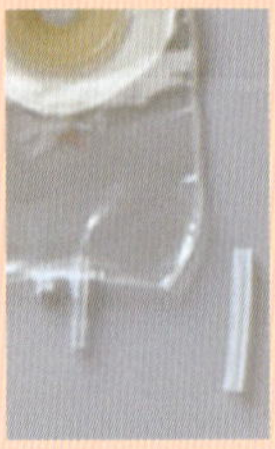　パイプ式 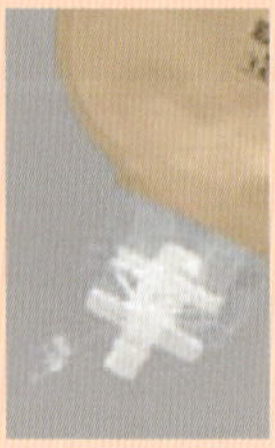　回転式

アクセサリーの種類と特徴：皮膚保護剤

粘着剤には皮膚保護作用がないため、現在の面板は皮膚保護剤を使用しています。皮膚保護剤には分類があり、それぞれ特徴が異なります。ストーマ装具選択をする際には、形状や使用感から選ぶのではなく、患者さんの皮膚を守る視点から、皮膚保護剤の種類を選択しましょう。患者さんにとって適切な装具選択が行えるようにするためには、皮膚保護剤の特徴と成分分類を把握しておく必要があります。

■皮膚保護剤の特徴

皮膚保護剤は、排泄物や粘着剤による刺激や、密着による閉塞性環境下から皮膚を保護する５つの作用（吸収・緩衝・静菌・粘着・保温）を備えています。

皮膚保護剤の特徴

1. 吸水作用：粘着面下の発汗を抑える
2. 緩衝作用：皮膚の pH 値を弱酸性(pH 4.5 ～ 5.5) の方向へ調整する
3. 静菌作用：pH 値を酸性側に傾かせ細菌増殖を阻止する
4. 粘着作用：皮膚と装具を保持する
5. 保温作用：体温レベルを維持する

■皮膚保護剤の種類

【粉状皮膚保護剤】

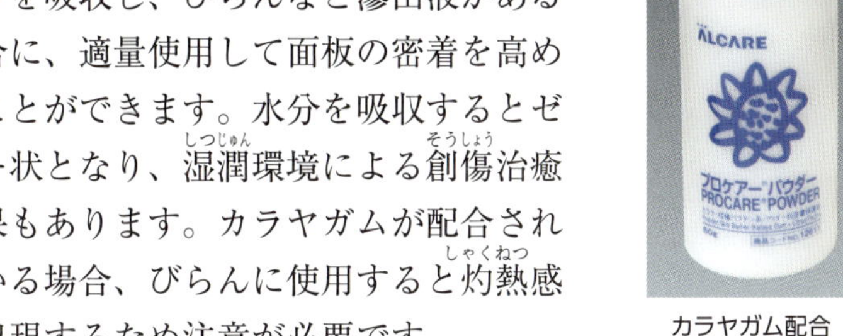

皮膚保護剤の成分を粉状にしたもの。水分を吸収し、びらんなど滲出液がある場合に、適量使用して面板の密着を高めることができます。水分を吸収するとゼリー状となり、湿潤環境による創傷治癒効果もあります。カラヤガムが配合されている場合、びらんに使用すると灼熱感が出現するため注意が必要です。

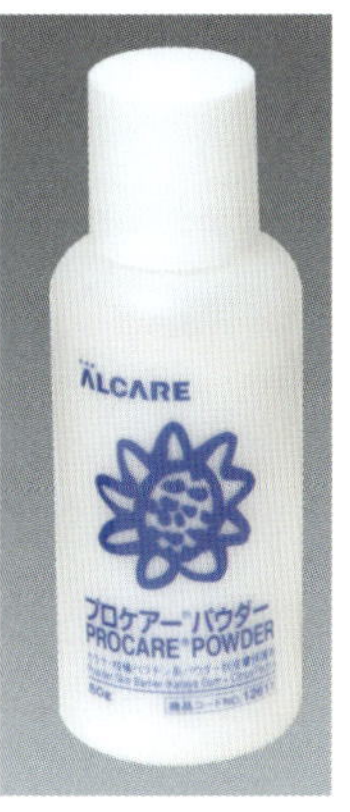

カラヤガム配合

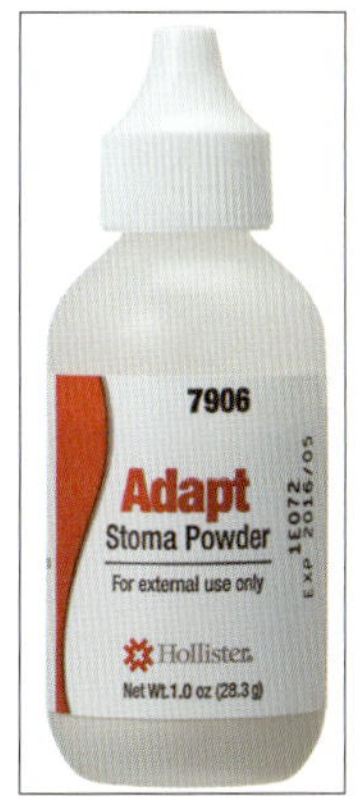

カラヤガム配合なし

【練状皮膚保護剤】

ストーマ周囲のしわやくぼみなどに埋めるために使用します。ペーストはアルコールを含有するため、１分程度空気にさらしてアルコール成分を蒸発させてから使用します。

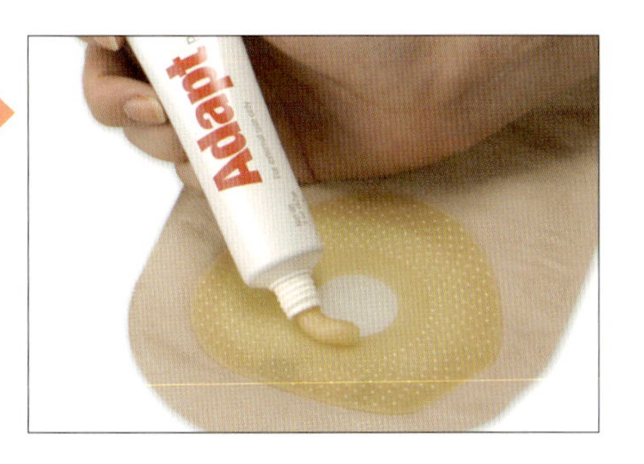

【板状皮膚保護剤】

シート状、リング状、凸型リング状、スティック状などがあります。シート状は広範囲のびらんやくぼみの補正が必要な場合にハサミでカットして使用します。リング状と凸型リング状はストーマ近接部に使用します。スティック状はしわに沿って使用したり、部分的な補正に使用します。

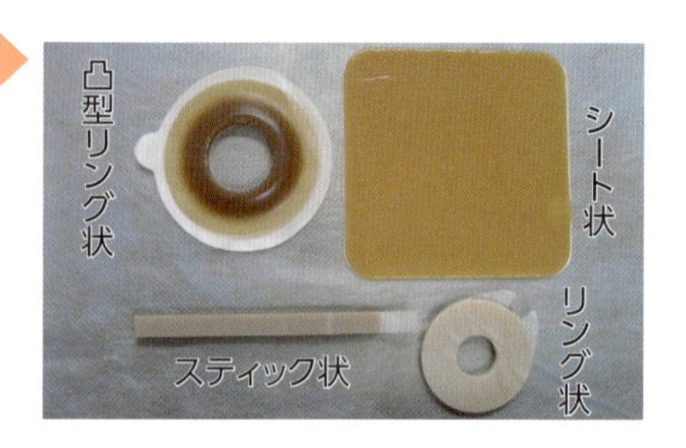

【用手形成皮膚保護剤】

手で成形可能な皮膚保護剤。適量を手でちぎって、しわやくぼみに合わせて成形が可能です。

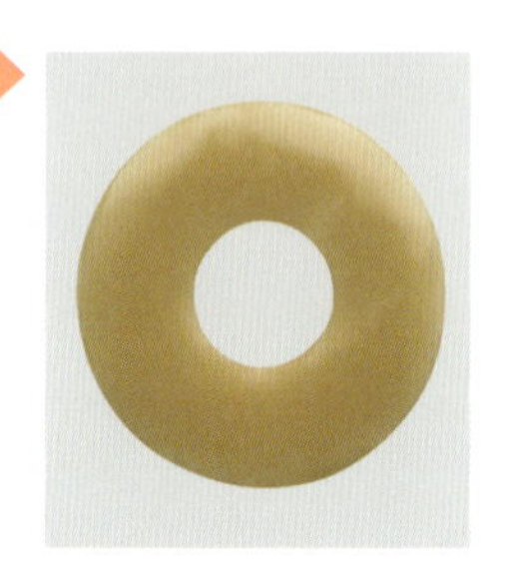

■皮膚保護剤の成分分類

皮膚保護剤の成分は、吸水性、緩衝(かんしょう)作用、静菌(せいきん)作用などの皮膚保護性を担う「親水性(しんすいせい)ポリマー」と、親水性ポリマーをつなぎ合わせ、皮膚への粘着性や成形の役割を担う「疎水性(そすいせい)ポリマー」が配合されています。皮膚保護剤は、さまざまなポリマーの配合の違いによって特徴が異なります。

皮膚保護剤の成分

	親水性ポリマー	疎水性ポリマー
成分	カラヤガム、ペクチン、ゼラチン、カルボキシルメチルセルロース（CMC）	ポリイソブチレン（PIB） スチレン・イソプレン・スチレン（SIS）
特徴	●緩衝作用に優れる（ペクチン、カラヤガム） ●吸水性が高い（カラヤガム、CMC） ●型崩れしやすい	●粘着性がある（PIB） ●粘着性はないが、型崩れを防止する（SIS）

■面板の皮膚保護剤の選択

皮膚保護剤を選択する際には、患者さんの状況に応じて、吸水性や耐久性、粘着力、固さや厚みなどを考慮します。次に交換間隔、排泄物の性状、皮膚の脆弱性などを確認します。これらの安全性を確保した上で、患者さんの好みなどの個別性を考慮しましょう。以下に、一般的な選択ポイントを示します。

皮膚保護剤の選択ポイント

交換間隔	1～2日交換（短期交換）	●粘着力が低く剥離刺激の少ないもの ●SISを含まないもの ●やや薄めのもの ●吸水性、耐久性は低い
	2～4日交換（中期交換）	●耐久性のあるもの ●短期交換に比べやや厚めのもの
	5～7日交換（長期交換）	●耐久性のあるもの ●主にSISを含むもの
排泄物の性状	固形	●SISを含まなくてもよい
	水様性	●主にSISを含むもの
皮膚の脆弱性	普通	●すべての皮膚保護剤の選択が可能
	脆弱	●剥離刺激の少ない短期交換用

アクセサリーの種類と特徴：皮膚保護剤以外

皮膚保護剤のほかにも、さまざまなアクセサリーがあります。それぞれの用途を理解して適切に使用できるようにしましょう。

■消臭剤／脱臭剤

排泄物のにおいを軽減します。においが気になる場合に使用します。作用機序と使用方法で以下のように分類されます。

作用機序による消臭剤／脱臭剤の分類

作用機序	特徴	商品名
分離・反応型	においを化学的に分解させ、消臭化をはかる	デオファインパウダー、アダプト消臭潤滑剤など
吸着型	においを吸着して無臭化をはかる	活性炭消臭フィルター、オドレスシートなど

作用機序	特徴	商品名
マスキング型	香料を用いてにおいを覆い隠す	香料と混ざりにおい自体を除去できないのでストーマ管理には不向き
経口消臭	経口摂取でにおいを軽減する	シャンピオンゼリーなど

使用方法による消臭剤／脱臭剤の分類

分類	特徴
内蔵型、外づけ型	脱臭フィルターをストーマ袋に装着するもの
粉末、液状、スプレータイプ	ストーマ袋内に入れて使用するもの
シート状、ストーマ袋カバー	ストーマ袋の外側をカバーして使うもの
スプレー型	排泄物処理後、空気中に噴霧(ふんむ)して使用するもの

■皮膚洗浄剤

ストーマの周囲の皮膚は排泄物や面板の剥離(はくり)刺激で皮膚バリア機能は低下しやすい状態にあります。そのため、弱酸性の低刺激の洗浄剤を使用します。

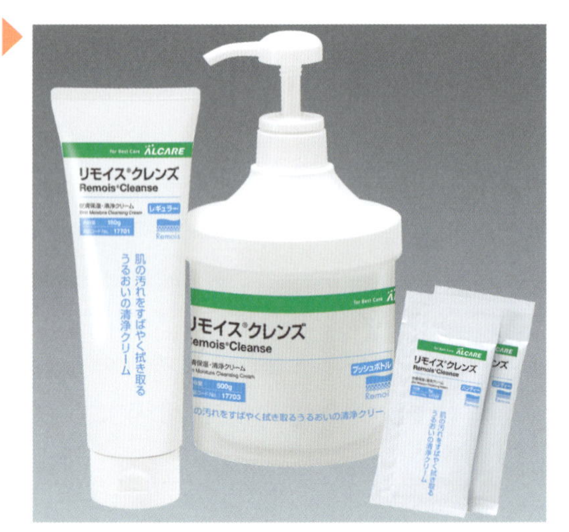

■絆創膏(ばんそうこう)

腹壁の状態により、面板の外縁の密着が得られにくい場合に使用します。ただし、絆創膏は皮膚保護剤のような保護作用はないため、剥離刺激の少ないものを選択します。

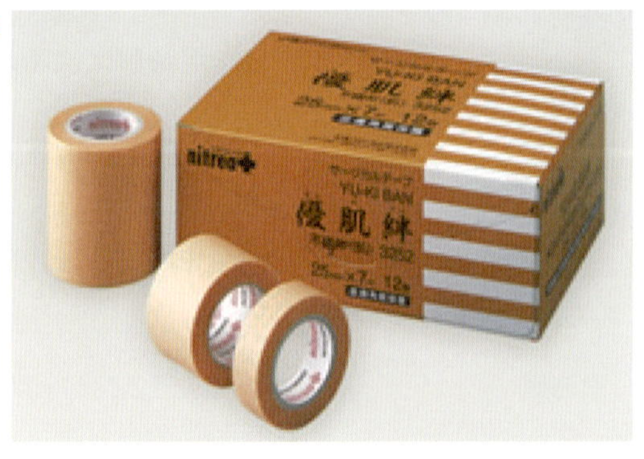

■剥離剤

皮膚保護剤を剥がしやすくし、剥離刺激を軽減する目的で使用します。アルコールを含有しているものは、皮膚障害がある場合、刺激となるため注意が必要です。

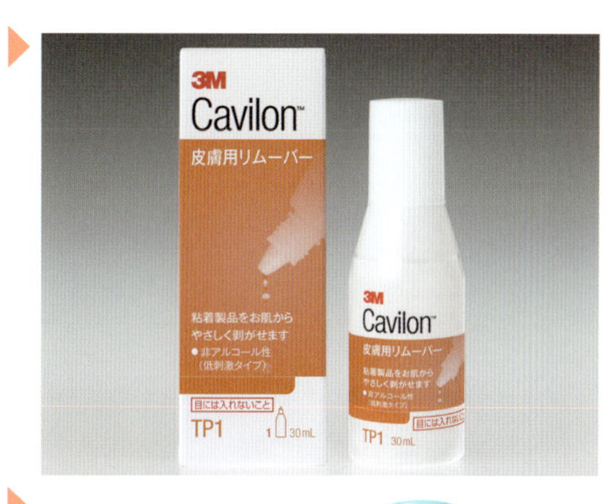

■皮膚被膜剤

皮膚に被膜を作り、粘着剤や剥離刺激を軽減します。皮膚保護剤の周囲の粘着テープの部分に使用すると、テープによる皮膚刺激を軽減させることができます。

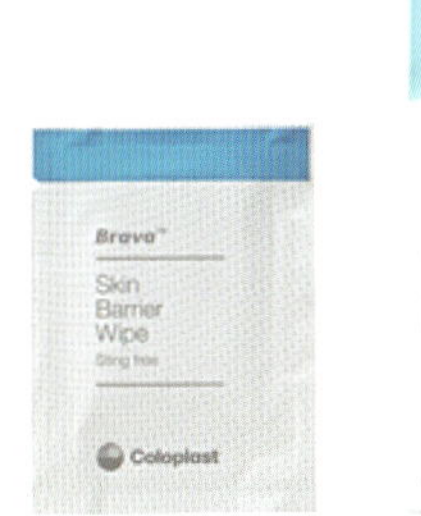

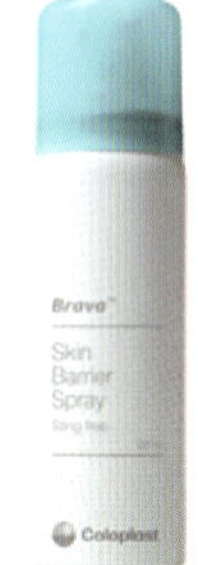

■ベルト

【ストーマベルト】

ストーマ装具の面板と皮膚の密着性を高めることができます。密着が得られにくい場合やスポーツなど体を動かすときに適しています。

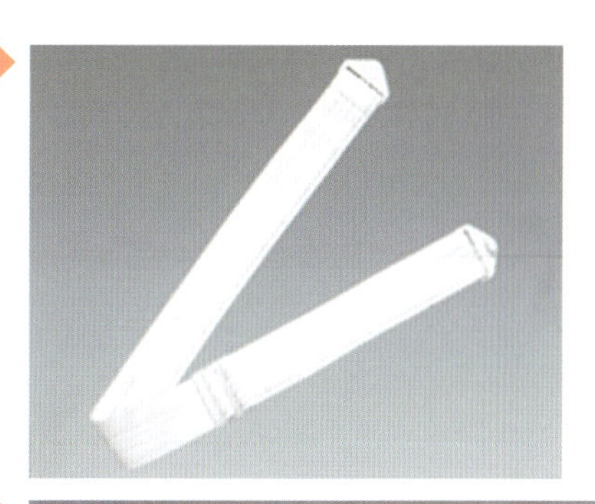

【ヘルニアベルト】

ストーマ旁ヘルニアでヘルニアの悪化予防のときに使用します。

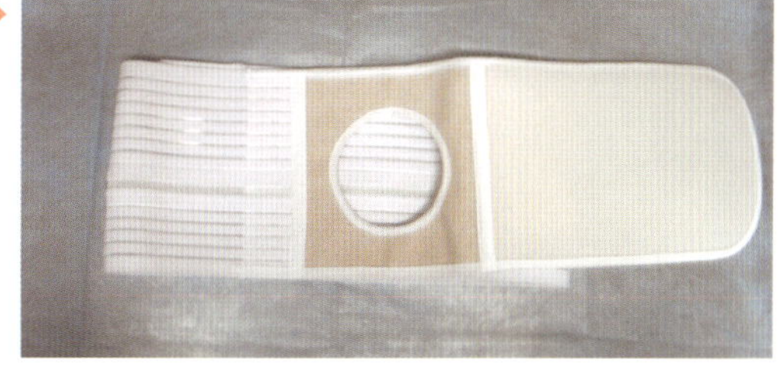

〈参考文献〉

1）山本由利子編：消化器外科 NURSING2008 秋季増刊ストーマケア BASIC，メディカ出版，大阪，2008，p102-24.

2）溝上祐子，津畑亜紀子監：泌尿器ケア夏季増刊基礎からわかる！尿路ストーマケア，メディカ出版，大阪，2010，p40-69.

3）穴澤貞夫，大村裕子編：ストーマ装具選択ガイドブック，金原出版，東京，2012，p22-27.

（石川 環）

プラスα

「ABCD-Stoma®」って何でしょう。ストーマ周囲皮膚障害の重症度評価スケールのことです。適切なスキンケアに有効なので、確認しておきましょう。詳しくは、一般社団法人日本創傷・オストミー・失禁管理学会のホームページを参照してください。

ストーマ周囲皮膚障害の重症度評価スケール

ABCD-Stoma®の使用方法

ⓒ2012日本創傷・オストミー・失禁管理学会

1. ストーマ粘膜を除く、ストーマ周囲皮膚障害の部位と程度、ならびに色調の変化の有無によって評価する。

2. ストーマ周囲皮膚をA、B、Cの3部位に区分する。

A B C 皮膚保護剤

・A（Adjacent, 近接部）：ストーマ接合部からストーマ装具の皮膚保護剤までの範囲
　皮膚保護剤が溶解していた部位はAの部位とする。
・B（Barrier, 皮膚保護剤部）：ストーマ装具の皮膚保護剤が接触していた範囲
・C（Circumscribing, 皮膚保護剤外部）：医療用テープ、ストーマ袋、ベルト等のアクセサリーが接触していた範囲

3. A、B、Cの3部位ごとに皮膚障害の程度を評価する。
・障害なしは「0点」、紅斑は「1点」、びらんは「2点」、水疱・膿疱は「3点」、潰瘍・組織増大は「15点」。
・紅斑、びらん、水疱・膿疱は急性の病態を示し、潰瘍・組織増大は慢性の病態を示す。
・組織増大は、水疱・膿疱を除く皮膚より隆起した組織をさす。　例：偽上皮性肥厚
・同一部位に程度の異なる皮膚障害が混在する場合は、障害の範囲にかかわらず最も得点の高い障害の程度を採択する。
・Cの範囲がない場合は、評価ができないため「障害なし」とする。

4. D（Discoloration）の色調の変化 は、A、B、Cの3部位に色素沈着と色素脱失があるか、ないかで評価する。
・色素沈着ありは「DP」、色素脱失ありは「DH」。
・DPのPは、Pigmentationの頭文字を示す。
・DHのHは、Hypopigmentationの頭文字を示す。
・この評価には、得点はない。

5. 皮膚障害を評価する時には、スケールの写真を基準に採点する。

6. 合計得点を算出する。
・3部位の得点を合算する。
・合計得点は、0～45点となる。

7. 「A○B○C○：○(点)D○」と表記する。
例：　A2B3C0：5D0、　A15B0C1：16DP、　A0B0C1：1DPH

ストーマ周囲皮膚障害の重症度評価スケール

ABCD-Stoma®

患者ID：　　　　患者名：

ストーマの種類：　コロストミー　・　イレオストミー　・　ウロストミー

観察部位（ストーマ粘膜を除く）

皮膚保護剤

A：近接部（皮膚保護剤が溶解していた部位はA）
B：皮膚保護剤部
C：皮膚保護剤外部（医療用テープ、ストーマ袋、ベルト等のアクセサリーが接触していた範囲）

A、B、Cの3部位ごとに皮膚障害の程度を評価

	点	障害	写真
	0	障害なし	
急性の病態	1	紅斑 圧迫すると消失する赤み	赤みの程度は問わない
急性の病態	2	びらん 表皮と真皮浅層の欠損 表皮剥離を含む	表皮剥離／びらん
急性の病態	3	水疱・膿疱 表皮あるいは真皮内に体液（膿も含む）が貯留した状態	水疱／膿疱
慢性の病態	15	潰瘍・組織増大 表皮と真皮深層あるいは皮下脂肪織までの欠損 水疱・膿疱を除く皮膚より隆起した組織	潰瘍と過剰肉芽／偽上皮腫性肥厚（PEH）／粘膜移植

A □ ＋ B □ ＋ C □ ＝ □

A、B、Cのあわせた部位の色調の変化を評価

		変化
色調の変化 D	0	なし
色調の変化 D	P	色素沈着あり メラニン色素の増加による褐色から黒褐色の変化
色調の変化 D	H	色素脱失あり メラニン色素の減少による白色の変化

D □

採点結果

A □ B □ C □ ：□ D □

第2章 消化管ストーマケア

なぜストーマ造設が必要なの？ どんな装具があるの？

ストーマの造設と合併症、閉鎖術

ストーマの装着方法およびスキンケア

患者さんと一緒に始める セルフケアの指導

なぜストーマ造設が必要なの？どんな装具があるの？

消化管ストーマの造設が必要なとき

ストーマとは、消化管や尿路を人為的に体外に誘導して造設した開放孔である[1]と定義され、消化管に造設されたストーマを「消化管ストーマ」といいます。

消化管ストーマは、現在使用している自然肛門が、一時的または永久的に使用できない、使用しない方がよいと判断された場合にストーマ造設を考えます。具体

消化管ストーマが造設される主な疾患と病態

分類	項目	具体例
1. 肛門括約筋機能の廃絶・不全	結腸がん、直腸がん、肛門・肛門管がん、カルチノイド腫瘍	
	骨盤内悪性腫瘍	●膀胱がん、子宮がん、前立腺がんの浸潤など
	肛門機能不全	●肛門手術後 ●外傷 ●脊髄損傷 ●先天奇形など
2. 病状、身体的理由	緊急手術によるもの	●大腸イレウス（がん、捻転症） ●大腸穿孔（がん、憩室、医原性など） ●炎症性腸疾患（クローン病、中毒性巨大結腸症）
	縫合不全	
	高リスク患者（ハルトマン手術）	
	がん性腹膜炎	
	難治性痔瘻	
	直腸膣瘻	
3. 大腸全摘術	家族性大腸腺腫症	
	潰瘍性大腸炎	
4. 吻合部の安静 (covering stoma)	直腸超低位前方切除術	
	肛門括約筋切除術	

（文献[2]より一部改変）

的には、肛門や肛門近傍に病変があるため、①肛門そのものを切除しなければならない場合、②肛門の一部が温存できても肛門機能として廃絶していると判断できる場合、③肛門・直腸に病変はあるが切除する必要はなく、便の通過を長期間遮断することにより回復できると考えられる場合などの理由で造設されます。

どんな病気のどんなときに消化管ストーマ造設をするの？

消化管ストーマが造設される疾患としては、悪性疾患では、直腸がん、結腸がん、肛門・肛門管がんや、骨盤内悪性腫瘍の浸潤、悪性腫瘍の骨盤内再発・転移などが挙げられます。良性疾患では、自然肛門の機能不全により排便管理が困難な場合や家族性大腸腺腫症、潰瘍性大腸炎など、全大腸に及ぶ疾患により造設されます。また、大腸の憩室穿孔や術後の縫合不全、難治性痔瘻、骨盤骨折の外傷など、病変部や吻合部などに便を通過させないことを目的にストーマを造設することもあります（左ページ参照）。

消化管ストーマの分類と特徴

消化管ストーマは、保有期間、造設される部位、開口部の数により分類されます。

■保有期間による分類

一生涯にわたり保有するストーマは「永久的ストーマ」、一時的に造設されたストーマは「一時的ストーマ」と分類します。

永久的ストーマは、結腸がん、直腸がん、肛門がんなどの悪性疾患に対して造設されます。悪性腫瘍が近接しており、肛門温存が不可能な場合、肛門括約筋および肛門挙筋を腫瘍とともに切除し、結腸の口側断端を体外に誘導して造設するため、単孔式ストーマとなる場合が多いです。

一時的ストーマは、下部直腸がんでも肛門温存が可能な場合、大腸イレウス、大腸穿孔などの緊急時、縫合不全や腹膜炎などの合併症予防目的で造設されます。造設部位は、結腸では可動性のある横行結腸やＳ状結腸、小腸では回腸が選択され、多くは双孔式ストーマが造設されます。なお、一時的に造設されたストーマが、がんの再発や全身状態の悪化により、永久的に使用されることもあります。

■開口部の数による分類

開口部の数が１つのものを単孔式ストーマ、２つのものを双孔式ストーマといいます。単孔式ストーマは、腸管の口側断端を体外に引き出してストーマを造設したものです。双孔式ストーマは、腸管の口側断端をストーマに、肛門側断端を粘液瘻としたもので、係蹄式（ループ式）ストーマと、腸管を完全に切離して

消化管ストーマの分類

保有期間による分類

- 永久的ストーマ
- 一時的ストーマ

開口部の数による分類

- 単孔式ストーマ（腸管の出口が1つである）
- 双孔式ストーマ（腸管の出口が2つである）
  - 係蹄式（ループ式）ストーマ（腸管は切離していない）
  - 分離式ストーマ（腸管を完全に切離して造設する）
    - ・二連銃式ストーマ
    - ・完全分離式ストーマ

造設部位による分類

- 結腸ストーマ（colostomy）
  - 盲腸・上行結腸ストーマ
  - 横行結腸ストーマ
  - 下行結腸ストーマ
  - S 状結腸ストーマ
- 回腸ストーマ（ileostomy）

（文献[3]より一部改変）

口側・肛門側を体外に引き出した分離式ストーマに分けられます。分離式ストーマには、二連銃式ストーマと完全分離式ストーマがあります。分離式ストーマは、全身状態不良や、切除部位によっては腸管吻合が困難な場合に、切離したそれぞれの腸管で造設されます。

二連銃式ストーマの写真の患者さん（右ページ参照）は、胃がん切除術後のがん性腹膜炎による腸閉塞のため、右結腸切除術と回腸・上行結腸人工肛門造設術を受けました。主治医は、患者さんが40代という年齢であり、2枚のストーマ装具を腹部に貼付することがないようにという配慮から、二連銃式人工肛門造設術を施行しました。

完全分離式ストーマの写真の患者さんは、卵巣がん摘出術後の腸閉塞により上行結腸の穿孔と汎発性腹膜炎を起こし、右結腸切除術と人工肛門造設術が施行され、回腸と横行結腸に完全分離式ストーマが造設されました。

開口部の数による分類

単孔式ストーマ

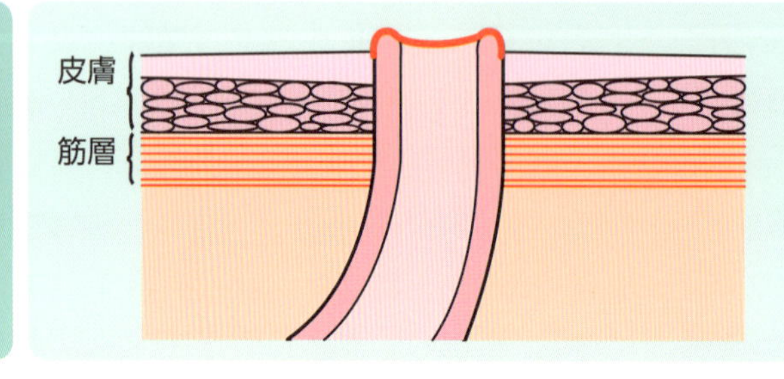

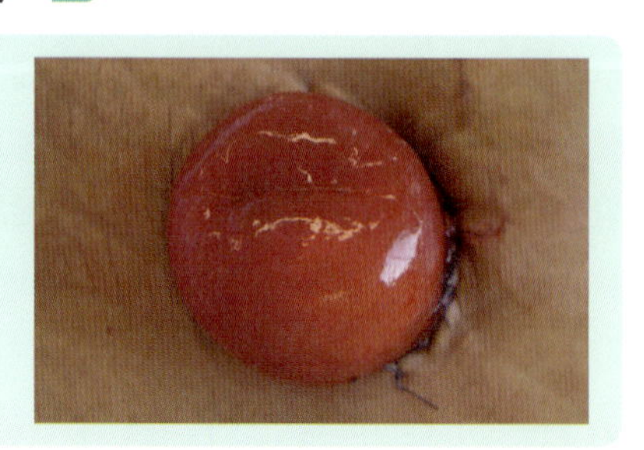

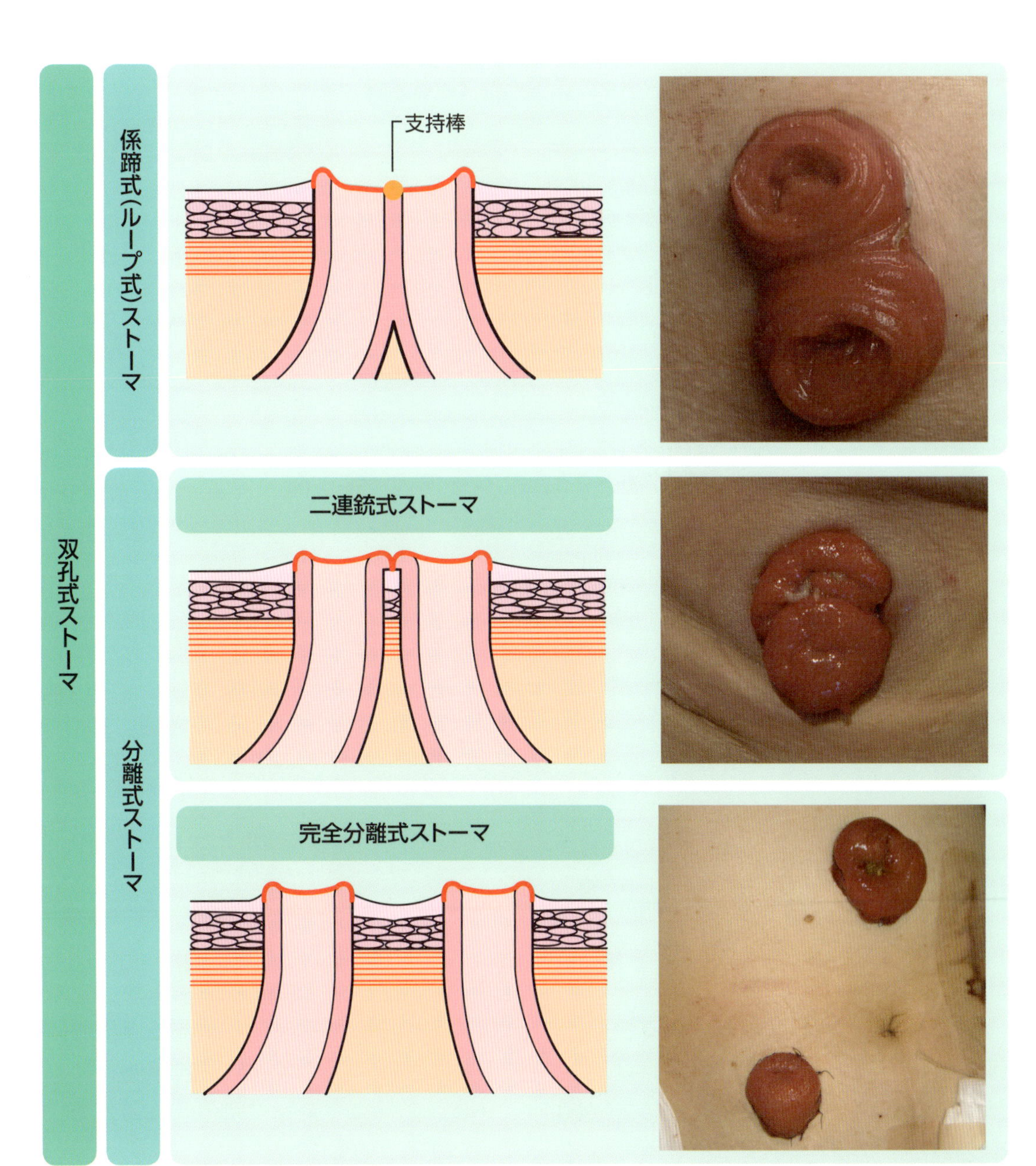

（文献[4]より一部引用）

■造設部位による分類

消化管ストーマは、盲腸・上行結腸、横行結腸、下行結腸、S状結腸に造設されたものを結腸ストーマ（colostomy：コロストミー）、回腸に造設されたものを回腸ストーマ（ileostomy：イレオストミー）と分類します。消化管ストーマは、造設部位により排泄物の性状や量に違いがあるため、造設部位を把握することが必要です。

便の性状や量は、食事の内容・量、体調、環境の変化、薬剤などの影響で変化しますが、結腸ストーマは、造設された部位が肛門に近づくほど便の性状は有形となり、排泄物のにおいも、肛門から排

ストーマの造設部位による分類

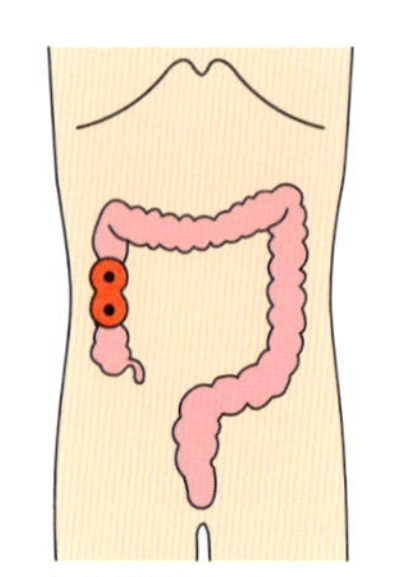

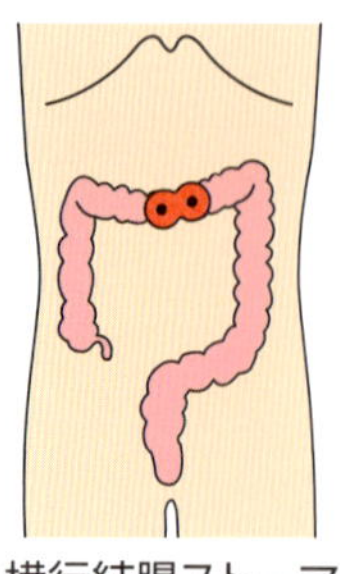

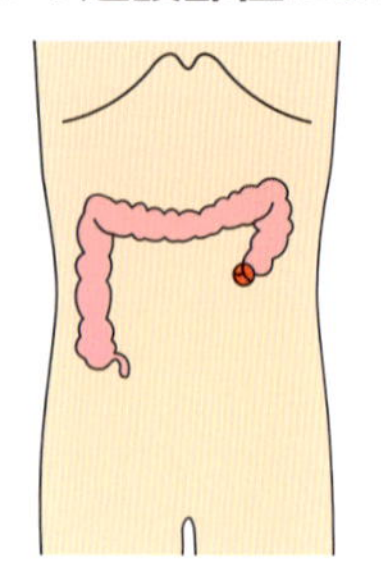

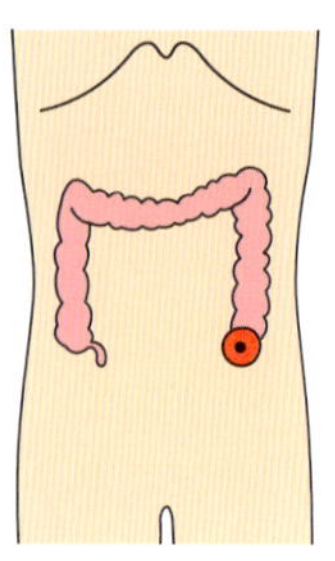

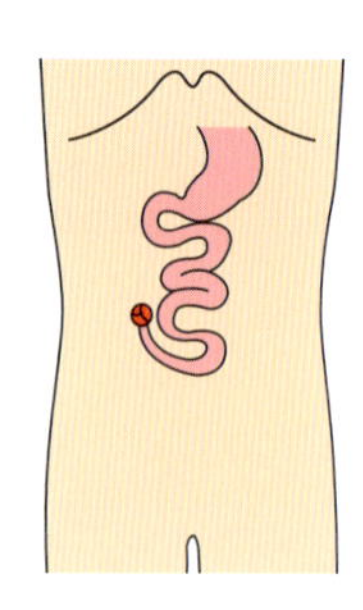

上行結腸ストーマ	横行結腸ストーマ	下行結腸・S 状結腸ストーマ	回腸ストーマ
結腸ストーマ			

（文献[5]より引用）

結腸ストーマと回腸ストーマの特徴

	結腸ストーマ	回腸ストーマ
排泄物の性状	●S 状結腸・下行結腸：有形便 ●横行結腸・上行結腸：軟便～水様便	●泥状～水様便
排泄物の量	●150 ～ 200g	●1,000 ～ 2,500ml
pH	●6.0 ～ 7.0（中性）	●7.0 ～ 8.0（弱アルカリ性）
排泄物のにおい	●強い	●少ない
ストーマ装具の排泄孔	●開放型ストーマ袋 ●閉鎖型ストーマ袋	●コック式排出口つき開放型ストーマ袋（回腸ストーマ袋） ●開放型ストーマ袋

泄される便と同じにおいがします。

回腸ストーマは、排泄される便が大腸を通過しないため、便の性状は水様で、量は多いです。手術直後は、1,000 ～ 2,500ml 排泄されることもありますが、残存小腸における栄養や水分の吸収能が回復すると、排泄量は 600 ～ 800ml 程度に安定してきます。また、排泄される便はアルカリ性の消化酵素を多く含むため、排泄物が皮膚に付着すると皮膚障害を生じやすくなります。排泄物のにおいは、結腸ストーマで排泄される便のにおいより少ないです。

結腸ストーマと回腸ストーマの特徴を理解して、ストーマ装具選択やストーマケアを行うことが大切です。

消化管ストーマにはどんな装具があるの？

消化管ストーマは、ストーマの種類や管理時期により排泄物の性状が異なるため、さまざまな形状のストーマ袋があります。

■ 術直後用装具 ■

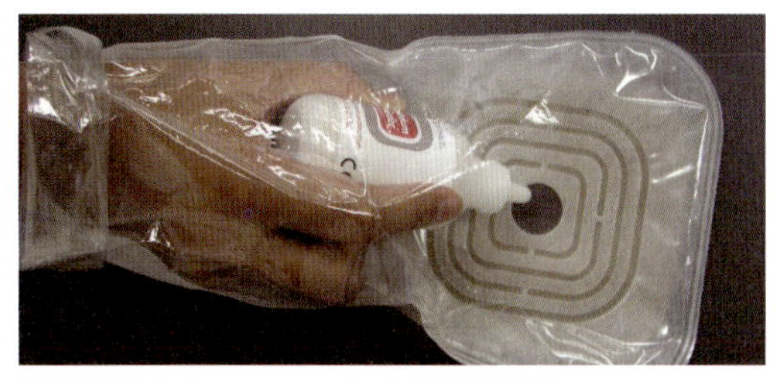

開放部が広くなっているため処置が可能

■手術直後に選択する術直後用装具

術直後は、ストーマや排泄物の観察ができるように、袋が透明で下部開放型となっているストーマ袋を選択します。処置や排泄物の排出をしやすいように、開放部が広くなっているものもあります。術後は創痛（そうつう）を伴うため、創部を圧迫せずに装着できるものを選択します。

■社会生活に適応できるように選択する社会復帰用装具

密着性、耐久性、防臭性があり、患者さんの腹部やストーマに合った装具を生活スタイルや好みを考慮しながら選択します。

結腸ストーマの場合、排泄物の性状が軟便～有形便であれば、開放型ストーマ袋を選択します。排出口閉鎖具は、開閉をクリップで行うもの、マジックテープで行うものなどあります。オストメイトのセルフケア能力（視力、聴力、手指の巧緻性（こうちせい）、身体の機能的レベル）やストーマケアの支援状況（家族や訪問看護などの支援者の有無）などを把握し、患者さんにとって操作の簡単なストーマ装具を選択しましょう。

なお、排泄物が有形便で１日１回の廃棄で可能ならば、開放部のない閉鎖型ストーマ袋を選択する場合もあります。

排泄物のにおいに対しては、脱臭フィルター内蔵型と外つけ型があります。どちらもにおいの分子を活性炭に吸着させながら、ガスを少しずつ出すことができますが、浸水（しんすい）や便で目づまりを起こすこともあります。

■ 社会復帰用装具 ■

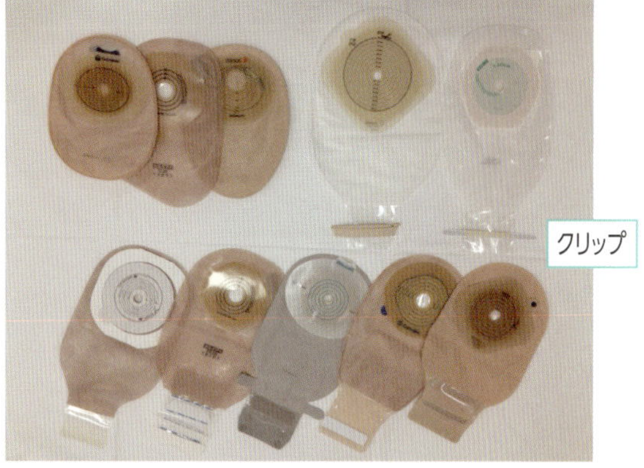

ストーマ袋と排出口閉鎖具

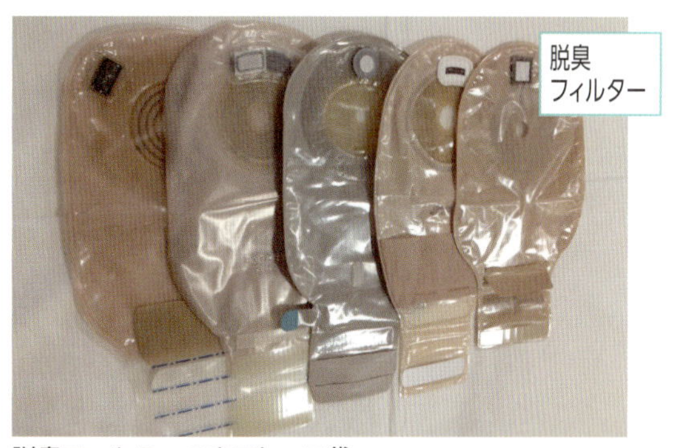

脱臭フィルターつきストーマ袋

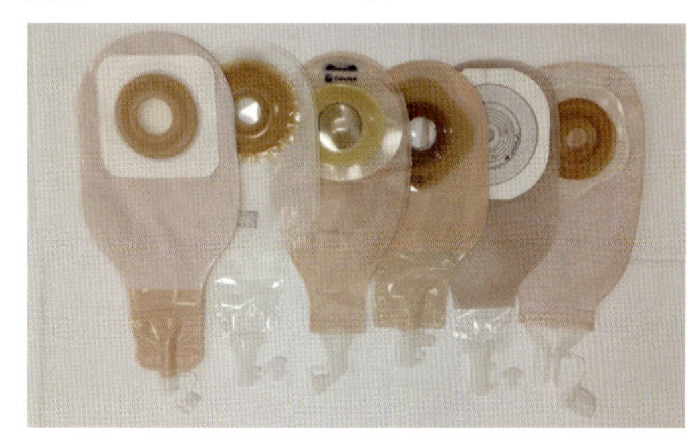

コック式排出口つき開放型ストーマ袋

回腸ストーマの場合、術後早期より水様性の排泄物がみられるので、コック式排出口つき開放型ストーマ袋を使用するとドレナージや排泄物の処理が容易に行えます。また、ストーマ袋には、ストーマ周囲に排泄物が戻らないように逆流防止弁がついているので、装着期間を延ばすことができます。

ストーマ装具には、①排泄物が漏れない、②皮膚障害を起こさない、③防臭性が確実である、④ケアをする人の取り扱いが簡便である、⑤日常生活・社会生活に制限がない、などが求められます。各種ストーマの装具の特徴を理解し、ストーマ保有者が安心して過ごすことができるようにストーマ装具を選択しましょう。

特殊な消化管ストーマ

排泄行為やストーマ管理に問題がなくても、治療による晩期障害により排泄経路の変更手段としてストーマが造設されたり、がんの再発や転移によりストーマ管理困難となる場合があります。ここでは特殊な消化管ストーマを紹介します。

■放射線腸炎

放射線腸炎は、腹部や骨盤腔内の悪性腫瘍に放射線療法を行った後に起こる腸炎です。特に婦人科や泌尿器科における骨盤腔内の悪性腫瘍に対して照射が施行された場合、直腸、S状結腸、小腸も同時に照射を受けるため、放射線に対する感受性が高くなることから放射線性腸炎を起こしやすくなります。早期障害としては、出血が多くみられ、晩期障害としては、狭窄、瘻孔の形成などが認められます。進行性で難治性であるため、狭窄、穿孔、瘻孔を形成したものは、外科手術の適応となり、消化管ストーマを造設することがあります。

例としては、子宮頸がんに対して放射線療法を施行された患者さんが、直腸膣瘻、膀胱膣瘻により、消化管ストーマ造設と尿路変更を希望され、S状結腸人工肛門造設術、尿管皮膚瘻造設術を受けられた症例があります。

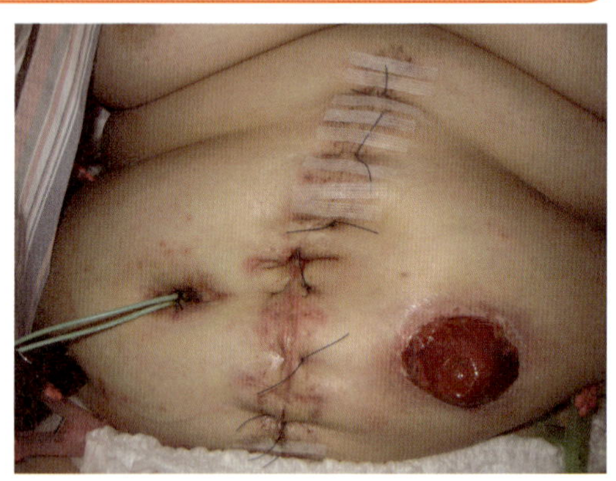

S状結腸人工肛門造設術、尿管皮膚瘻造設術を行った患者さん（術後1週間経過）

■ストーマ粘膜部位およびストーマ周囲皮膚に発生したがん

悪性腫瘍の再発や転移のために、ストーマ粘膜およびストーマ周囲皮膚にがんが発生することがあります。ストーマ部のがんは、腹膜の播種性病変がストーマ腸管の壁外から粘膜下に増殖し粘膜内に破れて増殖したものであり、ストーマ周囲皮膚への転移がんは、同じく播種性病変がストーマ粘膜皮膚接合部創に生着し皮膚面に増殖したものである[9]といわれています。

ストーマ部ががんになると、腫瘍の増大により粘膜は変色し、表面は凹凸不整形で固く触れたりしますが、がん病変からの出血や排泄口の狭窄がなければ、経過観察をしていきます。

ストーマ周囲皮膚への転移がんは、ストーマ周囲皮膚の凹凸や潰瘍化、悪臭を伴う滲出液、出血、がん性疼痛などにより、ストーマ装具の装着が困難となる場合があります。ストーマケアは、①がん転移部は脆弱であるため、面板剥離時や皮膚洗浄時の機械的刺激の軽減に努める、②ストーマと皮膚転移部のサイズに合わせて面板ストーマ孔をカットする、

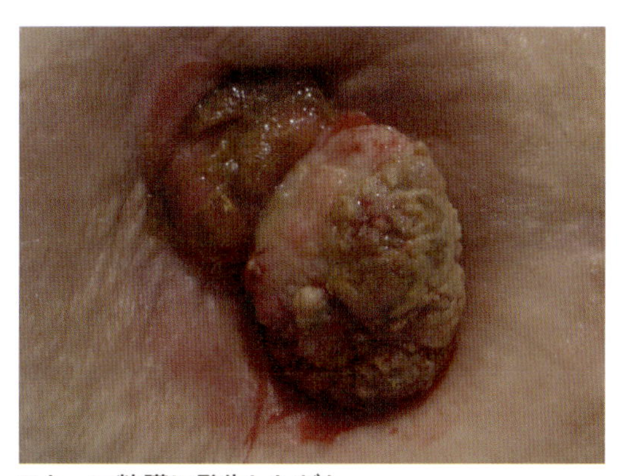

ストーマ粘膜に発生したがん

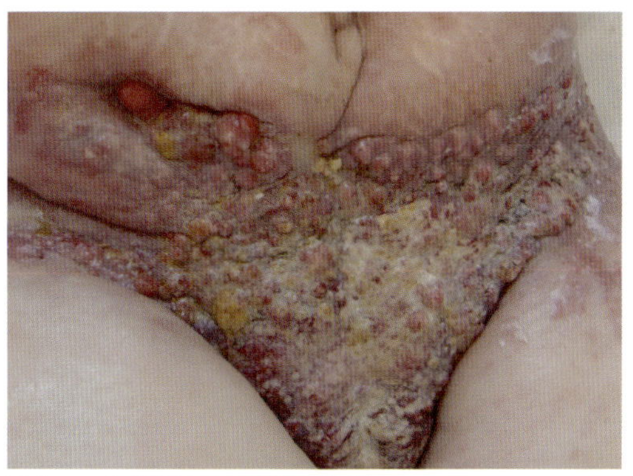

ストーマ周囲皮膚への転移がん
皮膚転移は、ストーマに近接した5時方向からストーマ下部まで増大しており、痛み、悪臭、黄色壊死組織の付着と多量の滲出液が認められました

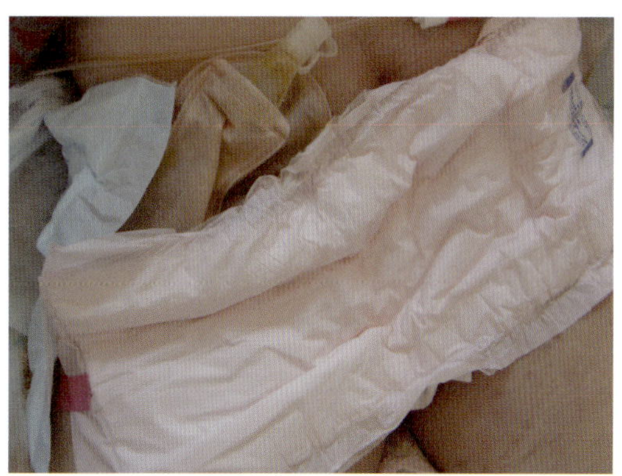

ストーマ装具の上から紙おむつを貼付
頻回な便漏れによるストーマ装具交換により、患者さんの不安と苦痛は増強し、ストーマ装具の上から紙おむつを貼付している状況でした

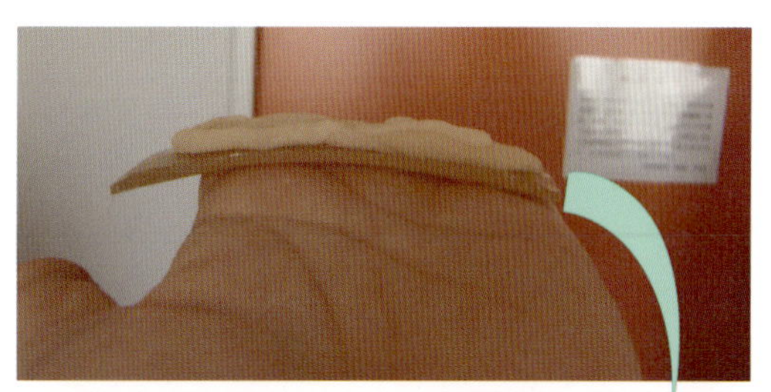

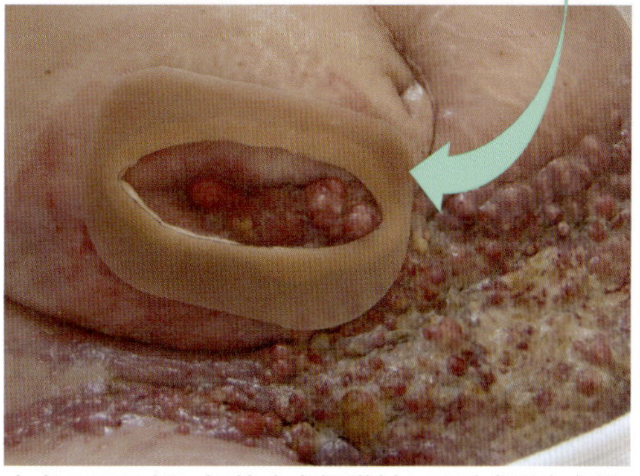

皮膚の凹凸部に板状皮膚保護材と用手成形皮膚保護材で補正
皮膚をこすらずにやさしく洗浄した後、ストーマ装具の密着性をはかる目的で、皮膚の凹凸部である腫瘍とストーマ近接部を板状皮膚保護材と用手成形皮膚保護材で補正しました

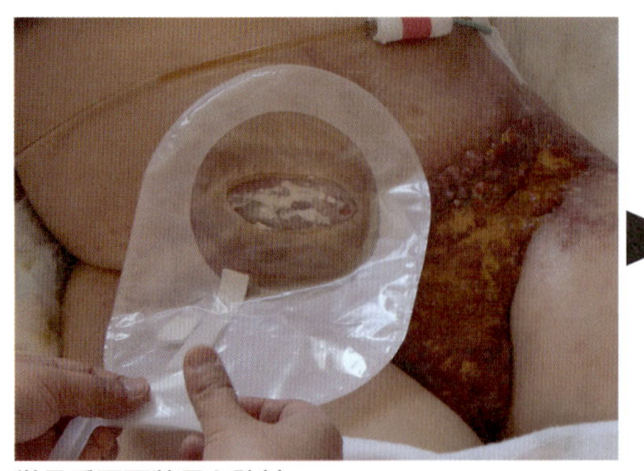

単品系平面装具を貼付
板状皮膚保護材と用手成形皮膚保護材の上から、皮膚転移部からの滲出液によるストーマ装具の溶解を防ぐため、辺縁部をカットした単品系平面装具を貼付しました

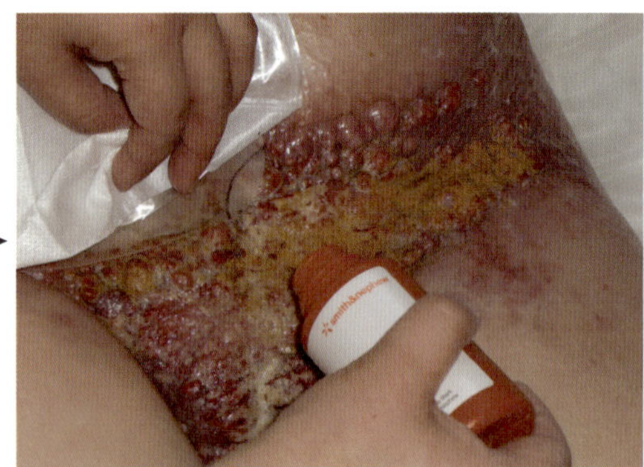

カデックス®を用いた創処置
皮膚転移部からの多量の滲出液、悪臭、感染のリスクなどを考慮し、毎日、皮膚転移部を弱酸性石けんと微温湯を用いて洗浄後、カデキソマーヨウ素（カデックス®）を散布するケアに変更したことで、中1日のストーマ装具交換が可能となりました

③ストーマ部がんや皮膚転移部に粉状皮膚保護剤を散布し、機械的刺激により出血しないように保護する、④ストーマやストーマ周囲皮膚の状況に対応できるストーマ装具選択やストーマケアを行う、⑤皮膚転移部からの滲出液（しんしゅつえき）やにおいのコントロールをはかる、などが重要となります。

患者さんやご家族は、腫瘍の増大に伴うストーマ装具やストーマケア方法の変更、予後や病状に対する不安、整容的問題など多くの不安や悩みを抱えています。患者さん・ご家族の不安や悩みを傾聴（けいちょう）し、相談しながらストーマケアを行うことで、不安の緩和につながると考えます。

〈引用・参考文献〉

1) 日本ストーマリハビリテーション学会編：ストーマリハビリテーション学用語集第2版，金原出版，東京，2003，p66.
2) 船橋公彦他：イラストたっぷり7日間でわかる！大腸がんの治療とケア完全マスター；5日目ストーマ造設術．消化器外科 NURSING 15（11）：44-53，2010.
3) ストーマリハビリ講習会実行委員会編：ストーマリハビリテーション実践と理論，金原出版，東京，2006，p42-45.
4) 伊藤美智子：Nursing Mook 15 ストーマケア，学研メディカル秀潤社，東京，2003，p2-4.
5) 松原康美：ナーシング・プロフェッション・シリーズストーマケアの実践，医歯薬出版，東京，2007，p1-4.
6) 穴澤貞夫編：実践ストーマ・ケア，へるす出版，東京，2000，p93-102.
7) ストーマリハビリ講習会実行委員会編：ストーマリハビリテーション実践と理論，金原出版，東京，2006，p173-176.
8) ストーマリハビリ講習会実行委員会編：ストーマリハビリテーション実践と理論，金原出版，東京，2006，p31-41.
9) 武田信子：合併症のあるストーマケア7癌移転．消化器外科 NURSING 10（2）：91-92，2005.

（杉本 はるみ）

ストーマの造設と合併症、閉鎖術

消化管ストーマの造設部位

ストーマの造設部位と排泄物の特徴

結腸	上行結腸ストーマ 横行結腸ストーマ 下行結腸ストーマ S 状結腸ストーマ	下行結腸、S 状結腸になると水分が吸収され、排泄物は泥状から軟便へと移行します
小腸	空腸ストーマ 回腸ストーマ	消化液を多く含む（アルカリ性）のため皮膚への障害が起こりやすくなります 排泄量は約 1,000 ml ／日 食後 2 時間までの排泄量が多くなります

（出典　月刊ナーシング 32 巻 1 号，p17，学研メディカル秀潤社，東京，2012 より引用改変）

ストーマの部位

消化管ストーマの一般的な造設位置		
結腸ストーマ（コロストミー）	上行結腸・盲腸ストーマ	右下腹部
	横行結腸ストーマ	上腹部
	下行結腸・S 状結腸ストーマ	左下腹部
小腸ストーマ（イレオストミー）	空腸・回腸ストーマ	右または左下腹部

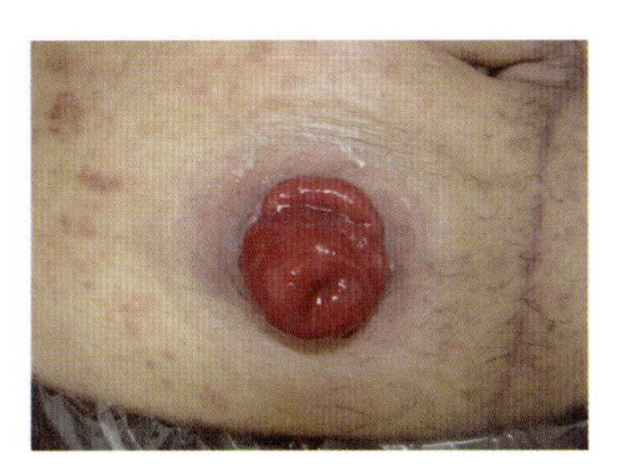

回腸ストーマ・係蹄式ストーマ

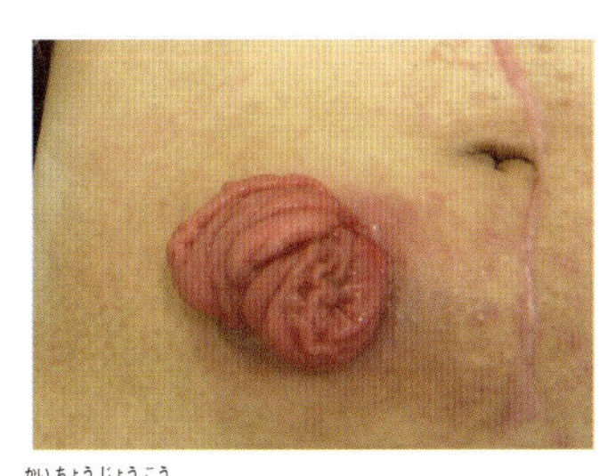

回腸上行結腸（かいちょうじょうこう）ストーマ・二連銃式ストーマ

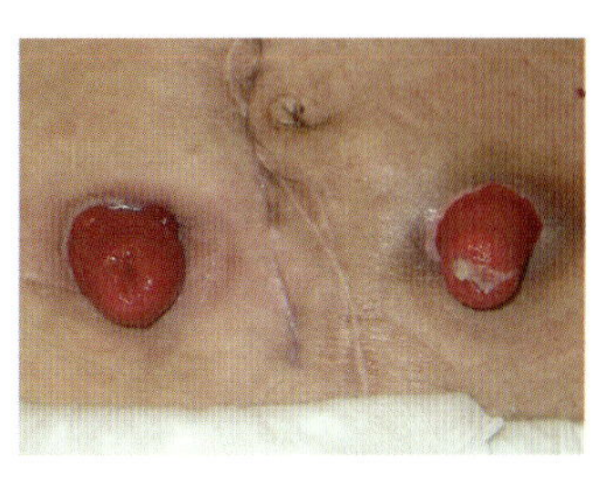

回腸ストーマ・S 状結腸ストーマ・分離式ストーマ（双孔式）

ストーマの期間／型式

■ストーマの期間

ストーマにはP38で述べたように、永久的ストーマ〈永久的に使用するように造られたストーマ[3]〉と、一時的ストーマ〈目的達成後に閉鎖、還納(かんのう)することを期して予期的に造られたストーマ[4]〉があります（P38参照）。

ストーマサイトマーキングって何？

■ストーマサイトマーキングとは

ストーマ位置決めのことであり、術前にストーマを造るべき位置を体表上に選定して同部位に印をつけること[5]です。

■ストーマサイトマーキングの意義

1）装具の安定性を得ることのできる位置を選定します。

2）1）により管理しやすい位置にストーマ造設がされ、早期のセルフケア確立につながります。また、合併症の予防につながります。

3）患者さん、医師、看護師とともにストーマ造設位置を決定することは患者さんとの信頼関係を深めることとなり、さらにストーマの受容にもつながります。

■実施前の確認事項

1）患者さんの同意

患者さんがストーマ造設の必要性を十分理解し、納得しているかを確認します。

在院日数の短縮により術前の入院期間も短くなっています。外来で医師から患者さんにストーマ造設の説明が行われている場合には、術前のオリエンテーションをスムースに行うため、診療記録や説明時の患者さんの反応などの情報を得ておくことが必要です。

2）マーキング実施者の術式、ストーマ造設部位の理解

ストーマサイトマーキングを行う看護師は、患者さんの術式、ストーマ造設部位を確認しておきます。

3）ストーマ造設に影響する日常生活の状況

仕事や趣味、好みの服装など患者さんからさまざまな情報を得ることにより、管理が容易なストーマ造設位置を決めることができ、退院後患者さんのQOLを低下させないストーマ管理につながりま

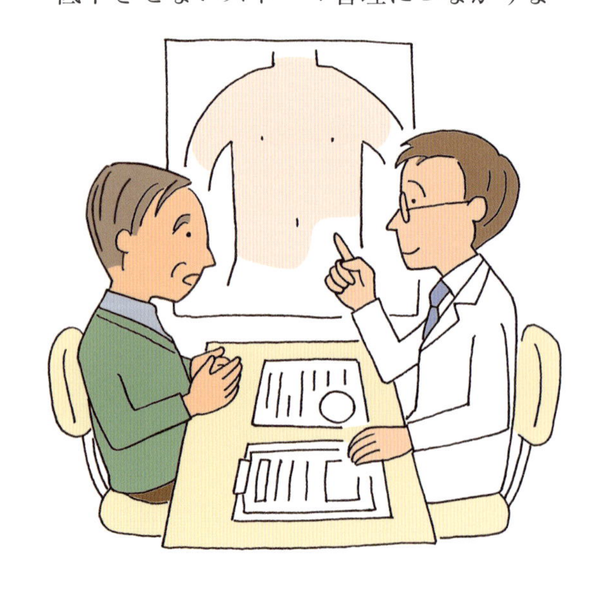

す。例えば、着物を着ることが多い方の場合、帯の位置を避けるとか、片麻痺などがあり手指がうまく使えない場合、ストーマケアが行いやすい部位に造設することが必要です。

■ストーマサイトマーキングの基準

クリーブランドクリニックの原則に則(のっと)った位置決めは、標準体型で小腸ストーマ、結腸ストーマ（S状結腸ストーマ）のように左右下腹部に造設する際、参考にします。大村ら[4]が提案したストーマサイトマーキングの原則はどのような体型にもあてはまる基準となっています。

【クリーブランドクリニック*の原則】 標準体型の場合

1. 臍(へそ)より低い位置
2. 腹部脂肪層の頂点
3. 腹直筋を貫く位置
4. 皮膚のくぼみ、しわ、瘢痕(はんこん)、上前腸骨棘(じょうぜんちょうこつきょく)の近くを避けた位置
5. 本人が見ることができ、セルフケアしやすい位置

ストーマサイトマーキングの原則

1. 腹直筋を貫通させる
2. あらゆる体位（仰臥位・座位・立位・前屈位）をとって、しわ、瘢痕、骨突起、臍を避ける
3. 座位で患者自身が見ることができる位置
4. ストーマ周囲平面の確保できる位置

■マーキングの必要物品

マーキングの必要物品には以下のようなものがあります。

①マーキングディスク（6cm：小児用、7cm：標準、7.5cm：肥満、8cm：超肥満）、②水性ペン、③油性ペン、もしくは皮膚ペン（放射線治療用スキンインクなど）、④測定用定規、もしくは⑤ノギス、⑥拭き取り用ぬれタオル、⑦記録用紙、⑧カメラ、⑨ストーマ造設位置に影響する衣服、ベルトなど。

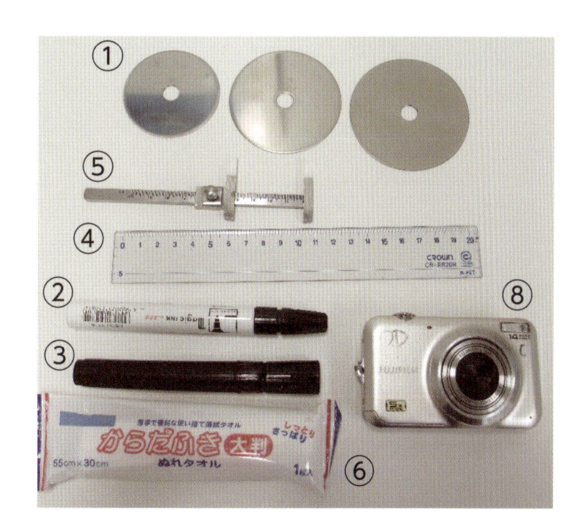

用語解説 ＊クリーブランドクリニックって何？

クリーブランドクリニックは米国オハイオ州クリーブランドにある病院の名前です。このクリニックが提唱するストーマに関する５つの原則が、ストーマを造設する際の基準になっています。

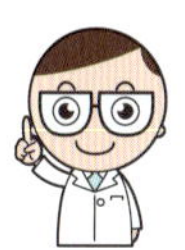

■マーキングの実際

1）環境を整え、患者さんにストーマサイトマーキングを行うことを説明します。

患者さんのプライバシーが守れる環境を整えます。

2）水性ペンで基本ラインを引きます。

患者は仰臥位（ぎょうがい）となり、①正中線（せいちゅうせん）、②臍（へそ）の位置に水平線、③腹直筋外縁（ふくちょくきんがいえん）、④肋骨弓（ろっこつきゅう）、⑤上前腸骨棘（じょうぜんちょうこつきょく）、⑥ベルトライン（下着ライン）を引きます。

＊ストーマ造設部位によっては、必要のないラインもあるため、余分なラインは引かないようにします。

3）マーキングディスク（術前のストーマ位置決定に用いる円盤・前述のマーキング必要物品参照）が安定する位置を見つけ、中央に印をつけます。

左下腹部マーキングの場合

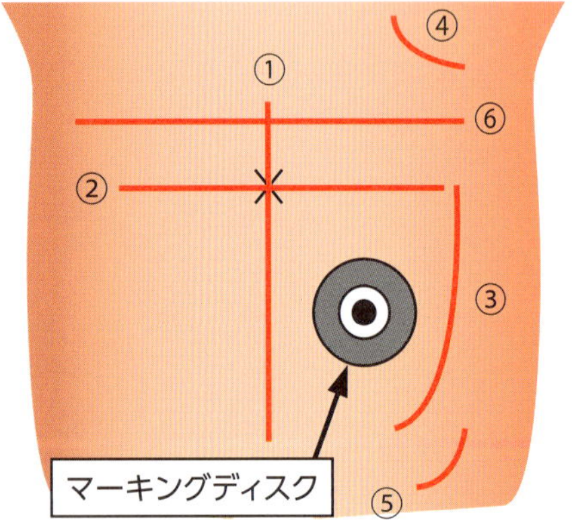

注）赤でラインを記載していますが、実際は黒色（紫色）です

4）3）で決めた位置をさまざまな体位をとって確認し、必要時修正します。

・座位→深いしわやくぼみなどの有無、マーキングした位置を患者さんが見ることができるか確認します。

・前屈位→皮下脂肪のたるみ、しわの深さ、平面の確保などを確認します。

・立位→患者さんが見ることができ、ベルトラインと重ならないかを確認します（右ページ参照）。

5）医師とともに位置を決定します。

油性マジックまたは皮膚ペンで500円玉くらいの大きさの印をつけます。

6）マーキングした位置を測定し、記録に残します。

・臍から、正中線から、腹直筋からの距離（横○ cm、縦○ cm、斜め○ cm）

・腹壁のしわ、瘢痕などの状況、腹壁のたるみ、柔らかさ、固さ、マーキング時の患者さんの言動なども記載しておきます。

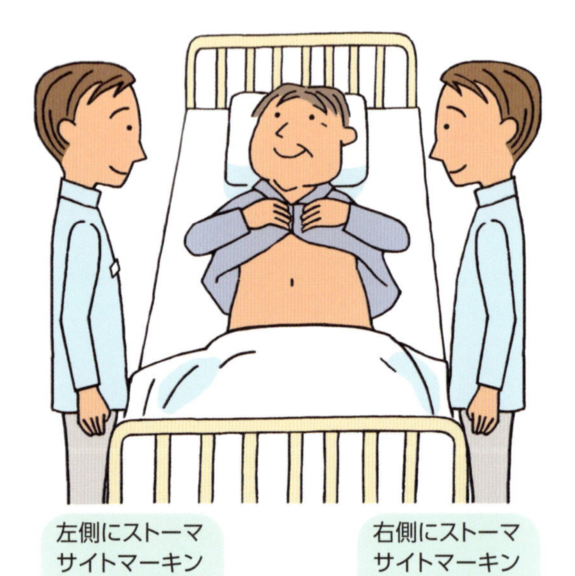

マーキングをする際の看護師の立ち位置
（腹直筋が最も確認しやすい立ち位置）

さまざまな体位によるマーキング位置の確認

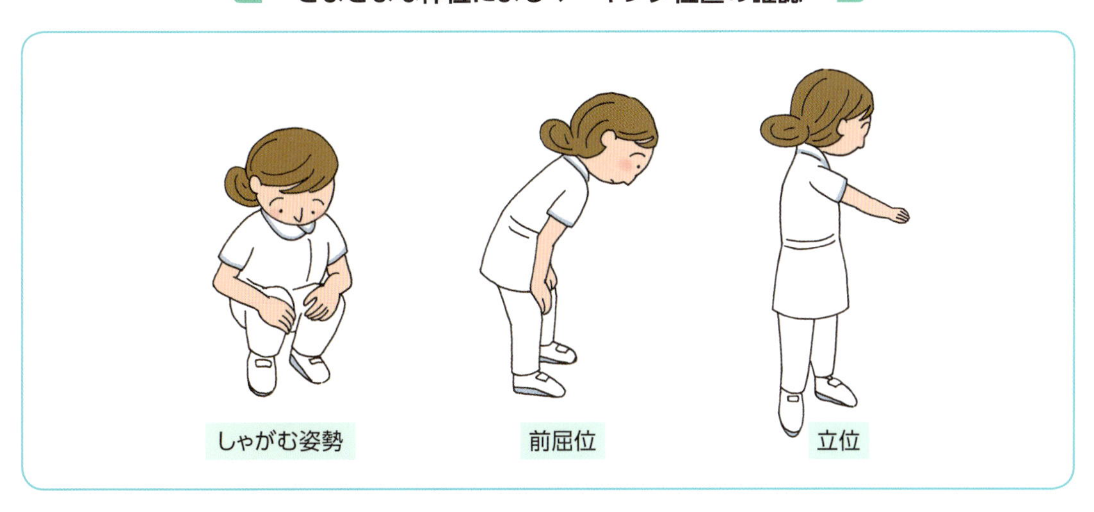

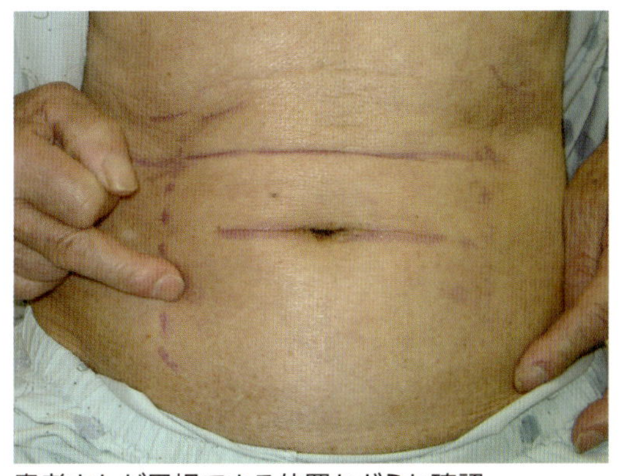
患者さんが目視できる位置かどうか確認

7）水性ペンで引いた不要な基本ラインをぬれタオルなどで消します。

8）術後、実際のストーマ造設位置とマーキングを行った位置との差異などを確認し、ストーマサイトマーキングした位置に造設できなかった場合、医師に確認し今後のストーマサイトマーキングにつながるようにします。

■特殊なストーマサイトマーキング

●骨盤内臓全摘術などでダブルストーマとなる場合

1）尿路ストーマを優先してマーキングします。

2）2つのストーマの間は、7～9cmあけます。

●穿孔や閉塞などで緊急手術となる場合

緊急時でも可能な限りマーキングを実施します。

合併症はどんなものがあるの？

ストーマ造設術後の創感染や腸管の血流障害によって起こる合併症や管理不良、体型変化で起こる合併症などがあります。合併症によってストーマケアは難しくなり、セルフケア確立を遅らせてしまうこともあります。

発生部位と時期

部位	早期合併症 手術の侵襲から完全に復帰しないうちに起こる合併症	晩期合併症 軽快退院後に起こる合併症
ストーマ粘膜	ストーマ壊死 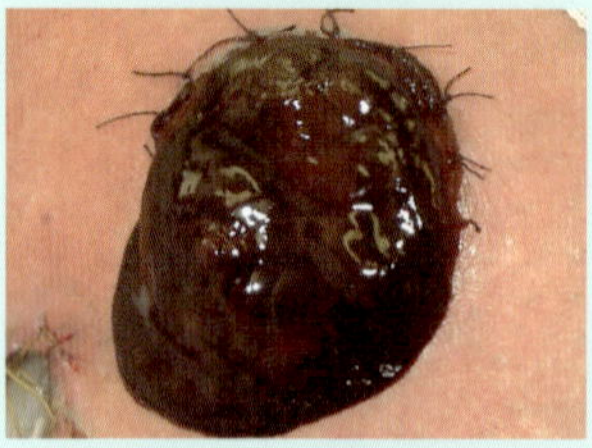	ストーマ狭窄 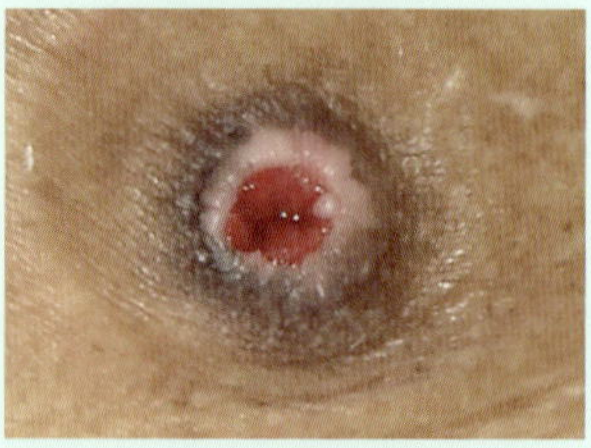
ストーマ粘膜	ストーマ浮腫 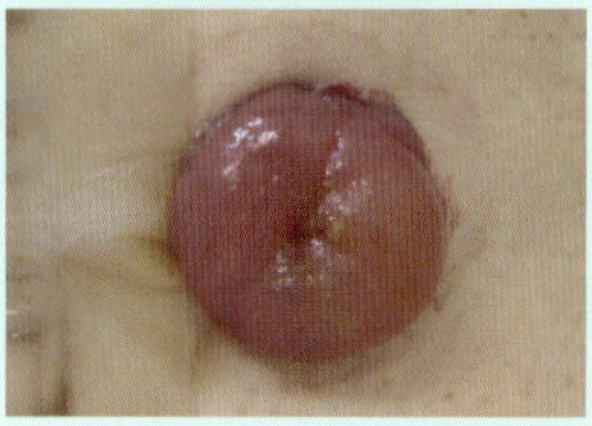	ストーマ脱出 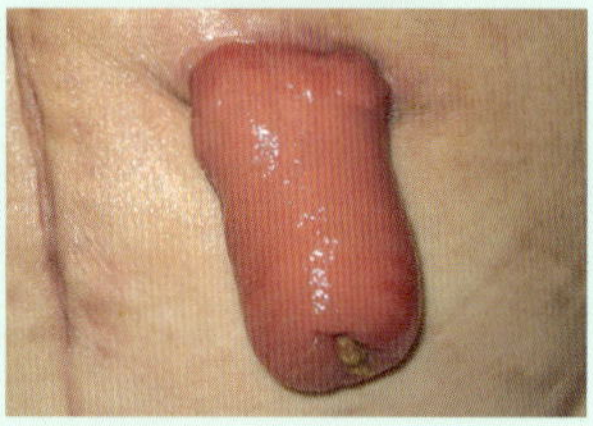
ストーマ粘膜 皮膚接合部	ストーマ（粘膜皮膚）離開 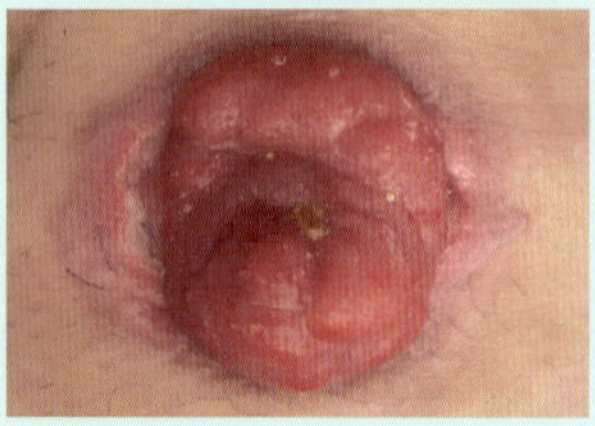	
ストーマ周囲皮膚	ストーマ周囲膿瘍 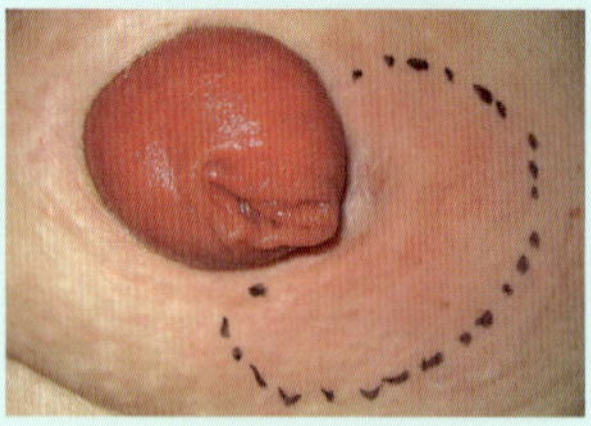	粘膜移植・粘膜侵入 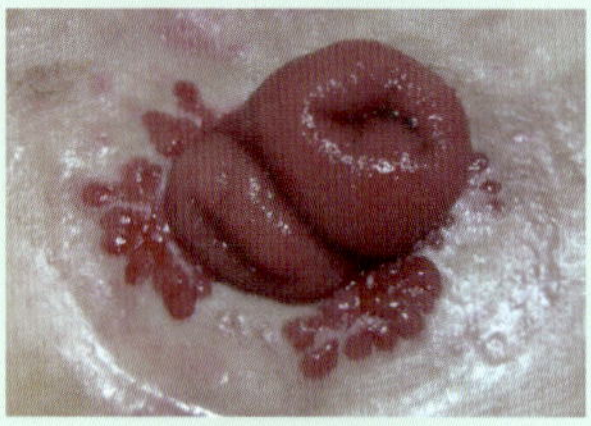 ストーマ静脈瘤 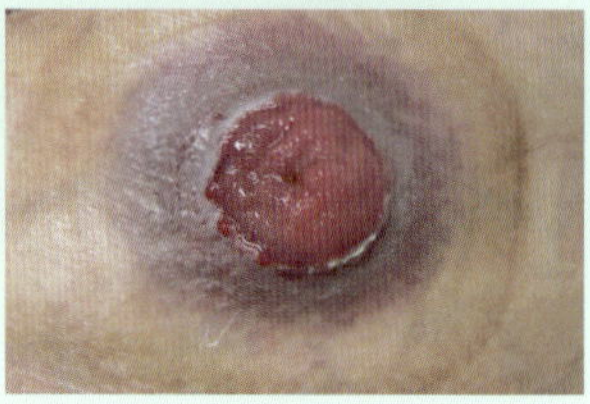

部位	早期合併症 手術の侵襲から完全に復帰しないうちに起こる合併症	晩期合併症 軽快退院後に起こる合併症
ストーマ周囲腹壁	ストーマ旁ヘルニア 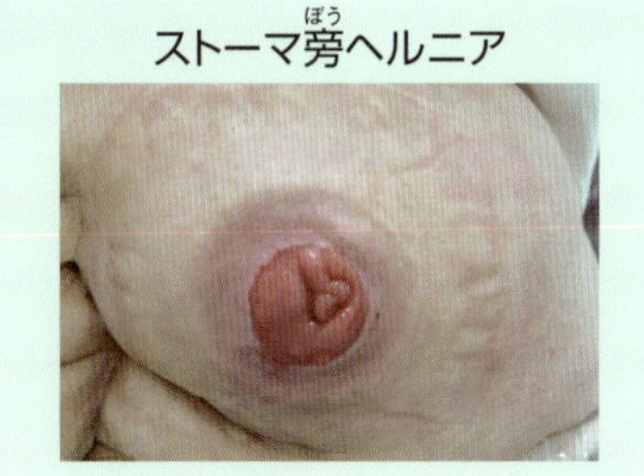	

合併症の原因と対応策

病態		原因	対応策
ストーマ壊死	ストーマが何らかの原因で壊死に陥ること	●手術時の腸管や腸間膜の過度の緊張、腸間膜の捻転などによる腸辺縁血管の血流障害	●ブリックテスト（医師が施行）；ストーマ粘膜に注射針を刺し、出血の有無を確認します 出血があれば静脈還流障害と判断します ●ストーマ排泄口よりスピッツを挿入し、ストーマ粘膜の色調を観察します ●静脈還流障害の場合、壊死組織を除去すれば健康な粘膜に回復するため、経過観察とします ●動脈還流障害によってストーマが陥没や脱落した場合は再造設する必要があります
ストーマ脱落	ストーマがストーマ皮膚縁から離開し腹壁筋層より中に落ち込んだ状態		
ストーマ浮腫	ストーマ粘膜や粘膜下の毛細血管や細胞間腔などの漿液が集まった状態	●腹直筋や狭い腹壁切開口による粘膜の締めつけ ●全身状態の悪化	●経過観察 *術後の腹直筋による締めつけが原因の場合は、1～2週間程度で軽快します ●ストーマ粘膜の損傷を予防します *面板の開口サイズを大きめにします
ストーマ出血	ストーマ内腔からの出血 ストーマ粘膜またはストーマ皮膚縁からの出血	●術直後の場合は、不十分な止血操作 ●装具による器械的損傷 ●がん、ポリープ、憩室炎、潰瘍性大腸炎、クローン病などの疾患によるもの	●出血部位を確認します ストーマ内腔／ストーマ粘膜／皮膚縁部 ●術後で出血量が多い場合は、出血部位を再縫合することもあります（新鮮血がストーマ袋に貯留する場合） ●支持体の柔らかい皮膚保護剤つき装具を使用します

病態		原因	対応策
ストーマ（粘膜皮膚）離開	ストーマと皮膚縁の縫合が離れてしまった状態	●排泄物の接触や残存縫合糸などによる感染 ●術前腸管内処置が不十分な場合や緊急手術時など、汚染された手術野でのストーマ造設	●創部をきれいに洗浄し、粉状皮膚保護剤や板状皮膚保護剤、時には創傷被覆材を充填します ●短期に装具交換を行います。または二品系装具や窓つき装具を選択します
ストーマ周囲膿瘍	ストーマ周囲皮膚の発赤・硬結・疼痛などの炎症症状	●排泄物の接触や残存縫合糸による感染 ●術前腸管内処置が不十分な場合や緊急手術時など、汚染された手術野でのストーマ造設	●抗生物質投与による感染コントロールを行います ●炎症症状が強い場合は医師により切開・排膿ドレナージが行われます ●切開後は創部を洗浄し、粉状皮膚保護剤や板状皮膚保護剤、時に創傷被覆材を用いて短期に装具交換します
ストーマ狭窄	ストーマ内腔が狭く、排泄が不十分になった状態	●ストーマ造設時の不十分な腸管の引き出し、過緊張固定 ●ストーマ周囲膿瘍、重度のストーマ周囲皮膚障害などの感染やストーマ壊死治癒後の瘢痕収縮	●排便コントロールを行います ●排泄に支障を来す場合は再造設となります ●指ブジー（拡張ブジー）は狭窄を助長することがあるため、慎重に行います
ストーマ脱出	ストーマ造設時よりも異常に飛び出す（垂れる）こと	●腹圧の上昇 ●手術時の過大な筋膜切開や腸管の筋膜固定不良	●粘膜を損傷しないよう面板ストーマ孔はストーマ最大径に合わせ開口し、露出した皮膚には練状皮膚保護剤や粉状皮膚保護剤で保護します ●ストーマ脱出に伴いストーマ血流障害を来す場合は、速やかに還納します ●二品系装具よりも単品系装具を選択します ●排泄物の停留やストーマ管理困難な場合は、手術することもあります
粘膜移植	ストーマ周囲皮膚に肉芽腫を形成し、粘液の分泌を伴う状態	●ストーマ粘膜縫合時に、粘膜⇒皮膚の順に針をかけたことによる粘膜の皮膚への移植	●医師により、硝酸銀やバイポーラで焼灼します ●面板開口サイズをストーマサイズに合わせ、粘膜移植や侵入部分が露出しないように装具の密着性を高めます ●凹凸があり密着が困難な場合には、練状皮膚保護剤などを使用します
粘膜侵入	ストーマ周囲皮膚に粘膜組織が連続的に置き換わった状態 粘膜部分は痛みを伴わない	●常にびらんが生じ湿潤した状態に、排泄物が接触したことによるびらん部分への粘膜の侵入	

病態		原因	対応策
ストーマ静脈瘤	ストーマ周囲の静脈の怒張（どちょう）	●がんの肝転移や基礎的肝疾患による門脈圧の亢進（慢性的静脈血還流不全）	●出血が少量であれば圧迫止血、多量であれば出血部位の縫合や硬化療法を行います ●皮膚保護剤の支持体の固いものは避け、柔軟なものを選択します ●こすらないようにやさしくスキンケアを行います
ストーマ旁ヘルニア	ストーマ孔に起こったヘルニア	●手術時の過大な筋膜切開 ●腹直筋内にストーマ造設されていない ●術後の高度な肥満や加齢に伴う腹直筋の萎縮（いしゅく）による筋膜裂傷（きんまくれっしょう）	●軽度の場合は、柔らかい皮膚保護剤の面板を選択し、ヘルニアベルトを使用します ●重度の場合または生活に支障を来す場合には、手術適応となります

閉鎖術って何？どんなときにするの？

■ストーマ閉鎖術とは

ストーマを切除または縫合閉鎖して体腔に戻す管腔臓器再建手術[6]をいいます。

一時的ストーマ造設に至った病態が改善すれば、ストーマは不要となり閉鎖術が行われます。

〈引用・参考文献〉

1) 日本ストーマリハビリテーション学会編：ストーマリハビリテーション学用語集第2版，金原出版，東京，2003，p45.
2) 日本ストーマリハビリテーション学会編：ストーマリハビリテーション学用語集第2版，金原出版，東京，2003，p43.
3) 日本ストーマリハビリテーション学会編：ストーマリハビリテーション学用語集第2版，金原出版，東京，2003，p67.
4) 大村裕子，池内健二，大塚正彦ほか：クリーブランドクリニックのストーマサイトマーキングの原則の妥当性．日本ストーマリハビリテーション学会誌 14（2）：33-40，1998.
5) 日本ストーマリハビリテーション学会編：ストーマリハビリテーション学用語集第2版，金原出版，東京，2003，p70.
6) ストーマリハビリテーション講習会実行委員会編：ストーマリハビリテーション実践と理論，金原出版，東京，2006.
7) 日本ET／WOC協会編：ストーマケアエキスパートの実践と技術，照林社，東京，2007.
8) 塚田邦夫，渡辺成編：新版ストーマ手術アトラス，へるす出版，東京，2012.

（林 智世）

ストーマの装着方法およびスキンケア
―術後の管理／皮膚洗浄についての概要―

ストーマ造設後の患者さん

一般に術後は、創痛、発熱、その他各種ドレーンや点滴が身体につき、患者さんは思うように体が動きません。さらに、ストーマ造設術後は、新たな排泄行動を身につける必要があり、術後すぐセルフケア指導が始まります。看護師は、ストーマ造設後の患者さんの身体や心理面に、十分な理解と配慮を示して、関わりましょう。

ストーマ造設後の看護

■看護師の役割

入院生活は他人とともに過ごす特殊な環境です。看護師は、患者さんの通常の生活を聞き出し、ストーマケアを生活に組み込めるように関わります。そして、その人らしい生活が送れるように、生活に沿った指導を心がけ、社会復帰につなげます。この過程がセルフケア指導になります。

■術後管理・ケア

ストーマ造設術術後は、ストーマ創と手術創の管理が必要です。それぞれの創の特徴を理解して、適切な管理を行います。

●正常なストーマ創の特徴

・色が赤い
・みずみずしい浮腫
・少しの刺激で出血しやすい

●ストーマ創の管理

ストーマ創は清潔創と接する特殊な創です。創が治らない時期から排泄が起こる

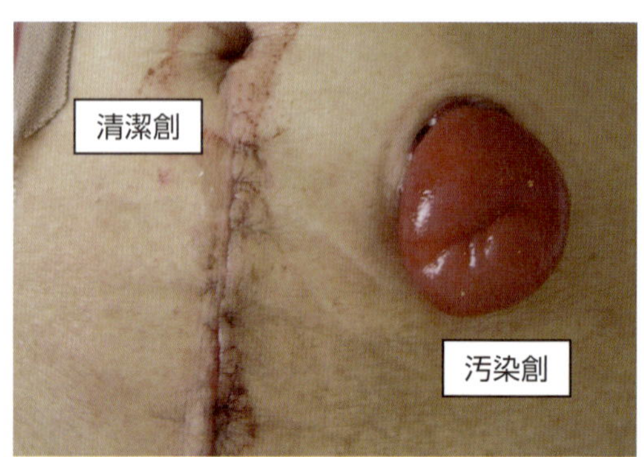

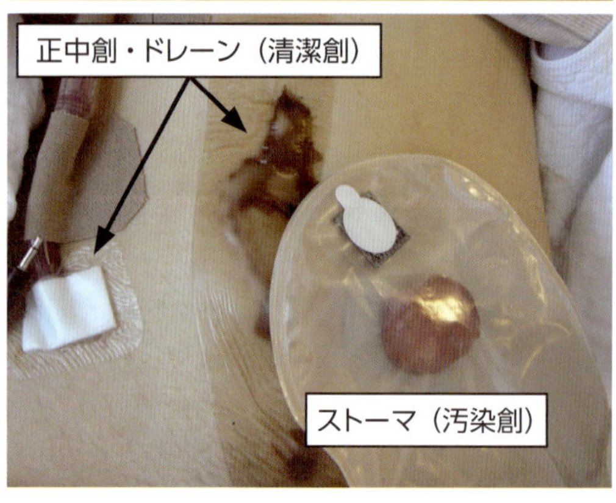

ため、創汚染を生じる可能性があります。
・正中創やドレーン創は清潔創、ストーマ創は汚染創です。
・必ず分けて管理しましょう。
・清潔創は、感染がなければドレッシング材で保護します。
・ストーマは、清潔創を汚染しないようにストーマ装具を装着します。

正中創とストーマが近い場合はどうするの？

ストーマ装具の面板には皮膚保護剤がついています。皮膚保護剤は静菌作用があり、清潔創に付着しても炎症や感染を引き起こすことはありません。
また、正中創が覆われないように皮膚保護剤を切ってしまうと、貼付面積が狭くなり密着性が保たれず、便が漏れる可能性があります。
正中創に感染の兆候がなく、滲出液（しんしゅつえき）もなければ、写真のように皮膚保護剤（面板）が創を覆っても問題ありません。

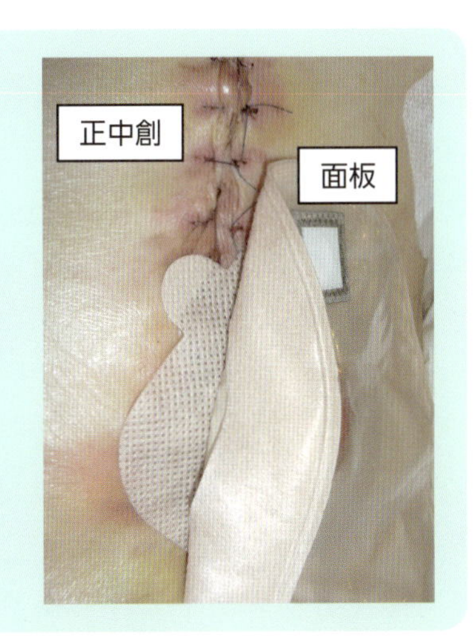

面板が正中創を覆ってはいけない事例

・正中創が感染創である
・感染のリスクがある
⇒正中創から滲出液（しんしゅつえき）が出ている場合は、感染の可能性を考えます。写真のように正中創を覆わずずらして面板を貼りましょう。

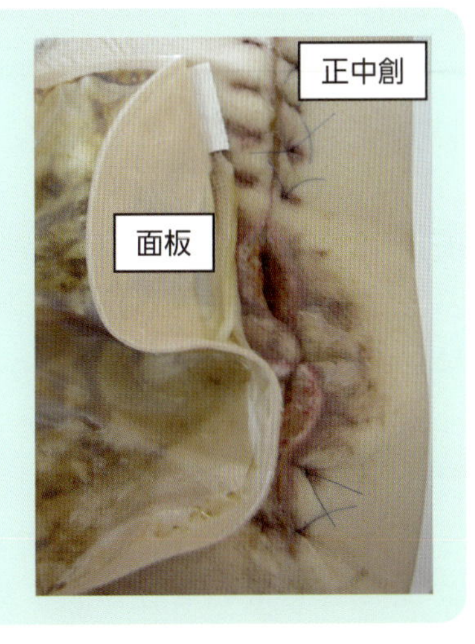

消化器ストーマ術直後の装具選択

1）術直後は、ストーマと排泄物の観察が必要です。
2）異常（ストーマ壊死、脱落、感染、出血など）が分かるように、袋が透明なものを選択します。

3）皮膚保護剤の種類やストーマ袋の構造（単品系か二品系）は問いません。しかし、異常や問題が生じたらすぐ剥がせるような、短時間（1～2日）で剥がせる装具がよいでしょう。

造設部位による装具選択

■結腸ストーマ

1）基本は、術直後の選択条件に準じます。

2）単品系装具の場合、ストーマが直視できないため短期間で剥がせる低粘着性の装具を選びます。

3）ウインドーつき（例：サージドレーンオープントップ®）は、装具を剥がさなくとも、ウインドーを外せばストーマの観察や処置が可能です。

4）腸管前処置が十分なら術直後は腸液は少量です。有形の便はほとんど出ませんので、ウインドーつき装具、キャップ式排泄口装具でもよいでしょう。

■小腸ストーマ

1）基本は、結腸ストーマの術直後の選択条件に準じます。

2）水様性の排泄物が多く、特に補液中は1リットルを超える場合もあります。その場合、水様性の排泄物がドレナージできるよう、キャップ式の装具を使って、排液バッグに接続することがあります。

3）食事が始まると便が固まるので、排泄口は便の性状に応じて選択しましょう。

キャップ式排泄口の装具

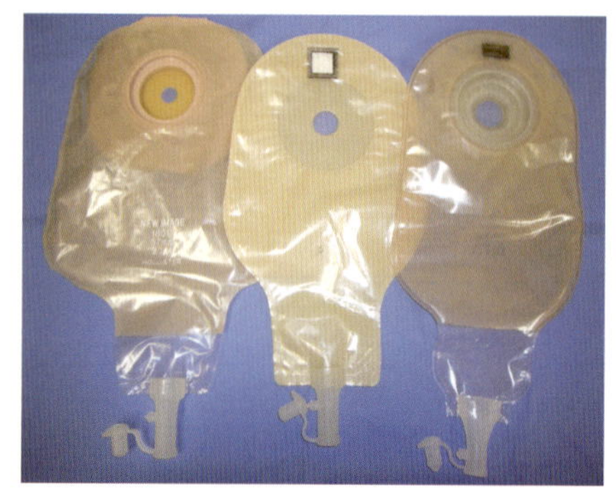

左:ニューイメージイレオストミーパウチ®（ホリスター）
中:ノバ１イレオストミー®（ダンサック）
右:セルケア２・Dキャップ®（アルケア）

■特殊なストーマ

●ストーマがカテーテルで支えられている場合

1）ストーマ脱落を防止するために、写真のようにカテーテルで支えられている場合があります。

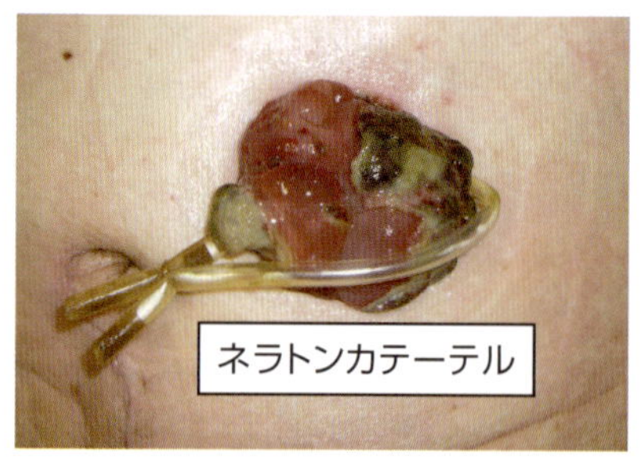

ストーマの脱落防止のため、ネラトンカテーテルで支えている

術直後の装具の選択条件

1. ストーマ(色、つや、浮腫、弾力性) や排泄物が観察できるように透明なもの、二品系装具(ツーピース) やウインドーつきのもの
2. 皮膚保護性があるもの (皮膚保護剤がついているもの)
3. 物理的にストーマを傷つけないもの
4. 清潔創から離れた場所で排泄処理が行えるもの (ストーマ袋がついているもの)
5. ストーマやストーマ周囲の状況、および腹壁に適応しているもの
6. 排泄機能が開始する時期、排泄量をアセスメントし装具選択する

術後1日目から交換可能な装具

ポスパックライト®(アルケア)
〔1日交換〕
ストーマ袋の裾が広く袋の中に手を入れられるため処置がしやすい

〈単品系装具〉

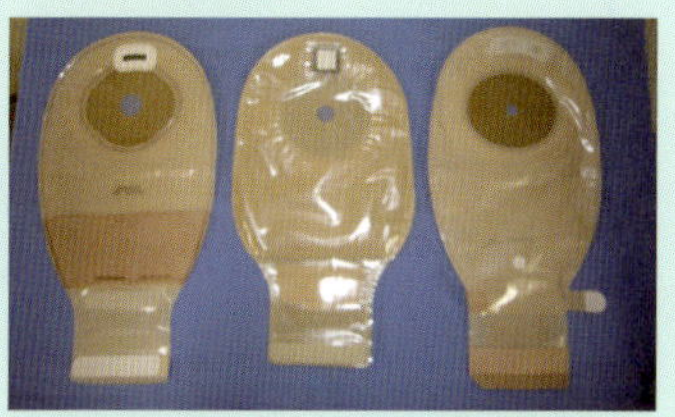

左:エスティームインビジクローズドレインパウチ®(コンバテック)
〔1～3日交換可能〕
中:ノバ1フォールドアップ®(ダンサック)
〔1～3日交換可能〕
右:センシュラ1®(コロプラスト)
〔1～4日交換可能〕

〈二品系装具〉

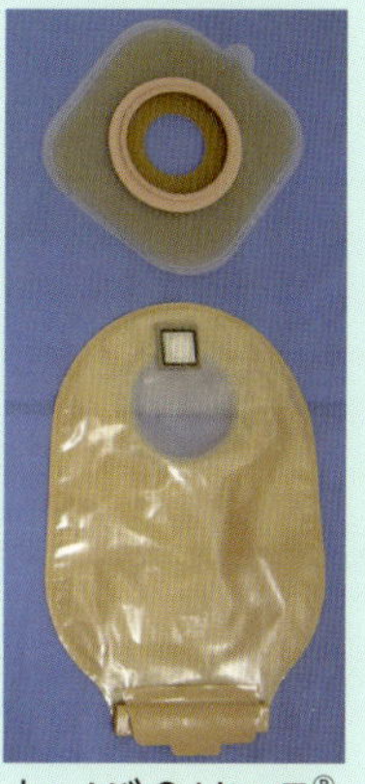

上:ノバ2リンク®
下:ノバ2フォールドアップ®(ダンサック)
〔1～4日交換可能〕

〈ウインドーつき装具〉

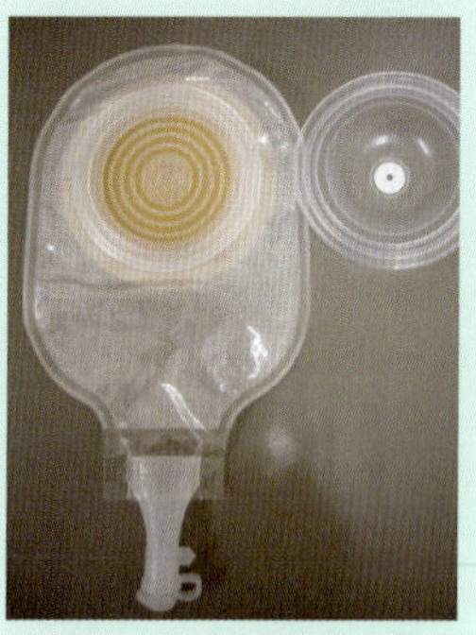

サージドレーンオープントップM®(アルケア)
〔3日目から交換可能〕

2) 清潔操作は必要なく、基本的な管理方法(皮膚の洗浄、装具交換)は、正常な場合と違いはありません。術直後の選択条件、結腸ストーマに準じます。

3) カテーテル周囲に粘着剤の汚れや便がつきやすいので、微温湯と洗浄剤を使って洗います。

4) 面板は、カテーテル部分を避けてサイズを大きくあけます。

5) 皮膚の露出面が大きくなるので、皮膚保護剤(粉状、練状、用手成形)を使い皮膚トラブルを予防します。

消化器ストーマのケア

■術直後の装具交換

装具交換はいつするの?

▶手術当日のストーマ装具

・手術当日は手術室で装着します。あらかじめ装具を手術室に持参しましょう

▶術後１日目から行う装具交換

・術直後は、術後１日目から交換間隔を決め、病棟で行い、観察します
・装具は、種類ごとに交換間隔が違います。あらかじめメーカーが出しているパンフレットなどで装具交換頻度を確認して装具交換日を設定しましょう
・術直後は、ストーマのそばに、清潔創（手術創）があります
清潔創を汚染しないよう、清潔創から汚染創（ストーマ）へとケアの順番を守りましょう

■ストーマケアの方法と手順

●ストーマ装具を剥がす

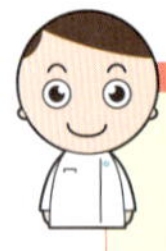

ポイント

清潔創が排泄物で汚染されないように、注意しよう！

1）便で手術創が汚染されないように、装具を剥がす前に、ストーマ袋の中身を処理して始めます。
2）リムーバー（剥離剤）やぬれたガーゼを用いて、清潔創側からストーマ装具に向かってやさしく剥がしていきます。

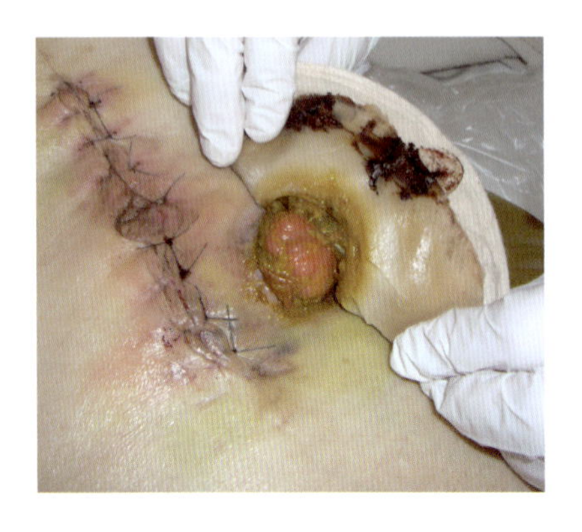

●剥がした面板の裏側を観察する

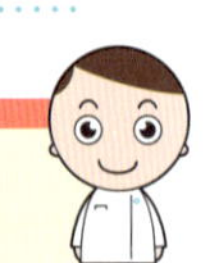

ポイント

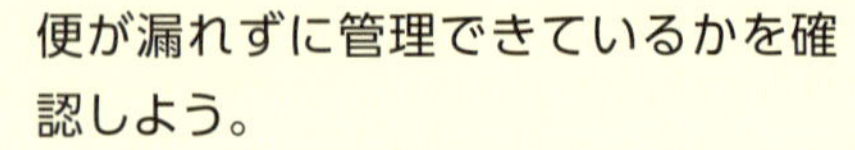

便が漏れずに管理できているかを確認しよう。

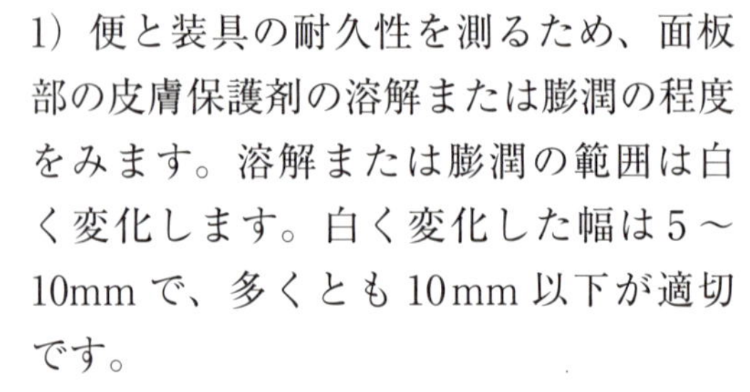

1）便と装具の耐久性を測るため、面板部の皮膚保護剤の溶解または膨潤の程度をみます。溶解または膨潤の範囲は白く変化します。白く変化した幅は５～10mm で、多くとも 10mm 以下が適切です。
2）面板の皮膚保護剤の溶解や膨潤が 10mm を超えている場合、１日早めて装具を交換する、使用装具を見直す、用手形成皮膚保護剤で補正するなどします。

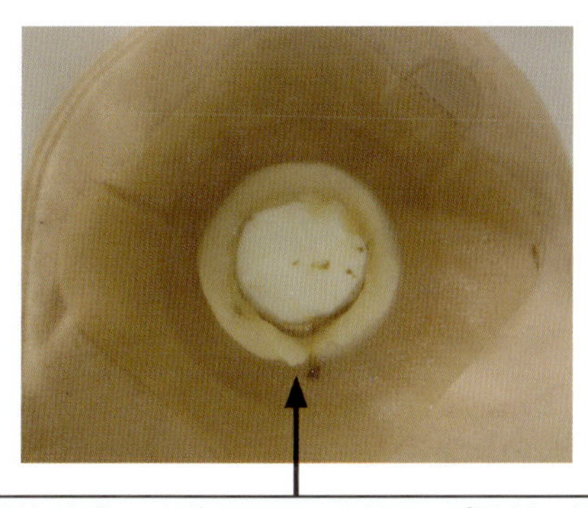

適切な変化：ノバ１フォールドアップ貼付、近接部を用手形成皮膚保護剤で補強し、その部分が8mm 膨潤している

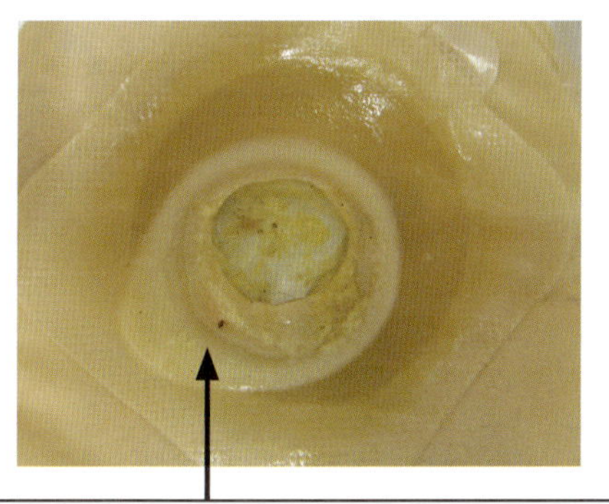

不適切な変化：一部 10mm 以上溶解している
→溶解部に用手形成皮膚保護剤を追加する

●ストーマ周囲の皮膚を洗浄する

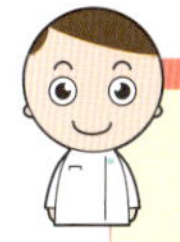

ポイント

きれいな部分から汚れた部分へ、消化器ストーマは外から内側へ洗いましょう！

1）装具を剥がした後は、皮膚に付着した便、面板（皮膚保護剤）の糊残りを、ガーゼタオルなどで拭き取ります。

2）カラヤ単体の装具（例：ポスパックK®）などを剥がすと、皮膚保護剤が皮膚に残ることがあります。その場合は、お湯やリムーバーを使うより、乾いたガーゼでつまむときれいに取れます。

3）ストーマ粘膜は、浮腫があり、傷つきやすいため、よく出血します。粘膜部についた便はこすったりせず、やわらかいガーゼやタオル、ティッシュを用いてやさしく拭き取ります。

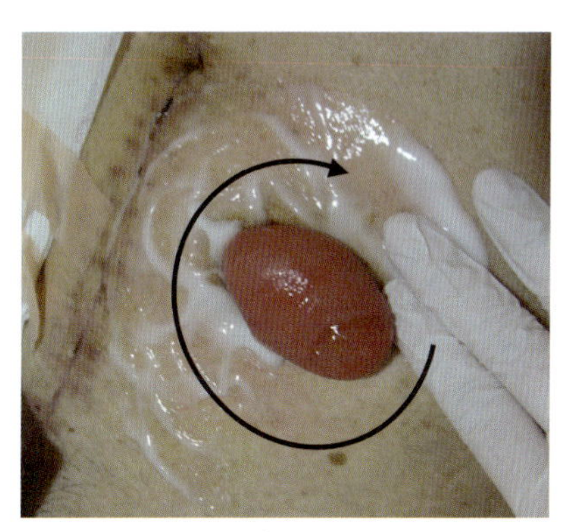

リモイスクレンズ®（洗浄剤）を用いて洗っている

4）石けんを十分に泡立てるか、皮膚洗浄クリーム、液体洗浄剤を使ってストーマ粘膜皮膚接合部や、周囲の皮膚を洗います。ストーマの外側から近接部に向かって洗いましょう。

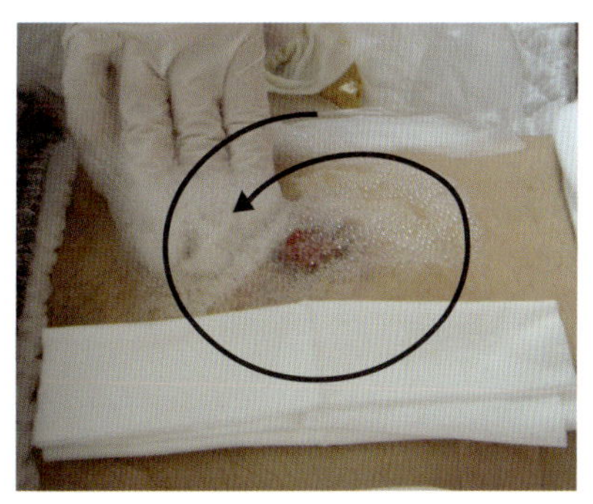

石けんを使用している例

5）ぬれたタオルまたは微温湯で洗い流します。このとき、正中創側にタオルやガーゼを置き、汚水が正中創に流れない

よう工夫します。

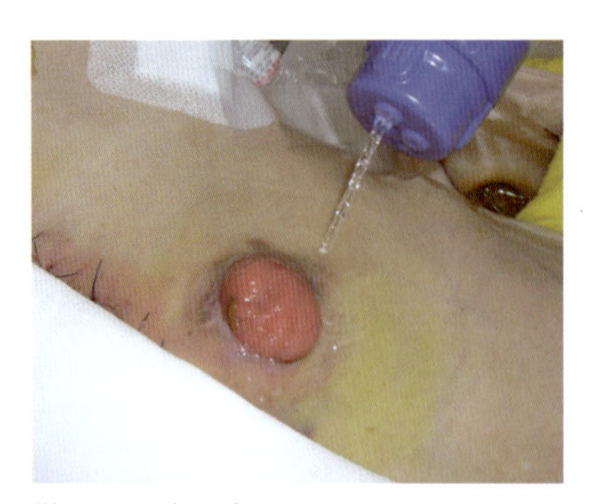
微温湯で洗い流す

6）皮膚に残った湯分をタオルやガーゼで押さえ拭きします。

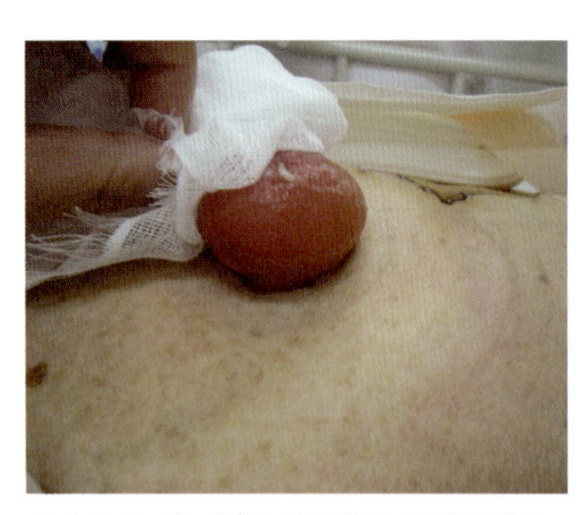
タオルやガーゼなどで押さえ拭きする

7）皮膚を指で触り、粘着剤のべたべたした感じが残っていなければ終了します。

・粘着剤が残っているときは、剥離剤で取り除いた後、ぬれたタオルで拭くか、お湯で洗い流します。

・粘着剤が残ってしまう場合、筆者は洗いすぎると皮膚を傷（いた）めると考えて、無理に取り除かず、次から装具の交換日数、皮膚保護剤の見直しをします（交換日数を１日延長する、用手成形型皮膚保護剤を使っている場合は薄くするなど）。

●ストーマを観察する

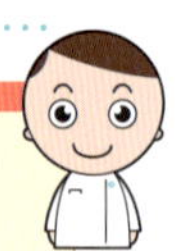

ポイント

術直後はストーマの色調、粘膜皮膚接合部の癒合状態、感染兆候に注意しましょう。

また、術直後はストーマ浮腫が起こり、術後３～４日後に最大となります。浮腫が強い時期は、ストーマ装具の面板をストーマサイズより約５mm大きくカットしましょう。

ストーマ術後の観察点

観察項目		観察ポイント
1. ストーマ粘膜		●粘膜；色調、出血、浮腫、粘膜の潤いと弾力、壊死 ●大きさ、形状 ●排泄孔の位置、向き
2. ストーマ粘膜皮膚接合部		●離開、出血、滲出液、排膿
3. ストーマ近接部 4. 皮膚保護剤貼付部 テープ貼付部		●発赤、びらん、潰瘍、掻痒感、滲出液、疼痛の有無と程度
その他	排泄物	●量、性状、排ガスの有無
	手術創の状態	●ストーマとの距離 ●滲出液の有無、炎症・感染徴候
	全身状態	●発汗、発熱、腹壁の状態など

■ ストーマ術後の観察ポイント ■

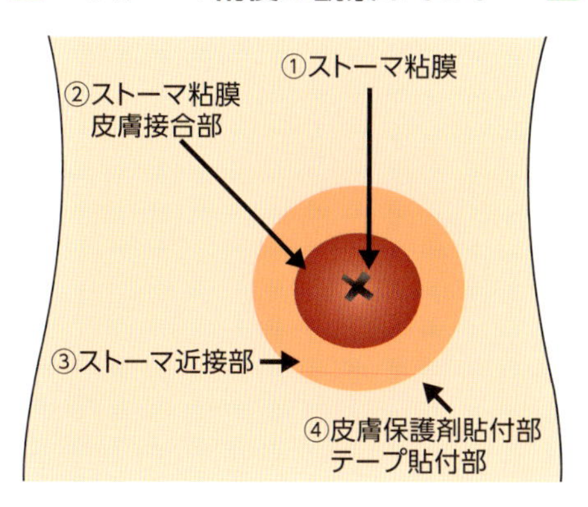

●装具を装着する

1）ストーマサイズより5mm（浮腫がなければ2mm）大きく、面板をカットします。

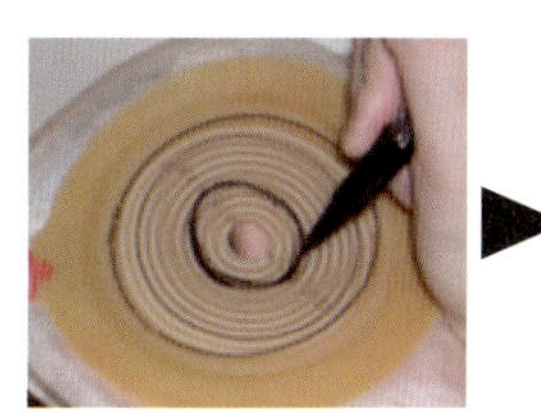
ストーマサイズより5mm 程度大きく

▶

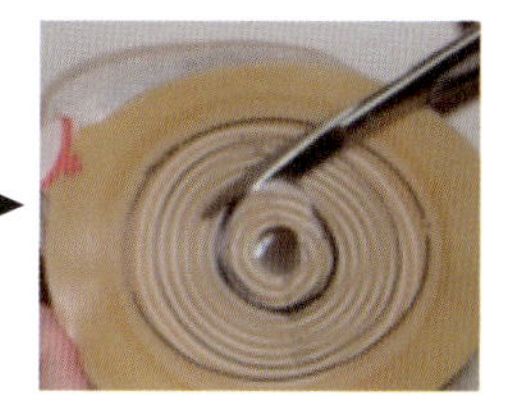
面板をカットする

2）便や粘液が多い場合は、皮膚露出面を皮膚保護剤（粉状、練り状、用手成形など）で保護します。

3）しわが入らないように、腹部を伸ばします。

4）面板の裏紙を剥がし、ストーマの中央に合わせて、バランスよく貼ります。

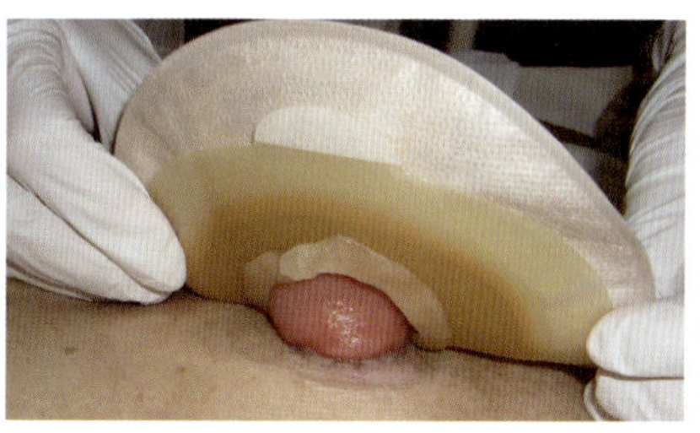
アダプト皮膚保護シールをつけたセンシュラ®を装着する

5）ストーマ袋の排出口の向きは、安静度と誰が処理するかによって決めましょう（下図：排泄口の向き参照）。

6）面板をなじませるため、装具の上か

■ 排泄口の向き ■

手術当日

ベッド上安静：医療者が排泄物を処理するため、体軸に対して垂直に貼付します

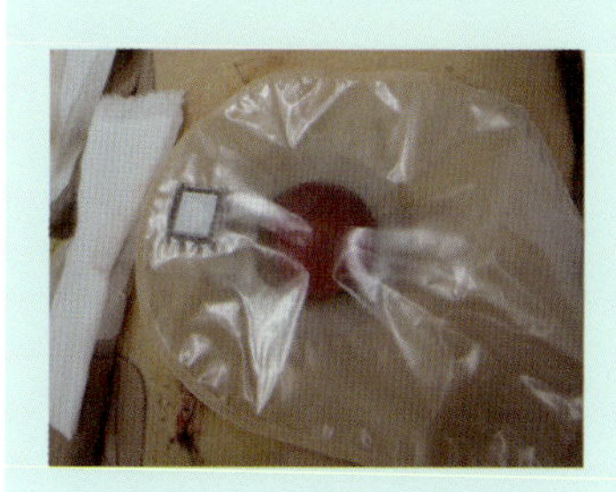

術後１日目～

安静解除：患者さんが動き始めます。看護師でも、患者さんでも処理しやすいように、体軸に対して斜め45度の角度をつけて貼付します

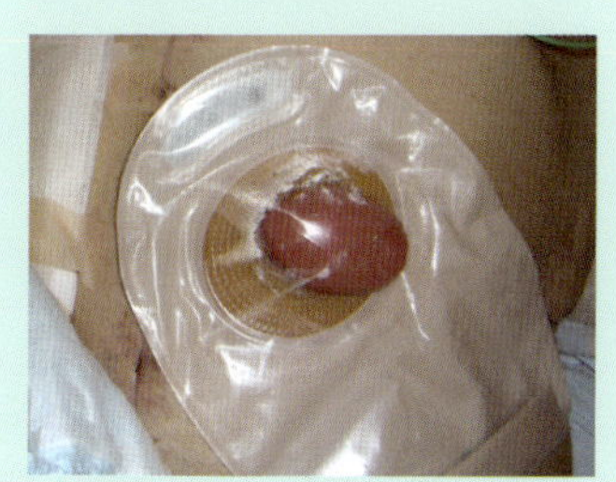

術後、患者さんがトイレまで歩き始めた～

排泄物の処理を指導開始します。体軸に対して、下向きに貼付します

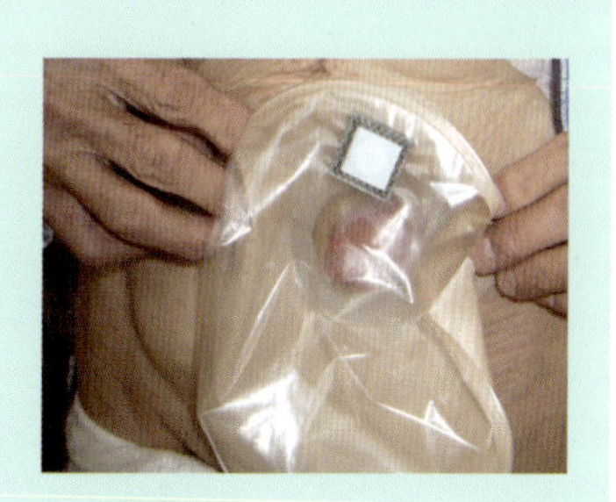

ら手のひらでなじませます。

7）二品系装具の場合：安全で確実な装着のため、ストーマ袋と面板が確実に嵌合しているか、袋を軽く引っ張って外れないか確認しましょう。

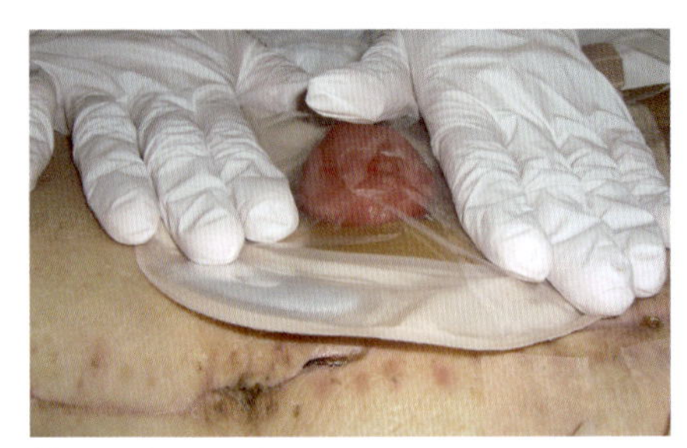
装具の上から手のひらでなじませる

排出口を閉める

巻き上げ式

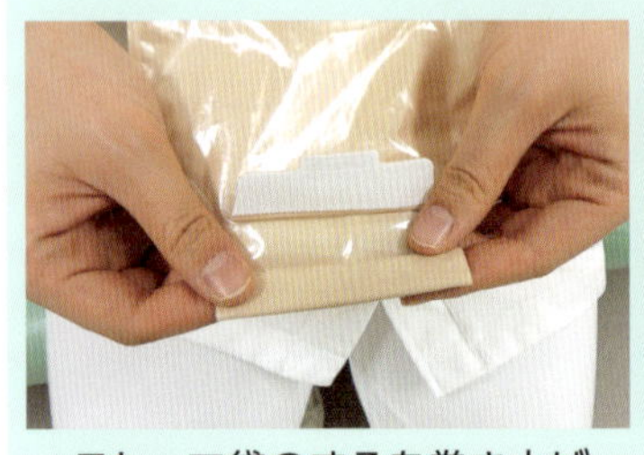
・ストーマ袋のすそを巻き上げ、付属しているマジックテープで留めます

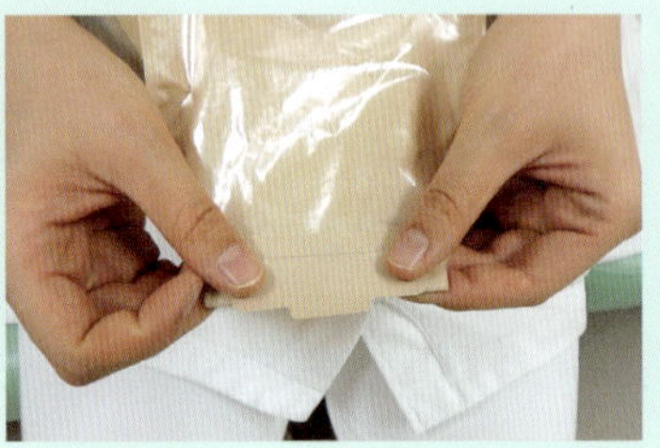
・マジックテープがサイドについている装具もあります（コロプラスト製品など）

キャップ式

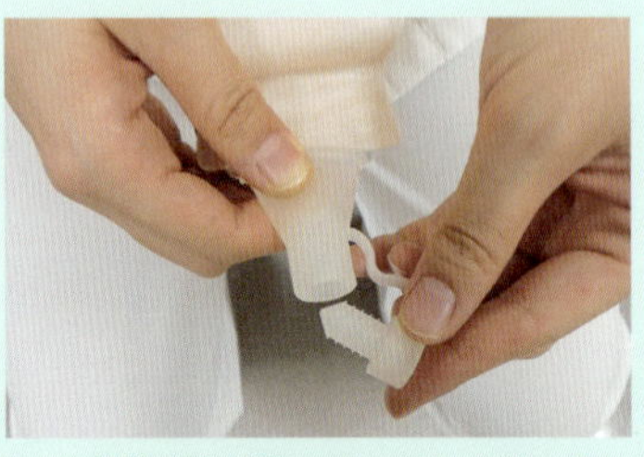
排出口がキャップなので、水様便に適している。ドレナージバッグに接続できる
便が固形化すると、つまりやすく流れないため、便の性状に注意します

クリップ式

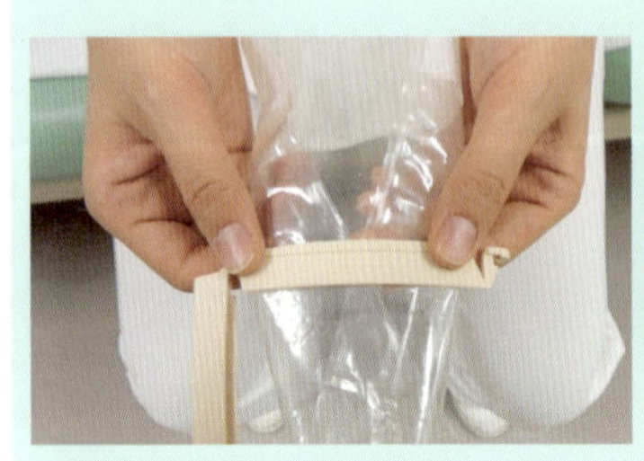
①排出口のしわを伸ばして、クリップをあてます

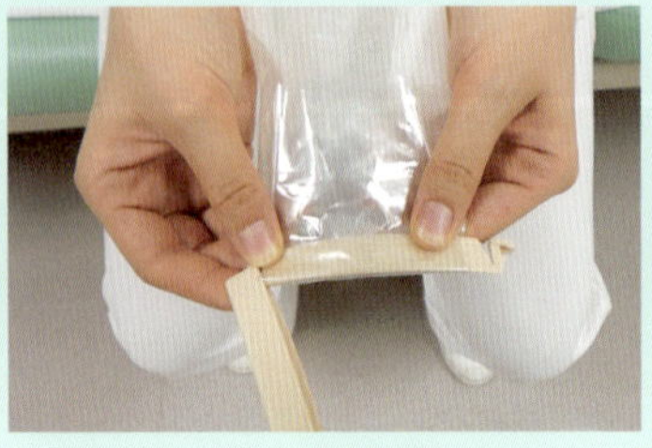
②ストーマ袋を折り返します

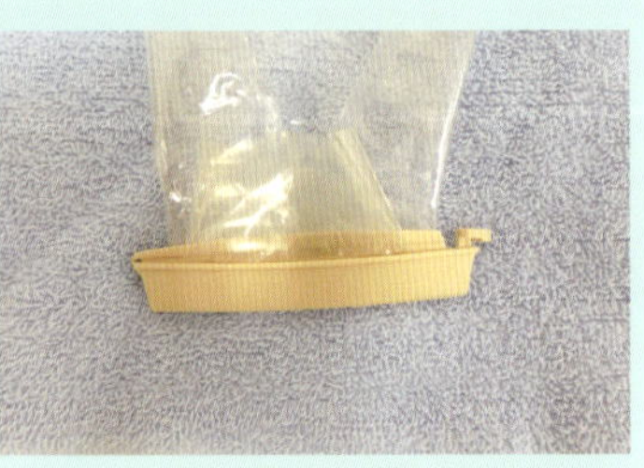
③クリップをかみ合わせます

●排出口を閉める

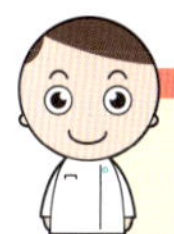

ポイント

排出口の閉鎖が甘いと、便が漏れて汚染するので確実に閉鎖します。

排出口は、巻き上げ式、キャップ式、クリップ式装具などによって違いがあります。現在の装具は、扱いやすさから、巻き上げ式が多いです。

●記録する

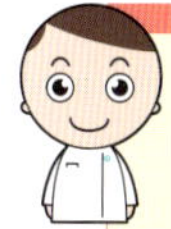

ポイント

観察項目（ストーマ粘膜、周囲の皮膚、排泄物など）に従って記録し（P60 ストーマ術後の観察点）継続的なケアに活用しましょう。

当院では電子カルテにこのような専用テンプレートを作り、記録しています

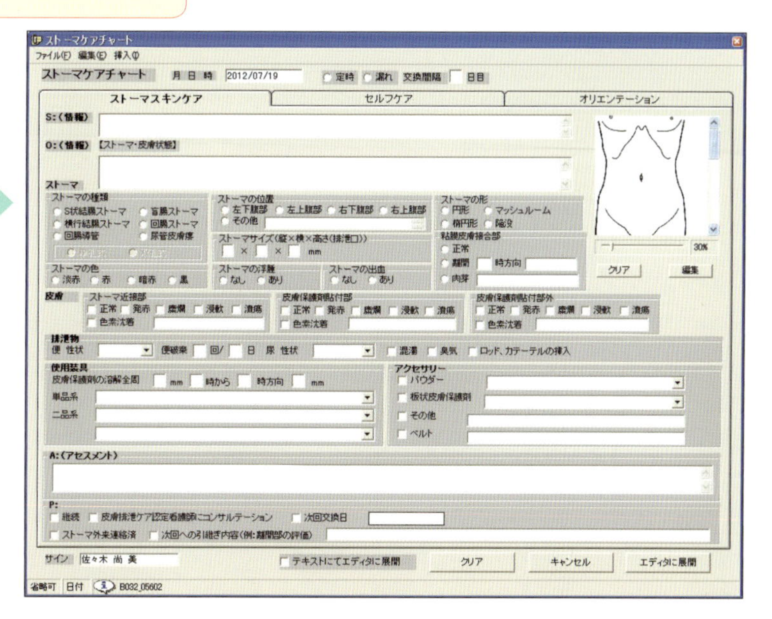

ダブルストーマの装具交換はどうするの？

- 清潔操作を必要とする尿路ストーマから先に装具交換しましょう
- 患者さんが負担に思うことがあるので、必ずしも、2つのストーマを同日交換しなくてもよいです

①先に尿路ストーマ（回腸導管）からケアする

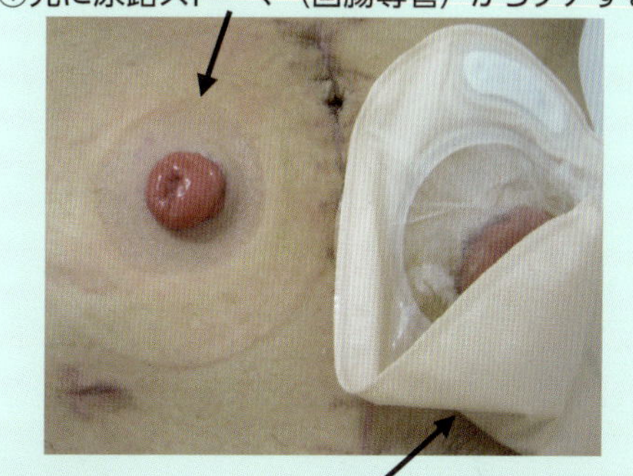

②消化器ストーマ（S状結腸）は最後にする

どういうストーマが正常なの？

■正常なストーマの特徴

1）術直後のストーマは赤色で、浮腫があって、みずみずしく弾力性に富んでいます。

2）浮腫は、手術による炎症、一時的に

大気に接触することで起こる軽度の漿膜炎などが主な要因と考えられています[2)]。
3）術前に腸閉塞があれば、さらに腸管の炎症反応によって、ストーマのサイズは大きくなります。
4）ストーマの高さは、1.5～2.5mmが望ましいといわれ[3)]、これ以下の場合、装具の中に排泄物がうまく入らず、皮膚と装具の間に潜り込むことがあります。
5）術後経過とともに浮腫は軽減するので、高さは低くなっていきます。
6）ストーマは、数週間かけて徐々に浮腫が軽減するため、サイズが縮小します。小さくなることは正常な経過であると、患者さんに説明しておきましょう。
7）ストーマの浮腫は、粘膜組織がもろくなり大変傷つきやすいです。やさしいケアを心がけましょう。

ストーマサイズの測り方

サイズは縦×横×高さ mm で表記します
(例：40x40x10mm)

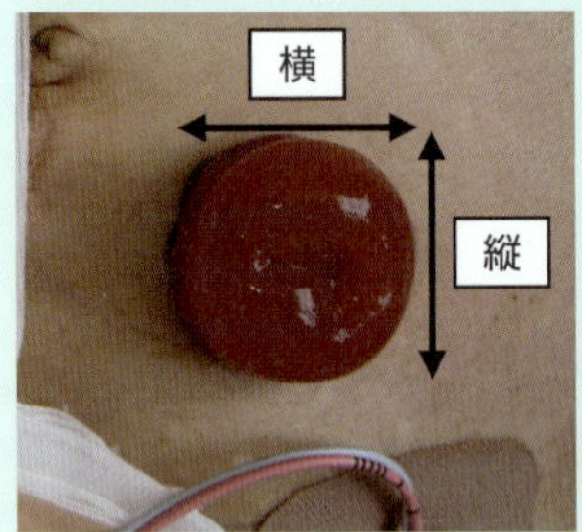

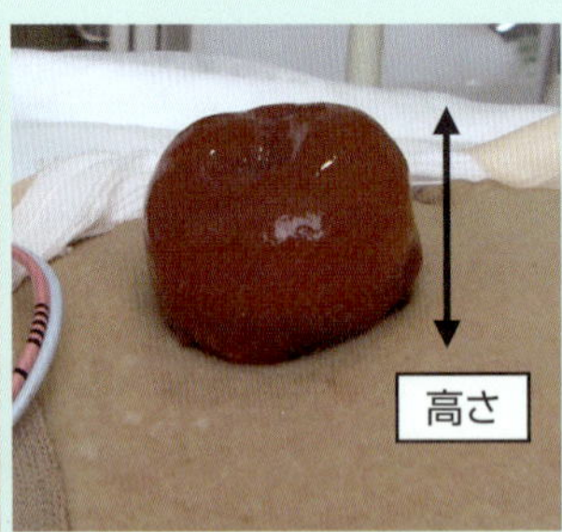

単孔式ストーマ（S状結腸ストーマなど）
排泄孔は1つです。高さは、皮膚面から排泄孔の位置までを計測します

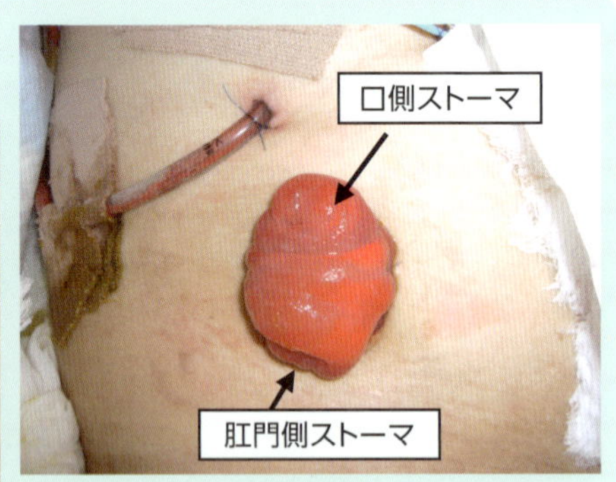

双孔式ストーマ（横行結腸、小腸ストーマなど）
排泄孔が口側と肛門側とに2つあります。通常、口側から便が出ます。肛門側（粘液瘻）からは粘液が出ます

早期合併症の兆候

所見	色が黒い くすんだ緑～黄色っぽい	ストーマ周囲に炎症（発赤、腫脹、熱感、疼痛）がある	ストーマと粘膜皮膚接合部が離れている	ストーマが皮膚面より下に落ち込んでいる
	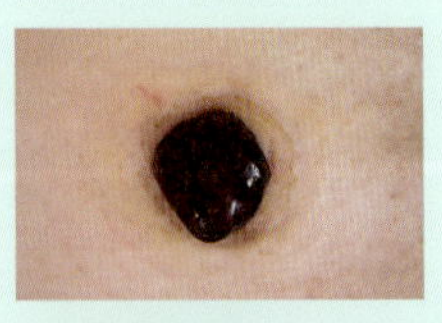 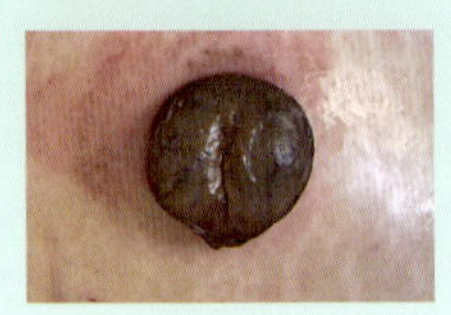	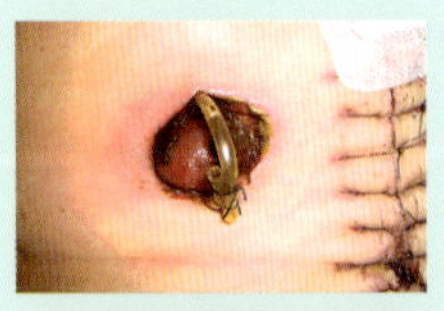 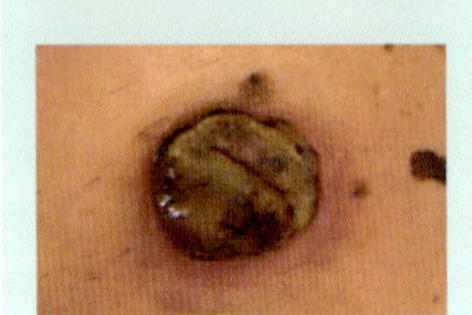	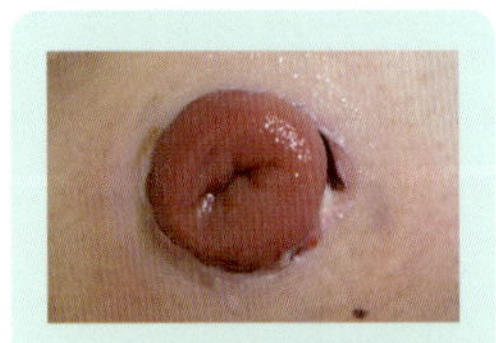 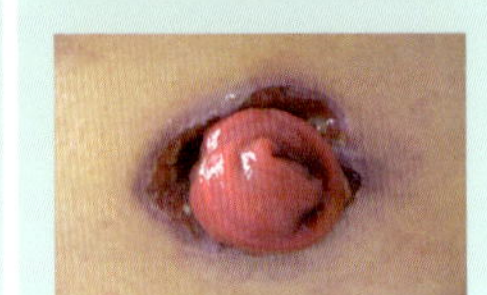	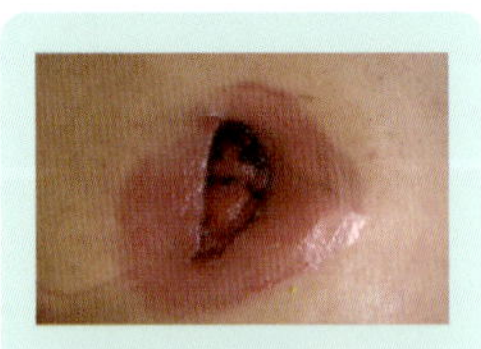 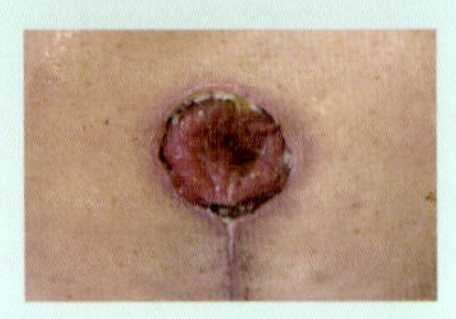

所見	色が黒い くすんだ緑～黄色っぽい	ストーマ周囲に炎症（発赤、腫脹、熱感、疼痛）がある	ストーマと粘膜皮膚接合部が離れている	ストーマが皮膚面より下に落ち込んでいる
考えられること	●ストーマ壊死	●ストーマ周囲膿瘍	●ストーマ粘膜皮膚離開	●陥没 ●脱落
原因	●血流障害によって生じる ●腸管の辺縁動脈の障害、血管の過剰な処理や、腹壁を通して腸管を体外へ引き上げる際の緊張が強い場合に生じる	●壊死、不十分な腸管前処置による術中汚染 ●粘膜皮膚接合部に離開創があり、ストーマからの排泄物で汚染された場合 ●低栄養状態、糖尿病、免疫機能不全、炎症性腸疾患などの基礎疾患が発生誘因となる	●壊死や膿瘍などの結果発生することが多い ●造設時の皮膚切開が大きく、縫合した腸管に張力がかかり血流障害から生じることもある ●低栄養、糖尿病、ステロイド投与中など、創傷治癒を遅延する因子なども原因となる	●造設時からストーマの高さが不足している ●造設時は十分な高さがあったストーマの場合は、血流障害によって腸管と後腹壁との固定が悪くなり、腹腔内へ引き込まれ生じることがある
対応	1. 医師に報告する 2. ストーマを直視下で観察できる装具、処置が可能な装具に変更する。単品系は1日で剥がせる装具がよい。または二品系装具、固形便が出なければ窓つき（サージドレーンオープントップ®など） 3. 色、サイズ（縦、横、高さ）、異常のある部位を観察・記録する 〈局所ケアの例：ストーマ粘膜皮膚離開〉離開部分が排泄物で汚染されないように管理する			

例:粘膜皮膚接合部離開の処置

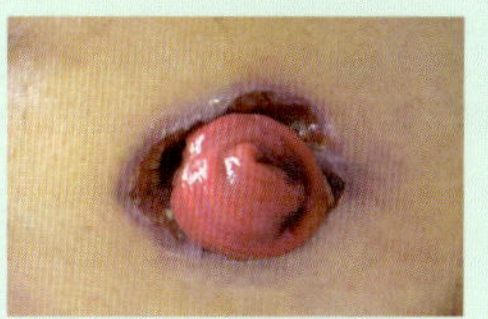

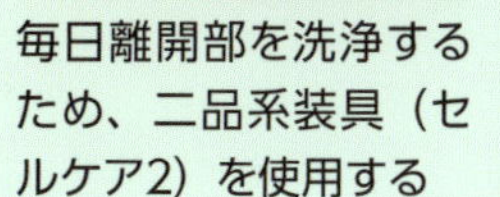

毎日離開部を洗浄するため、二品系装具（セルケア2）を使用する

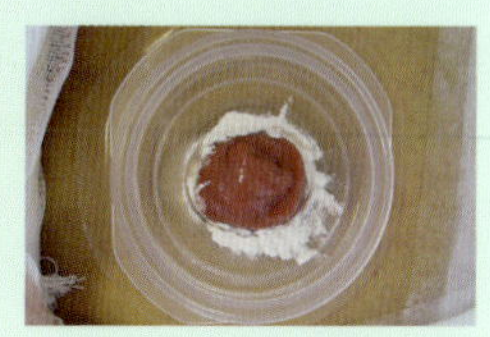

ストーマ袋を外し、微温湯による洗浄をして、二品系装具を貼り、離開部分に粉状皮膚保護剤を散布する

■こんなときは要注意！

術直後は、血流障害、感染などストーマ早期合併症が起こりやすい時期です。注意して観察しましょう（P49参照）。

■消化器ストーマからの排便

1）ストーマの造設部位によって便の排泄量や性状は変わります。装具の耐久性や排出口の選択に関わるので主治医にどの部位の腸を使いストーマが作られたか確認します。

2）便の排泄量、性状を解剖学的に理解しておきましょう。

ストーマの位置と便の排泄量や性状

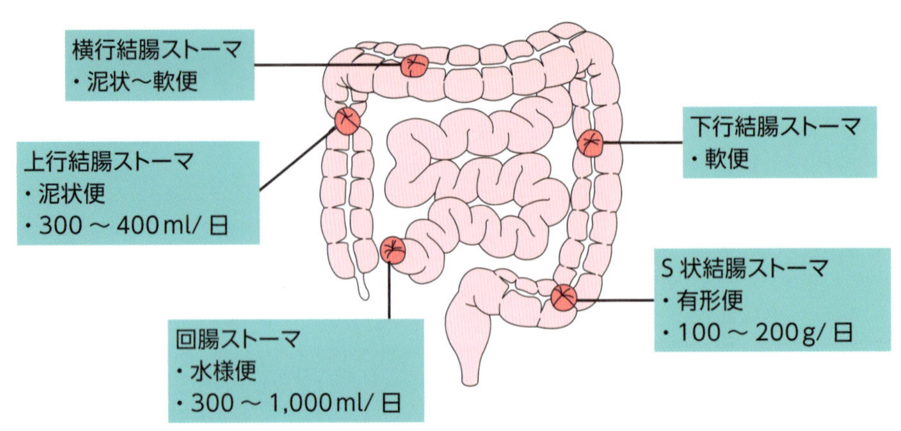

(出典　月刊ナーシング 32 巻 1 号，p17，学研メディカル秀潤社，東京，2012 より引用改変)

術後いつ頃から便は出るの

結腸ストーマ	●前処置が十分にできていれば、術後 2 ～ 3 日目から機能を開始します ●初めは泥状～軟便ですが、食事開始とともに固形に近づいていきます
小腸ストーマ	●術後 1 ～ 2 日目から排ガス・水様便がみられます ●食事開始とともに、食物が消化されずそのまま出てくることがあります
術前に腸閉塞を起こし、前処置ができない場合	●術直後から多量の水様便がみられることがあります

（佐々木 尚美）

患者さんと一緒に始めるセルフケアの指導

ストーマ造設患者さんのセルフケア指導

1）人が生きていく中で必要な活動を、その人自身が行うことがセルフケアです。

2）ストーマケアでは､患者さんがストーマ造設という障害を乗り越え、自立していく過程を援助します。

3）ストーマを要する疾患の多く（悪性腫瘍や炎症性腸疾患など）が、疾患に対する治療として、排泄経路の変更を余儀なくされます。

4）短い入院期間でセルフケア指導を行うためには、術前からクリニカルパスや標準看護計画を活用して、セルフケア指導を計画的に進めていきましょう（参考資料参照：ストーマ造設の計画書）。

5）緊急手術であっても、医師から説明を受けていれば、術前からオリエンテーションを行い、計画的な指導を行いましょう。

ストーマ造設の計画書

人工肛門（ストーマ）造設術を受けられる　　　様　ご家族の方へ　　　主治医：　　　看護師：

	手術前日	術後 1日目	2日目	3日目	4日目	5日目	6日目	7日目	8日目	9日目	10日目	11日目	12日目 退院
日時	／	／	／	／	／	／	／	／	／	／	／	／	／
目標	術前オリエンテーションが理解できる	ストーマケアに取り組むことができる　□ストーマをみることができる　□ストーマを触ることができる　□装具がはがせる　□ストーマの周りを清潔にできる　□皮膚の観察ができる　□ストーマの型取りができる　□装具を装着できる　□必要時皮膚保護剤を工夫できる　□装具交換の時期がわかる ケアの実施者□ご本人　□ご家族　□訪問看護　□その他 □キーパーソン 看護師と一緒に、できるところから始めていきましょう											ストーマケアを1人できる
		ストーマ造設後の日常生活を理解できる　□食事　□便について　□ガスについて　□服装について　□入浴ついて　□仕事について　□運動について　□外出、旅行について　□性生活　□災害時について　□装具の保管方法　□装具の捨て方について　□困った症状と受診について（腸閉塞について、ストーマの異常、緊急時の連絡方法、ストーマ外来について） 質問や不安なことがあれば、いつでも看護師にご相談ください											退院後の日常生活を理解し退院できる
処置	＊陰部の毛をカットします ＊ストーマの位置を決めます	看護師が装具交換をします		装具交換をします		装具交換をします		装具交換をします（医師の許可が出たらシャワー浴で交換）		装具交換をします（医師の許可が出たらシャワー浴で交換）		装具交換をします（医師の許可が出たらシャワー浴で交換）	
説明	＊看護師から手術前オリエンテーションがあります ＊パンフレット3点お渡しします ＊手術で必要な物品を確認します ＊ストーマセルフケアセットをご紹介します ＊社会資源を紹介します（身体障害者手帳申請方法について）	＊ストーマ装具交換について説明します ＊ストーマ装具は1週間のみ病院負担です。それ以降はご購入いただきます。	＊社会資源と手帳申請について確認します	＊ストーマ装具交換について説明します	＊日常生活について説明します	＊ストーマ装具交換について説明します	＊日常生活について説明します	＊ストーマ装具交換について説明します ＊ストーマ装具購入方法を説明します	＊日常生活について説明します	＊ストーマ装具交換について説明します	＊困った症状と受診について説明します	＊ストーマ装具交換について説明します ＊ストーマ外来について説明します（外来日にストーマ装具持参）	

この計画書について十分な説明を受け理解しました。　　年　　月　　日　本人または同意者（自筆）　　　2011年5月改訂

■セルフケア指導の手順

●セルフケア指導を始める前に

ストーマ造設術が決まったら、患者さんのセルフケア能力についての情報をとり、アセスメントします。

●ストーマセルフケア指導を計画する

標準的な術後経過を目安に、ストーマセルフケア指導を計画しましょう。

●セルフケア指導の進め方

1）患者さんのやる気を引き出す

セルフケア指導にあたって、患者さんが自身のこととして受け止め、ストーマケアができるようになる動機づけが必要です。「上手ですね、以前よりうまくなりました」、「一人でできましたね、すごいです」と声をかけて、やる気を高めます。

2）右ページの手順で装具を交換するよう指導します。

セルフケア能力のアセスメント

基本的情報	●年齢、性別、学歴、職業、婚姻状況
既往歴・診断名および原疾患の状態	●術式、予後など
身体的特徴	●視力、聴力、運動機能障害の有無
社会・経済的状況	●家族、キーパーソン、支援者の有無 ●経済力、地位、役割
精神状態	●記憶力、理解力、疾患やストーマの受容状況

消化管ストーマ造設術後のセルフケア指導（例）

術後日数	術後経過	ストーマセルフケア指導内容
術後 1～2日	座位練習、病棟内歩行	ストーマを見る、触る
術後 2～4日	尿道カテーテル抜去、 水分摂取、食事開始	排ガス、排便の処理 装具交換の見学・実施 ↓　日常生活に向けた指導
術後 7日～	正中創の抜糸 （ストーマの抜糸） ドレーン抜去 会陰創の抜糸	↓ ↓　全身シャワー・入浴 ↓ ↓
術後 10日～	退院指導 退院 外来通院	ストーマ外来

装具交換方法

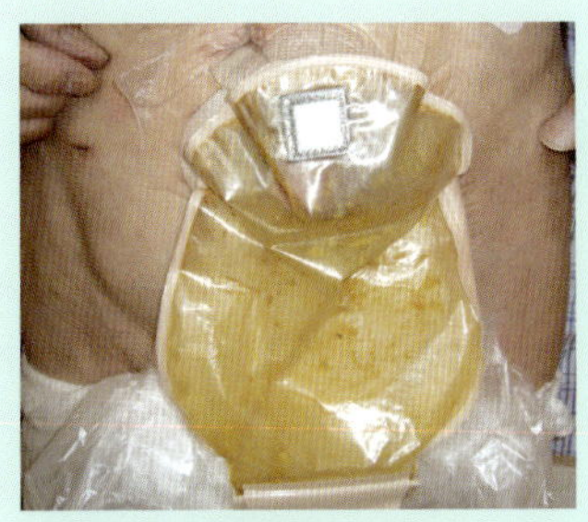

①ゴミ袋を準備します

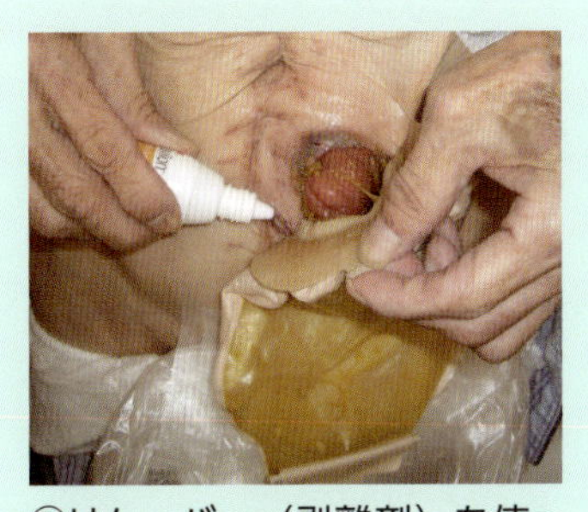

②リムーバー（剥離剤）を使って装具を剥がします

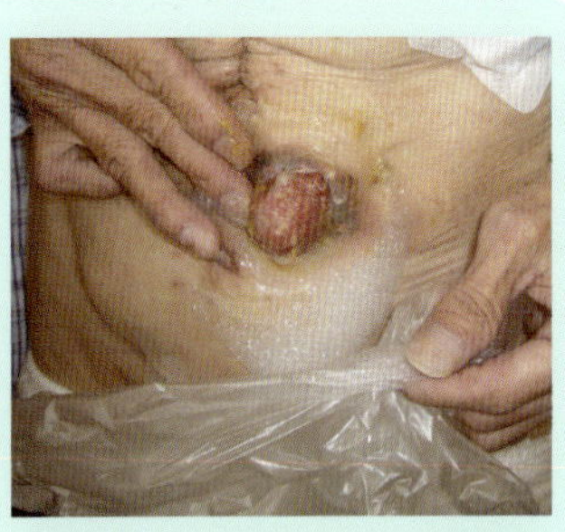

③石けんで剥離後の皮膚を洗います

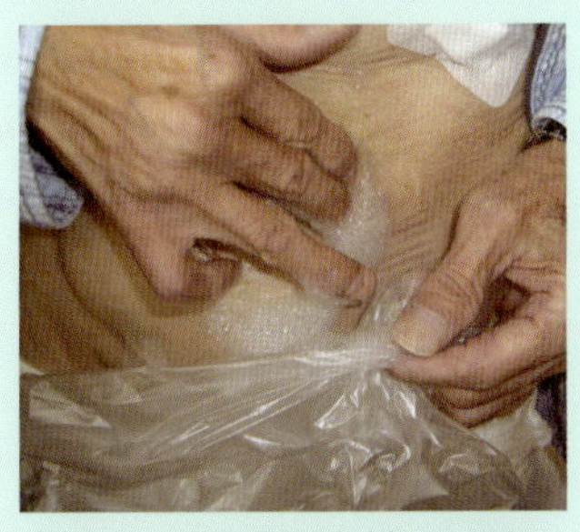

④ストーマの周りも洗います

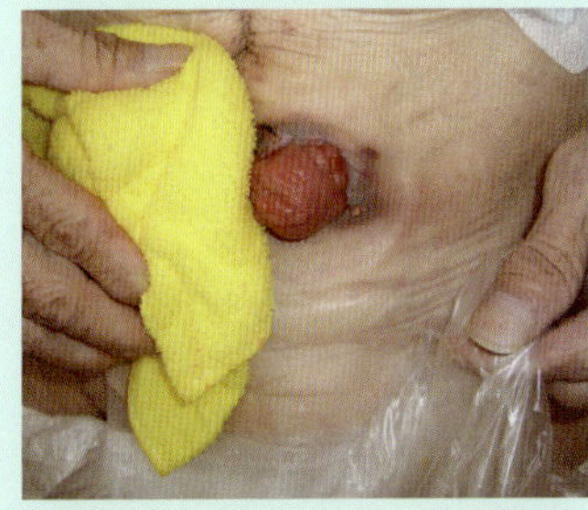

⑤タオルで湯分を押さえ拭きます

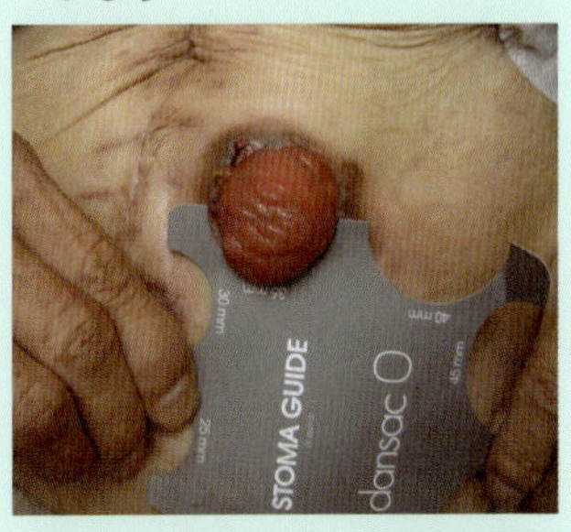

⑥ストーマのサイズを確認します

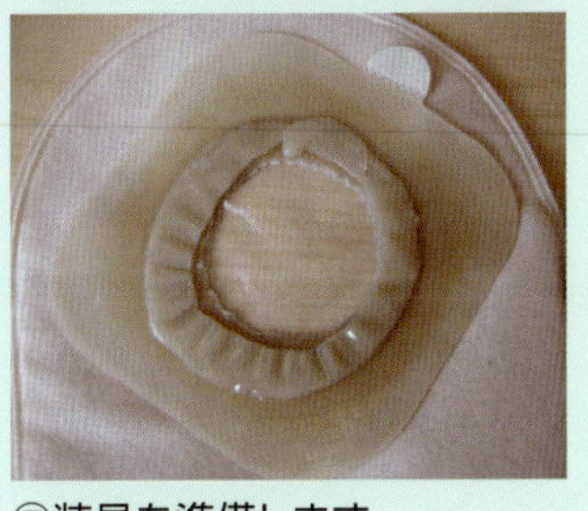

⑦装具を準備します
※サイズに変化がなければ、あらかじめ装具を準備しておくとスムーズに交換できる

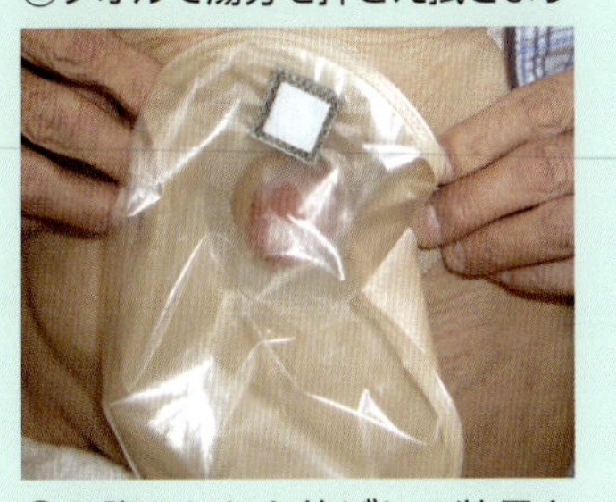

⑧お腹のしわを伸ばして装具を装着します

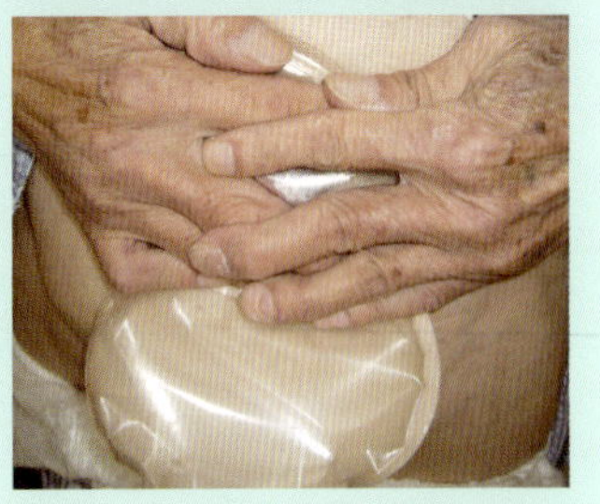

⑨しっかり押さえてなじませます

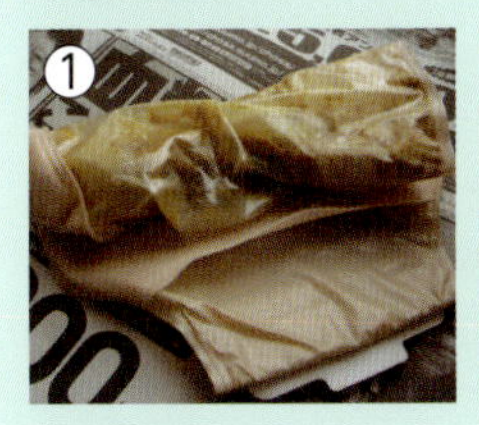

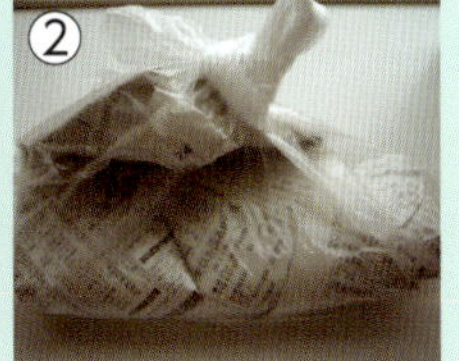

装具交換の後片付け

①装具の中身は捨ててから、折りたたみます
②新聞紙にくるんだ状態でビニールに入れます
※燃えるゴミ、燃えないゴミかは、自治体によって違うので事前に確認をします

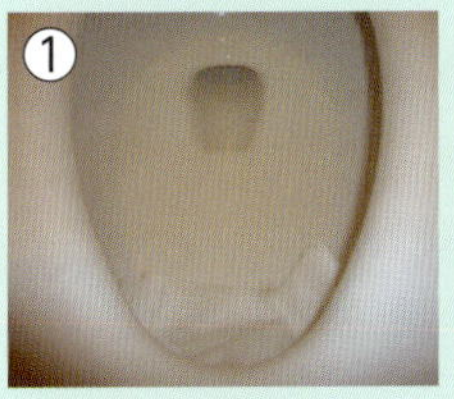

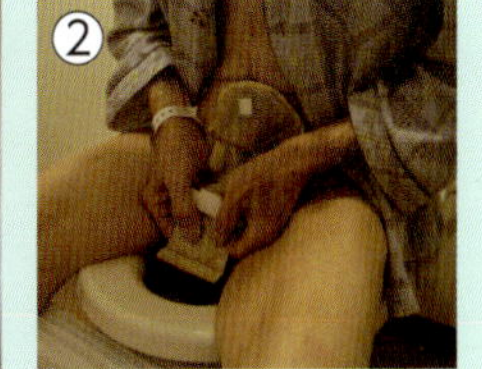

トイレでの排泄物の処理方法

①便器の中にあらかじめトイレットペーパーを敷きます
②座った足の間から排泄物を捨てます

基本的には、以下のようなステップを踏まえて進めます。

セルフケアの進め方

ステップ1	看護師が説明しながらケアを行い、患者さんが見学する
ステップ2	看護師が援助しながら患者さんが実施する
ステップ3	患者さんを主体に行う

セルフケアが困難と思われたら

・患者さんと家族へ、必要なストーマ管理を伝え、誰が管理していくか、不安な点など、率直に話し合います
・患者さんや家族の方はみなさんショックを受けているので、声をかけづらいかもしれません。そのようなときは担当看護師一人で考えず、カンファレンスなどで話し合い、支援方法を計画しましょう
・術前から身体や認知機能に障害があり、セルフケアができない場合があります
「どうしたらこの患者さんに適するだろう?」「どう進めたら、患者さんとその家族にとって望ましいだろう?」と考えてみましょう

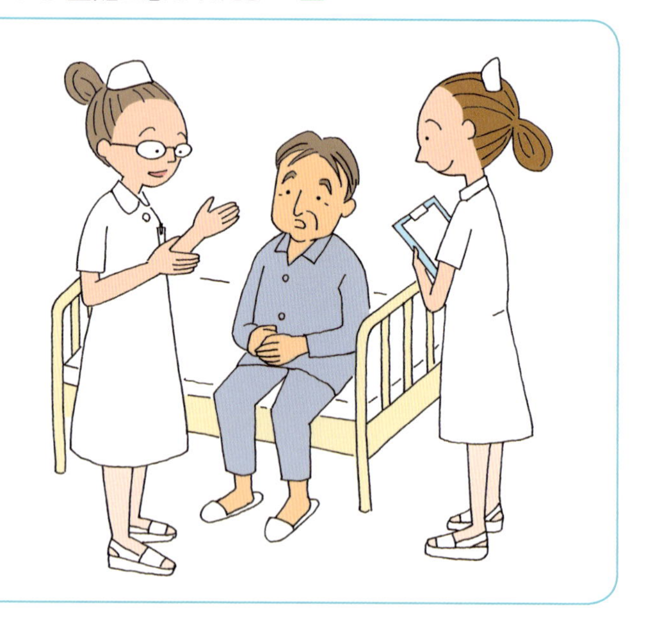

注意

術後に合併症やストーマトラブルがあると、セルフケア指導は進みません
この時期は、医師と看護師が一丸となって合併症を予防します
ストーマにおいては「漏れない、かぶれない、におわない」管理を目指し、トラブルは早期発見して、早めに対処しましょう

用語解説 ＊自己効力感とは

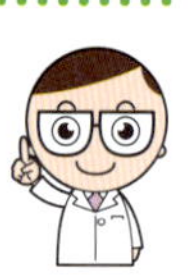

1979年アルバート・バンデューラによって提唱された心理学用語です。バンデューラは 「人がある行動をすることに自信と能力を自覚すればするほど、その人は実際にその行動を成し遂げることができるというものである」と考え、自己に対する信頼感や有能感を説きました。つまり「自分にはここまでできる」という思いが行動を起こすのであり、その思いのことをバンデューラは「自己効力感」と呼びました。

■患者さんのやる気を高めるセルフケアに活かそう自己効力感

人が何か行動を起こすとき、その行動が自分は「できそうか」を考えます。「できそう」なら行動に移せますが、「できないかも」と思うと行動できません。一般的にそんなときは患者さんが早く行動に移れるよう、「自分でできそうだ」というやる気を引き出すことが重要で、自己効力感を高めることが効果的です。

●自己効力感*の高め方

4つの影響力

	体験	結果
制御体験	行動を実際に経験する・成功体験	やった、できたぞ、難しかったができた
代理体験	モデリング（ビデオ、実物モデリング）	（モデルを通して）自分もできるはず、これならできそうだ
社会的説得	信頼できる人・専門家からほめられる	賞賛をうけた、喜んでくれた、ほめられた
生理的情緒的高揚	イメージトレーニング・リラクゼーション	心拍数が上がる、手が震える、体調が悪い ↓ 遂行能力が低下しているときのサイン

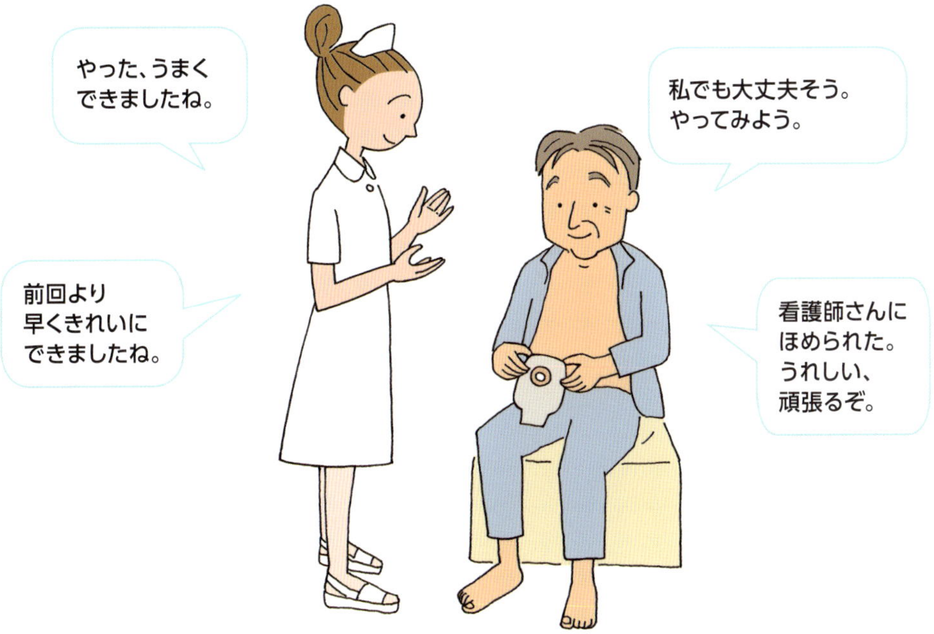

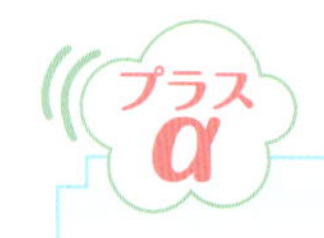

■患者さんから「ストーマを見たくない」 と言われたら？

緊急手術でストーマ造設となった患者さんがいました。術後3日目、セルフケア指導を始めようと声をかけると、患者さんは目をつむったまま「見たくないよ……。早くやって」と言います。私はその様子を“まだ受容できてない”と思い「きれいな良いストーマですよ」と話しかけました。患者さんは「いいから、早くやってくれない？」とイライラした口調で話し、気まずい空気が流れてしまいました。装具交換を終えて「終わりました」と声をかけると、患者さんは目をあけて「傷とか血とか怖い。気絶しそう……」と、ストーマを見たくない理由を教えてくれました。それからは、ストーマ袋越しに触る、抜糸が終わってから直視すると、段階を追いつつ短期交換でケアの頻度を増やして慣れていくというように計画を変更しました。結果、術後2週間で退院しました。

「ストーマを見たくない、見られない」という患者さんには、その人なりの理由があります。まず、じっくり話を聞いて、気にかけているという姿勢で接するようにしましょう。

■セルフケア指導は排便のタイミングを考えて

筆者が新人のとき、小腸ストーマの患者さんのセルフケア指導にあたりました。私は、業務の都合で装具交換を昼食後に設定しました。いざ始まると、小腸ストーマからとめどなく便が流れ、装具を貼るタイミングがつかめません。あげくの果てに、患者さんは自分の体の一部であるストーマに向かって「止まれ、バカヤロー」と叫び、泣いてしまいました。

術後は排便が定まっていませんし、食事が始まると排便量は増えます。特に、小腸ストーマは水様便が多量に流れ出るため、患者さんがやる気をもって臨んでも「汚い」「扱いづらい」など悪いイメージを抱きかねません。

装具交換は、食直後～3時間くらいは避けた方がよいでしょう。

セルフケアを指導する上で気をつけたいトラブル

■どんなトラブルがあるの？ 漏れたらどうするの？

セルフケアで代表される主なストーマトラブルには皮膚障害があります。

●皮膚障害の原因

①化学的要因：便（腸液）に含まれる消化酵素や装具の粘着成分

・皮膚炎の中で最も多いのは、便による皮膚障害です。

・ストーマが陥没したり、ストーマ周囲のしわ・くぼみ・瘢痕が原因で、装具が密着せず、便が漏れだします。

・漏れた便が皮膚に付着すると、皮膚障害を生じます。
・その他皮膚を洗わないなどの不適切なスキンケアで生じます。
②物理的要因：ストーマ装具による損傷
・装具による剥離刺激や二品系装具のフランジ、ストーマ袋の接触でストーマ粘膜を損傷することがあります。凸面装具の過度な圧迫でストーマ周囲に潰瘍ができることもあります。
③生理的要因：発汗や細菌の繁殖
・発汗や皮膚炎など細菌の繁殖
④内的要因：デルマドローム
　皮膚が内臓の病変とともに変化し、内

皮膚障害の原因

①化学的要因
〈粘着剤成分、消化酵素、不適切なスキンケア、など〉

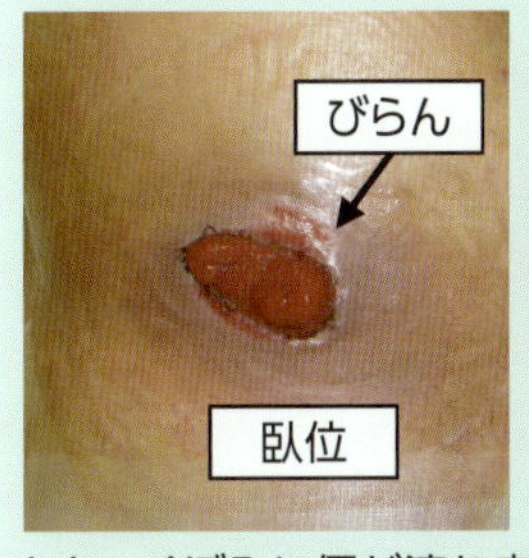

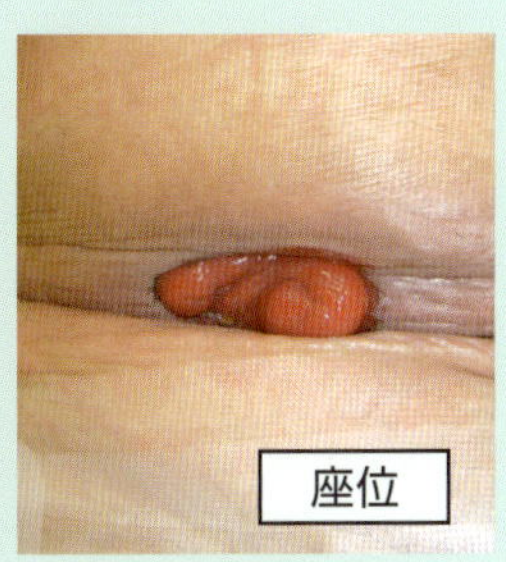

しわ・くぼみに便が流れ皮膚障害を生じた
びらんに粉状皮膚保護剤を散布、お腹を伸ばしながら、二品系装具・ベルト固定に変更した

②物理的要因
〈剥離刺激、装具による圧迫〉

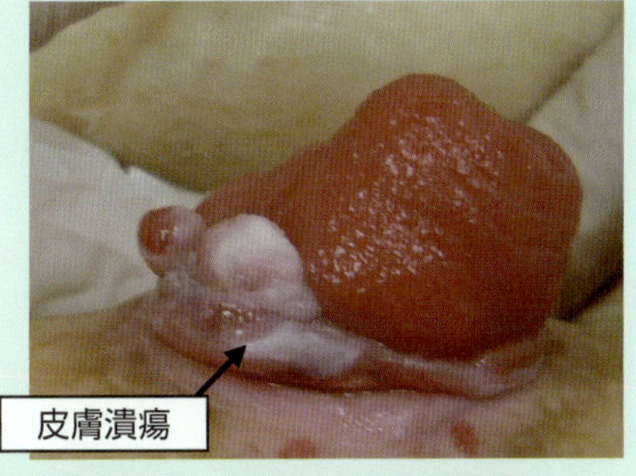

装具の長期使用、装具による皮膚潰瘍
皮膚、粘膜皮膚接合部、近接部は常に湿潤し脆弱であった
面板のカット面で粘膜を損傷し、潰瘍になっているため、面板を大きくカット、1日2回ストーマ袋を外し粉状皮膚保護剤を散布、交換間隔を見直し治癒した

③生理的要因
〈発汗、細菌の繁殖〉

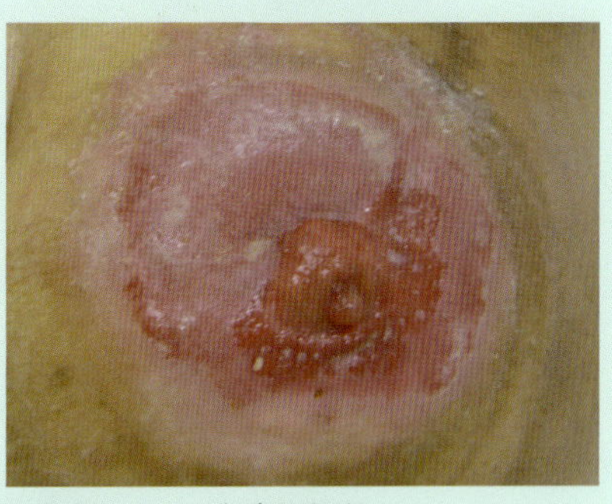

糖尿病患者のカンジダ皮膚炎
皮膚科受診、びらん部分はステロイド外用薬の湿布、抗真菌剤の内服をして治癒した

④内的要因
〈デルマドローム〉

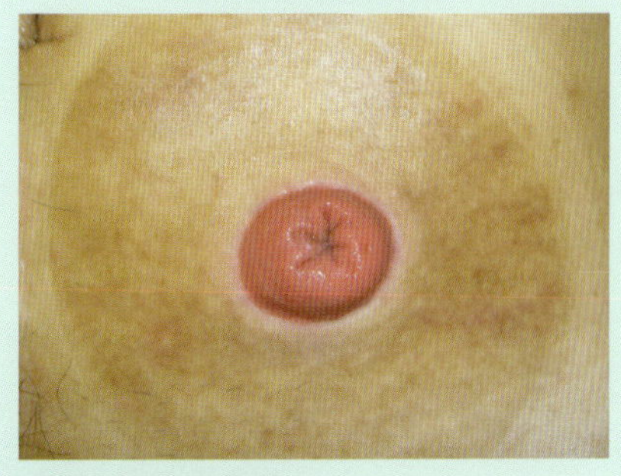

抗がん剤投与中の患者
色素沈着、かゆみ、乾燥がみられ、保湿と剥離刺激の緩和を中心に対応した
保湿効果のある洗浄剤（リモイスクレンズ®）・皮膚被膜剤（リモイスコート®）を使って改善した

臓病変が改善すれば皮膚症状も消えるような、内臓病変と関連した皮膚変化を「デルマドローム」と呼びます。

誘発する主な内臓疾患や内的要因は、糖尿病、肝臓疾患、腎疾患、潰瘍性大腸炎、クローン病、抗がん剤、放射線治療、などがあります。疾患の治療状況をよく確認しながら、関連がないか注意して対処します。

●便が漏れたらどうする?

1）便が漏れた部分を観察します。
2）アセスメント項目に従い観察しましょう。

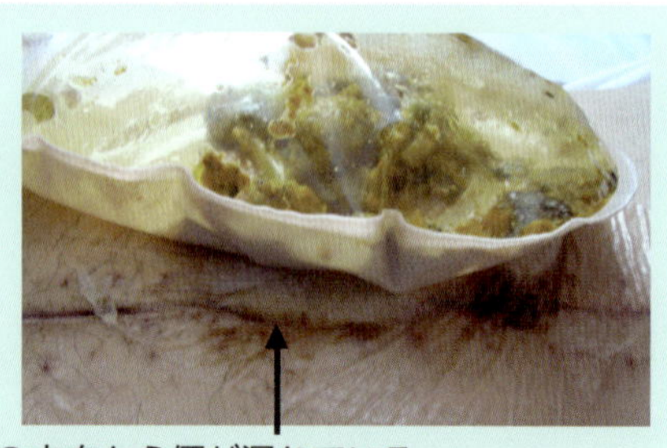

・この方向から便が漏れている
・同時に便の性状も確認する

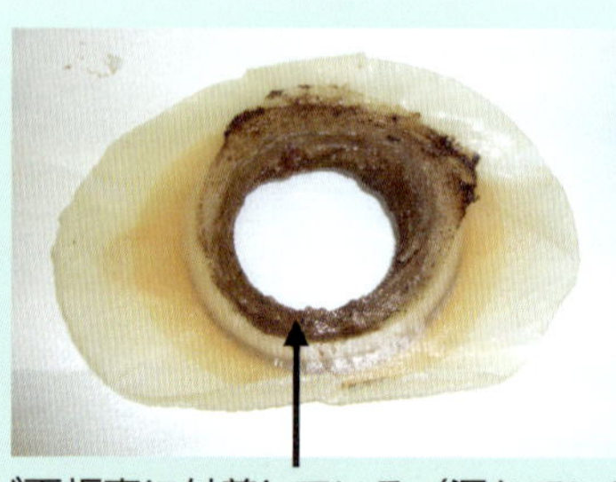

・便が面板裏に付着している（漏れている）
・便が付着している方向にしわやくぼみがある可能性を考える

●ストーマ装具から便が漏れたときのアセスメントと確認ポイント

1）装具から便が漏れた部位
2）剥がした面板の裏（溶解や膨潤、便の付着している部分を確認）
3）排泄物の性状・量
4）体位（臥位、座位、立位、前傾姿勢）による腹壁の変化、特にしわ、くぼみの

体位による腹壁の変化

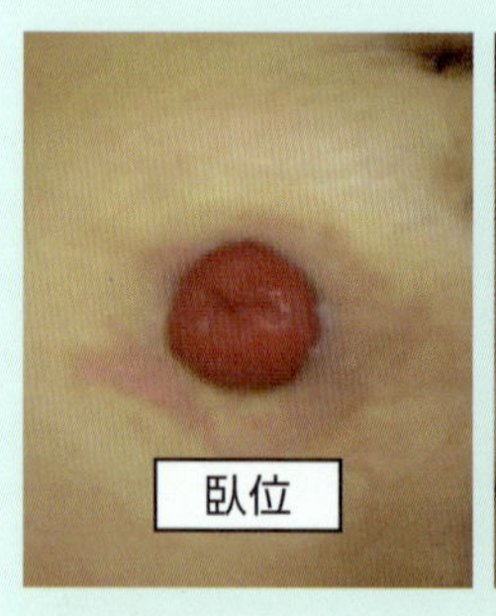

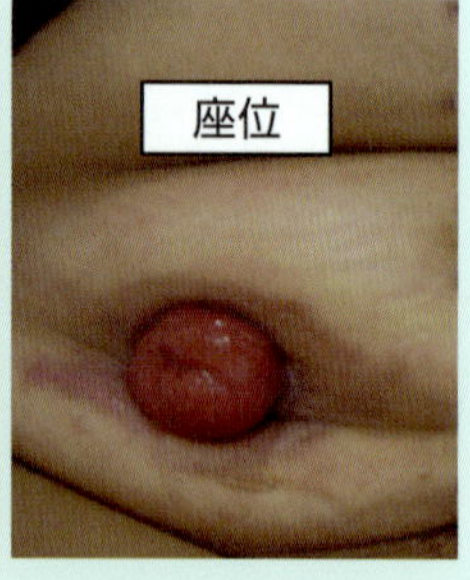

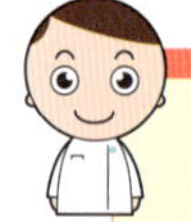

ポイント

1. 体位によって、お腹のしわやくぼみは変わりませんか？
→ 臥位、座位、立位といろいろな体位をとってみましょう
2. しわやくぼみが確認できれば、以下の方法をとり、平面を確保しましょう
▶しわやくぼみを皮膚保護剤で埋める
▶陥没ストーマ・陥凹ストーマの場合：凸面装具を使用する
▶しわを伸ばして、腹壁を固定する：二品系の固定型装具を使用する
▶密着を強化する：ベルトを活用する

入り方、位置

5）ストーマ（排泄孔）の高さ、向きに変化がないか

6）装具の貼り方：しわを伸ばして貼っているか、装具を貼った後よくなじませているか

7）その他

・体重の変化

・ストーマ合併症の有無（脱出、ストーマ旁ヘルニアなど）

・疾患によるストーマ周囲の変化（新たな瘻孔、腹水などが出ていないか）

しわ・くぼみのあるストーマ周囲の皮膚のケア

陥凹ストーマ

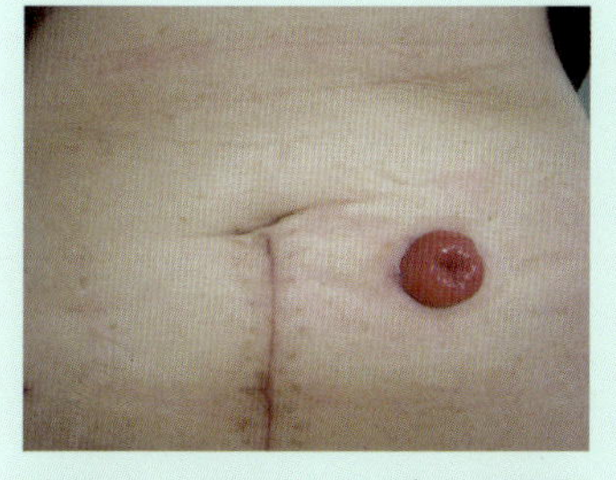

体位によるしわ・くぼみの確認（臥位）

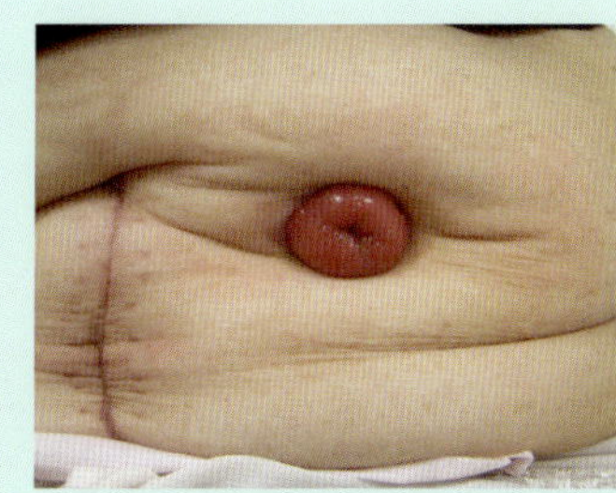

体位によるしわ・くぼみの確認（座位）

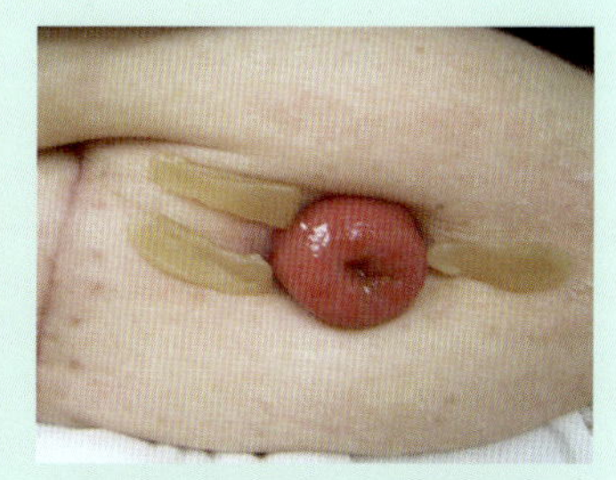

対応：座位でできたくぼみをアダプト皮膚保護シールで補正する

浅いしわ

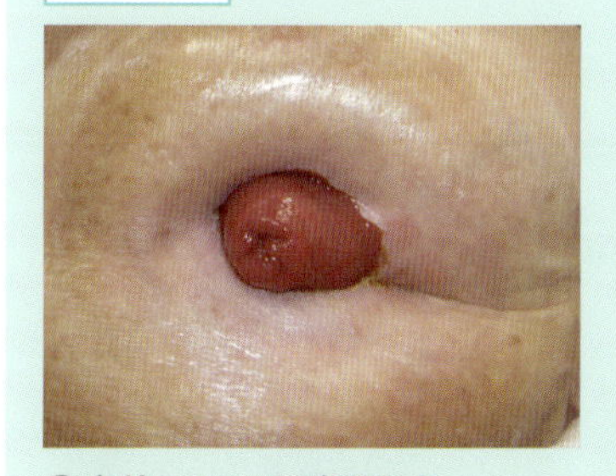

①座位でしわを確認する

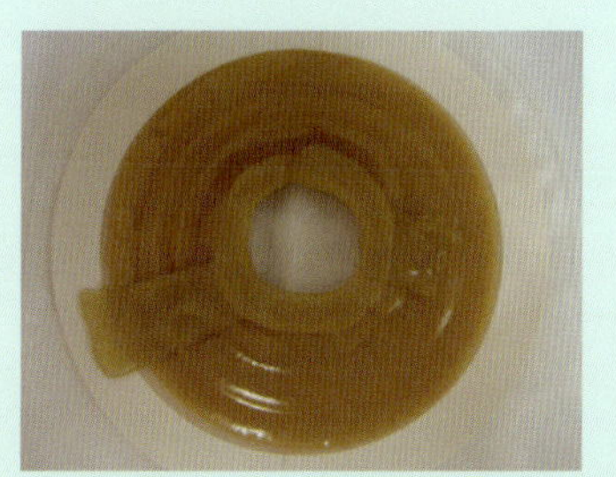

②しわに合わせて、面板裏側に用手成形皮膚保護剤を貼り、しわの補正をする

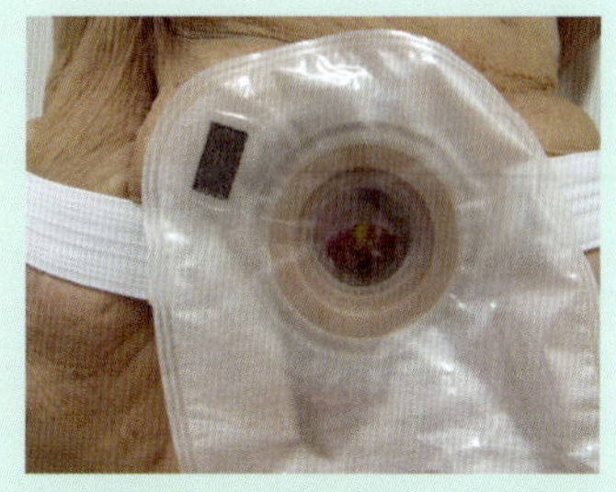

③凸面単品系装具にベルトを装着する

しわでストーマが見えない

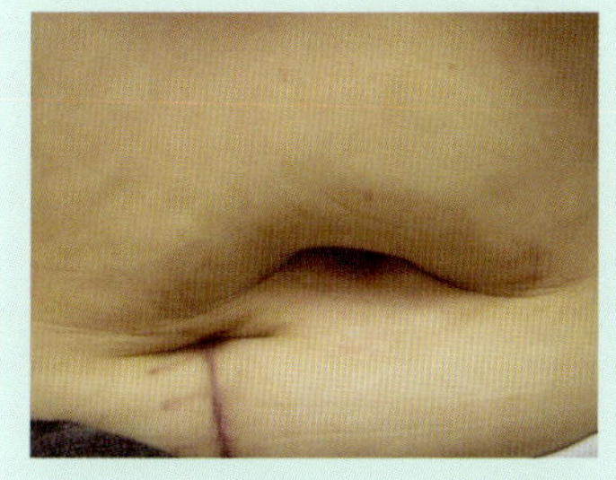

①座位になるとストーマが隠れてしまう

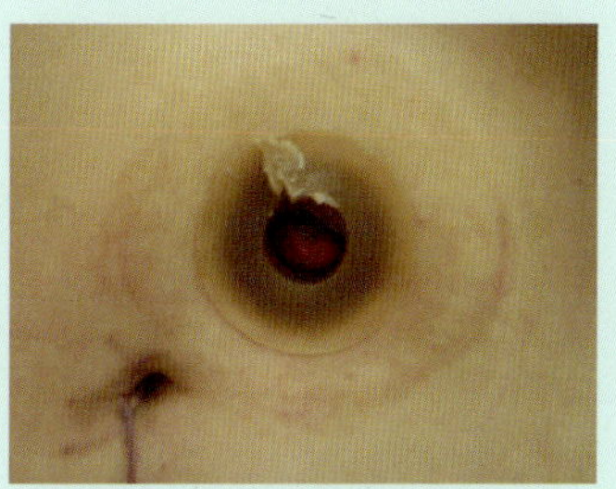

②座位でお腹を伸ばす
アダプト皮膚保護凸面リングを貼る

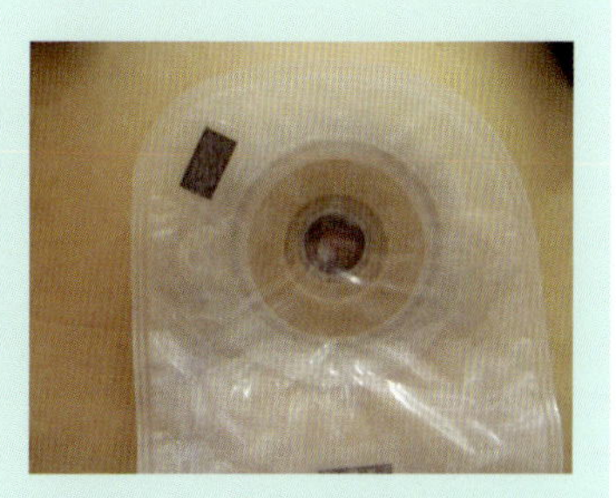

③②の上から凸面装具を貼る

上記を観察した上で、腹部の状態、排泄物の性状、ストーマの高さなどに適した装具、アクセサリー用品を選びましょう（1章参照）。

入浴はどうするの？その介助は？

■シャワー・入浴

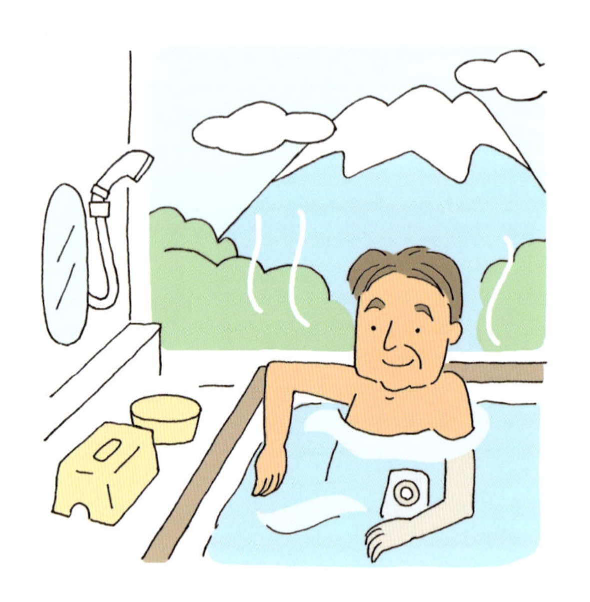

1）消化管ストーマは、装具をつけた状態、装具を外した状態、どちらでもシャワーや入浴が可能です。

2）お湯が体内に入るのではと心配される方もいますが、水圧よりも体圧が高いため、体内にお湯は入りません。

3）シャワーや入浴中に便が出てしまうことがありますので、公衆浴場や温泉は装具をつけたまま入ることを勧めます。

4）入浴用の装具、装具の上から貼るシールなどがあります。公衆浴場や温泉を利用する患者さんに紹介するとよいでしょう。

入浴用の装具

<いつもの装具を剥がして目立たないよう小さく肌色の装具を貼る>

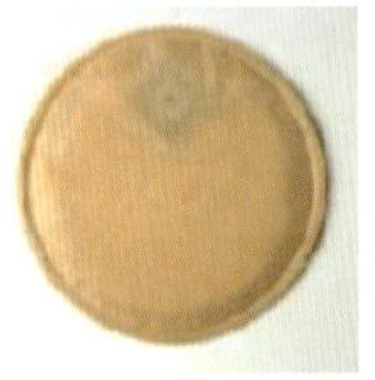

ダンサック ノバ1
ミニキャップ

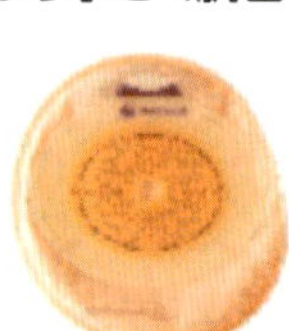

コロプラスト
センシュラ1ミニ肌色

※ストーマ袋の容量が小さいので、入浴後、いつも使っている装具に交換する

<装具を小さく折りたたみ肌色のシールを貼り、目立たなくする>

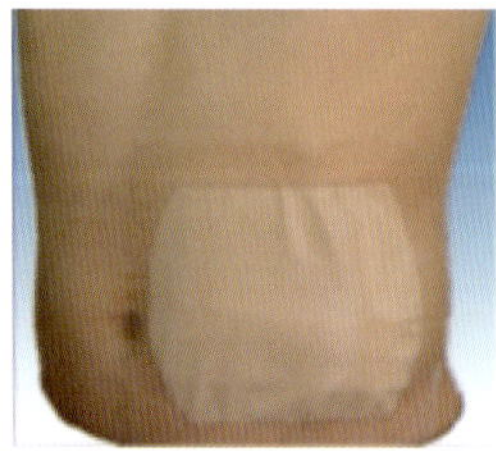

マイケア湯ったりシート
http://my-care.jp/yu-tarisheet/

ウォーターガードシート
グラフィック株式会社

シャワー・入浴方法

必要物品

ごみ袋、タオル、リムーバー、新しく装着する装具

方法

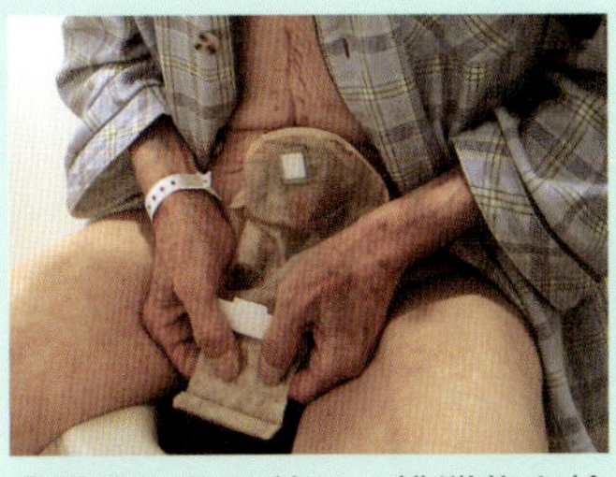

①浴室に入る前に、排泄物を捨てます

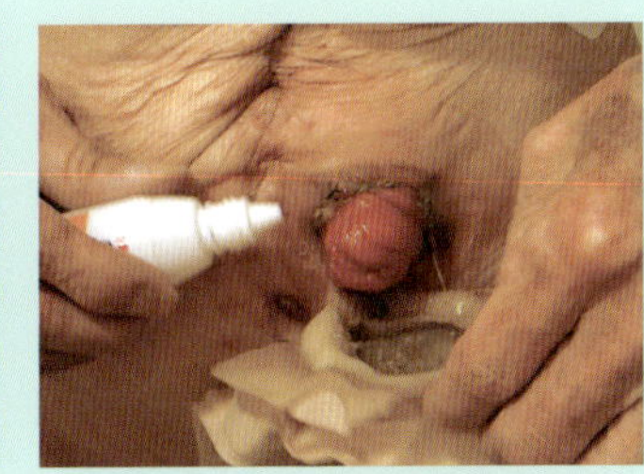

②浴室で装具を剥がします

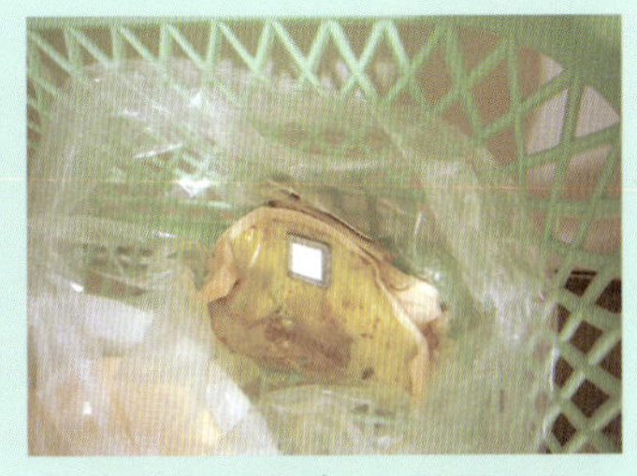

③ごみ袋に剥がした装具を入れます

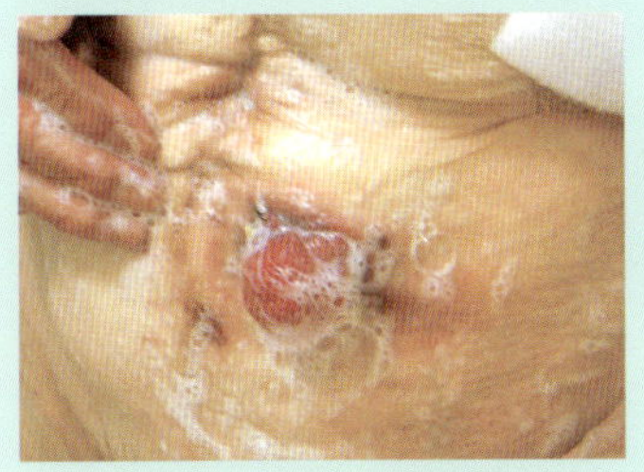

④全身を洗ったら、最後にストーマを泡立てた石けんでよく洗います

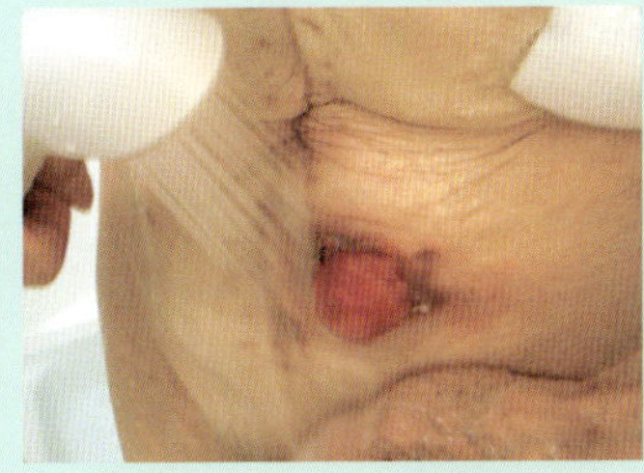

⑤シャワーでストーマを洗います

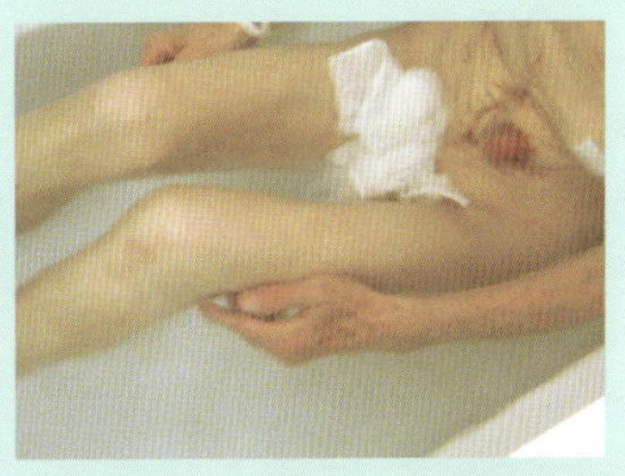

⑥浴槽に入ります。水圧より体圧の方が高いので、浴槽につかっても腸の中にお湯が入ることはありません

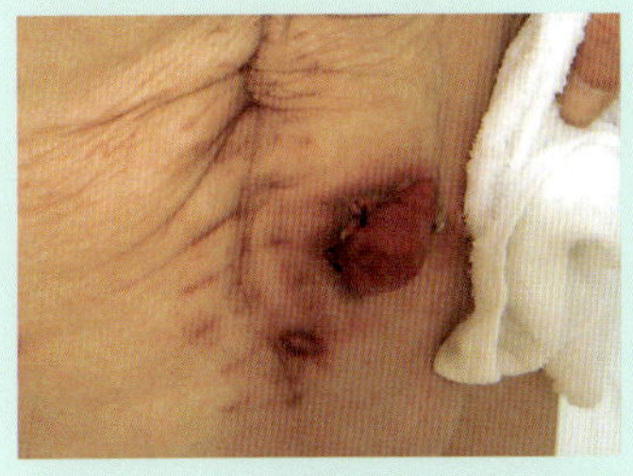

⑦ストーマから便が出ることもあるので、小さなタオルで押さえて浴室を出ます。タオルで体を拭き、最後にストーマの周りを拭きます

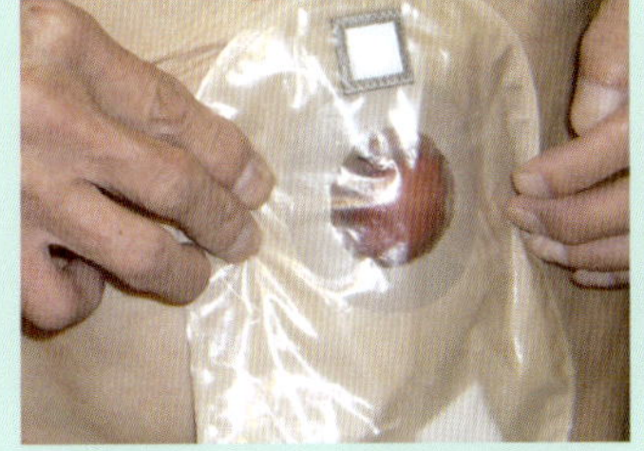

⑧皮膚の湿潤を予防するため、ストーマ周りの皮膚を空気にさらします。ストーマ周囲の汗がひいたら、装具を貼ります

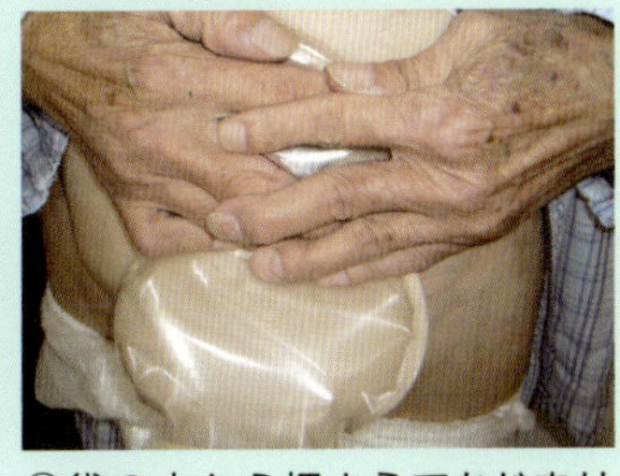

⑨袋の上から押さえてなじませます

■介助する場合

1）手術後は、貧血や緊張から、シャワーや入浴中にめまいを起こす方もいます。

2）初回は看護師の介助がないと、分からないことが多いので、上記に書いた手順に従って患者さんを誘導しながら介助しましょう。

患者さんから悩みを打ち明けられたら？

1）患者さんは、ストーマケアを通して看護師とスキンシップを育み、看護師を身近な存在に感じ、さまざまな悩みを打ち明ける場合があります。

2）病気のこと、治療による苦痛、子どもとの将来、介護の苦労、経済的な困窮、仕事への復帰、夫婦やパートナーとの性生活、親族間のトラブルなど、一見ストーマと関係のない話で、悩みなのか世間話なのか、分からない内容もあります。

3）患者さんすべてが、内面や気持ちを話してくれるわけではありません。悩みを打ち明けてくれるというのは「聞いてほしい」「何かヒントがほしい」という、患者さんからのサインといえます。

4）ストーマだけではなく、相手の立場や気持ちを想像して「同じ経験をしているわけではないですが……」と自分なりの考えを伝えます。悩みに対して回答を求められたときは、率直にお話をします。

5）「その人を大事にしたい」と思う気持ちから、その人に目を向け、気にかけ、配慮することをケアリング*といいます。メイヤロフは「誰かをケアするためには、私は多くのことを知る必要がある。例えば、その人がどんな人なのか、その人の力や限界はどれくらいなのか、その人の求めていることは何か、その人の成長の助けになることはいったい何か—などを私は知らねばならない。」[4] と述べています。

6）患者さんから悩みを打ち明けられたら、まずは相手がどんな人で、何を望んでいるか想像して、応答してみましょう。

■セルフケアが困難な場合は？

ストーマ管理が困難なケースもあります。術前から既に身体や認知機能に障害がある場合は、術前にどの部分を誰が管理するか含めて、考えます。

用語解説 ＊看護におけるケアリング

日本看護協会では、次のように「ケア」と「ケアリング」を解説しています[5]。

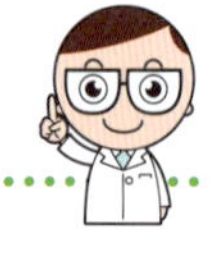

▶ケア

従来、身体的な世話を言い表す用語として主に使われてきた。身体的な世話により対象者との相互作用が促進されたり、対象者の心身が安楽になったりすることから、「療養上の世話」もしくは「生活の支援」としてのケアに看護の独自性を見出そうとしてきた歴史も長く、看護職にとって重要なキーワードである。また、医療の中では、キュアに対して看護の特徴を際立たせるために、キュア対ケアという構図で用いられる場合もある。

▶ケアリング

1. 対象者との相互的な関係性、関わり合い、2. 対象者の尊厳を守り大切にしようとする看護職の理想、理念、倫理的態度、3. 気遣いや配慮、が看護職の援助行動に示され、対象者に伝わり、それが対象者にとって何らかの意味（安らかさ、癒し、内省の促し、成長発達、危険の回避、健康状態の改善など）をもつという意味合いを含む。また、ケアされる人とケアする人の双方の人間的成長をもたらすことが強調されている用語である。

術後に機能障害を生じた場合は、その時点でセルフケア能力を評価し、管理や支援方法を検討しましょう。

セルフケアが困難な例

- 指先が使えない
- 上肢に麻痺がある
- 目が見えない
- 認知機能が低下している
- 体力の消耗があり、気力がない
- 精神的な落ち込みが強く、取り組めない

●支援方法

1）家族やパートナーが行う

家族であっても、かなり近しい間柄でも、お互いの生活があります。また、家族だからといって、ストーマケアができない場合もあります。

「家族だから当然」と決めつけず、まず誰が支援できそうか、必ず確認しましょう。

2）ストーマ外来でサポートする

最近は在院期間が短くなり、最低限の指導を受け短期間で退院となります。

■ソーシャルサポートの問題

末期がんで、手厚い医療看護が必要な患者さんがいます。患者さんは「退院したい」、家族は「介護できるだろうか……」と双方が不安を抱えています。そんなとき、私は訪問看護の利用を提案します。在宅では、訪問看護師が患者さんの心強い存在だからです。

でも、訪問看護ステーションは数も人員も足りません。「ごめんなさい、今は利用者がいっぱいで……」と断られることもあるようです。そのようなとき、トラブルのないストーマで、装具交換のために訪問看護をお願いしていると、少し気がひけてしまうこともあります。

高齢社会の介護事情を考えると、訪問看護の充実、介護職種との連携、装具販売店のソーシャルサービスの拡充は不可欠だと実感しています。

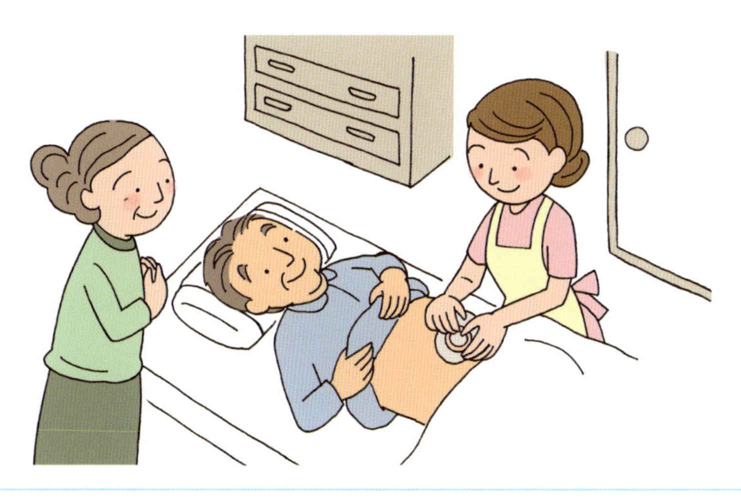

退院後は、ストーマ外来でセルフケアやトラブルに対応できるようフォローします（ストーマ外来のない施設があるため、医師や看護師に確認が必要です）。

3）ソーシャルサポートを受ける

・訪問看護の利用：介護保険または医療保険で利用します。頻度は病状や要介護度で変わります。

・介護職による装具交換：これまで、ストーマ装具の交換は、医療行為とされてきましたが、2011年7月厚生労働省は「医師・看護職員との密接な連携をはかれば医行為に該当しない」と回答しています。「専門的管理を必要としないストーマの装具交換」は医行為から外れ、介護職による装具交換が可能になりました。

今はまだ、すべての介護職が装具交換できるわけではありません。しかし国の動向は、将来介護不安を抱えているストーマ保有者の力になると思われます。

4）装具メーカーと販売店独自のサービス

・ストーマ用品販売店（ウェル・カム・サポートセンター）によるカッティングサービスの利用

・対象製品（コロプラスト社　センシュラ・フリーカット製品）に限り、カッティングを代行するサービスです。排泄孔のカットが自分でできない方に対して、販売店がストーマサイズに合わせてカッティングして、患者さんのもとへ届けてくれます。※詳しくはウェル・カム・サポートセンターまで。

災害が起きたらどうすればよいの？

■災害時に備えて

日本ストーマ用品協会では、平成20年12月4日に災害対策マニュアルを制定しています。

●福祉行政による災害対策

福祉避難所の設置・活用の促進として、要援護者（身体障害者手帳をもっている方）のために特別に配慮された避難所の設置、ストーマ用装具などの消耗機材の費用について、国の支援を受けられます。

詳しくは「内閣府　災害時要援護者の避難支援ガイドライン（平成18年3月）」を参照ください。（http://www.bousai.go.jp/hinan_kentou/060328/hinanguide.pdf）

災害対策マニュアルで推奨している内容

1. 災害発生から1カ月間、装具の無料提供を受けることができる
2. 1.はストーマ装具取扱店から受け取れる
3. 1カ月分の装具は患者さん自身が在庫しておく
4. 常に1～2枚は「携帯セット」として患者さん自身で用意しておく
5. その他、緊急時にはいつもと違う装具を使用せざるを得ない場合があります。違うタイプの装具を使えるようにしておき、洗腸をしている場合は自然排便法もできるようにしておきましょう

避難所では一般の避難者と一緒ですので、特殊な状況下でプライバシーの確保は難しいものです。トイレ環境の不備、水・温水が足りないなどの問題も生じます。

また、ストーマ保有者は内部障害ですから、一見健常者にみえます。そのため、自分から声を発しないと支援は受けにくい状況です。声をあげてストーマ保有者であるとは、言いづらいかもしれません

携帯セット（例）

・装具1組・ポケットティッシュ・新聞紙1枚
・お湯を使わずに汚れを落とせる洗浄剤
　リモイスクレンズハンディー®（アルケア）
　セキューラ CL®（スミス&ネヒュー）
　スキンティッシュ®（ダンサック）
・ジップロック®やポーチ

・※ストーマ携行カード
日本創傷・オストミー・失禁管理学会 HP からダウンロード可能です。
http://www.etwoc.org./pdf/stoma.card.pdf

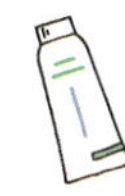
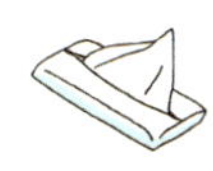
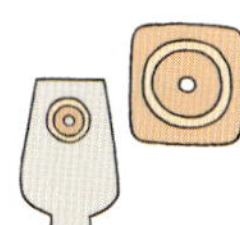
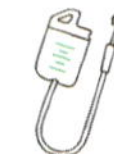
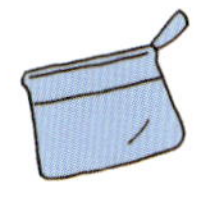

<ストーマ携行カード（表）>

関連情報：	ストーマ携帯用カード	
公益社団法人　日本オストミー協会	氏名	
電話 03-5670-7681　FAX　03-5670-7682	生年月日	血液型
http://www.joa-net.org/	住所 ☎	
災害用伝言ダイヤル　171		
災害用ブロードバンド伝言板　web171	緊急連絡先：☎	
	氏名（続柄）	
日本創傷・オストミー・失禁管理学会　発行	通院医療機関　☎	

<ストーマ携行カード（裏）>

ストーマの種類	ストーマ装具	
☐　大腸の人工肛門（コロストミー） ☐　小腸の人工肛門（イレオストミー） ☐　人工膀胱（ウロストミー）	装具名	注文番号
手術年月日		
手術医療機関		
【メモ】	購入店名	
	電話番号	

（日本創傷・オストミー・失禁管理学会 HP より引用）

第2章
患者さんと一緒に始めるセルフケアの指導

が、災害はいつ起きるかわかりません。東日本大震災を経験した今だからこそ、患者さんに心構えを説明しておきましょう。

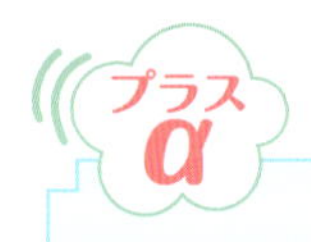

■ケアリングー相手に関心を向けて配慮するということー

ある日のストーマ外来、先輩看護師が私に言いました。「今日のストーマ外来、患者さんが多くて大変でしょう。私はストーマのこと分からないけど、役に立つことがあると思うから手伝うわ」

先輩はストーマケアの経験がないのですが、患者さんの介助などを依頼しました。先輩は、ケアが終わった患者さんに「手術のあと大変な様子でしたね、でも頑張りましたね」「仕事再開したんですか。また元気な姿を見せてください」など、言葉をかけて見送っていきます。その日は、待ち時間も長かったのに、皆さんは笑顔で帰って行きました。

先輩に今日のお礼を言うと「特別なことなんてできないけど、話を聞いたり声をかけたりはできるから。ストーマ外来の日、あなた大変そう。いつでも手伝うから」と、患者さんだけでなく私への気遣いがあったとわかりました。

「その人に関心を向け、気にかけ、配慮すること」、それを行動で示してくれた先輩から私が励まされたのは言うまでもありません。

〈引用文献〉
1) 南由起子監修：ストーマケア NursingNote. ストーマケア看護手帳. メディカ出版, 2006, p50.
2) 山田陽子：ストーマリハビリテーション講習会実行委員会編：ストーマリハビリテーション実践と理論, 周術期ケア. 金原出版, 東京, 2006, p171.
3) 末永きよみ：ストーマリハビリテーション講習会実行委員会編：ストーマリハビリテーション実践と理論, ストーマ管理困難とその対策. 金原出版, 東京, 2006, p283.
4) ミルトン・メイヤロフ：ケアの本質；生きることの意味, ゆみる出版, 東京, 1987, p34.
5) 社団法人日本看護協会発行：看護にかかわる主要な用語の解説―概念的定期・歴史的変遷・社会的文脈―. 2007, p14.

〈参考文献〉
1) アルバート・バンデューラ編：激動社会の中の自己効力, 金子書房, 東京, 1997.
2) キャロル・レッパネン・モンゴメリー：ケアリングの理論と実践；コミュニケーションによる癒し, 医学書院, 東京, 1995.
3) 小西恵美子編：看護倫理；よい看護・よい看護師への道しるべ, 南江堂, 東京, 2007.

（佐々木 尚美）

第3章 尿路ストーマケア

ストーマ造設の必要性と装具

尿路ストーマ造設　代用膀胱術　合併症

ストーマ造設による合併症と予防対策

ストーマ装具の装着方法とスキンケア

ストーマ造設の必要性と装具

尿路ストーマって何？

疾患により尿を体外に排泄するために造られたストーマを尿路ストーマといいます。尿路ストーマの種類は、尿管皮膚瘻や回腸導管などがあります。

尿路ストーマは人工膀胱（ぼうこう）ともいいます。しかし患者さんによっては人工的な材料を用いて膀胱を造るという誤解から、不安を増強させている場合があります。患者さんに説明するときには、誤解を招かないように必ず最初の段階よりストーマの説明をしましょう。患者さんのストーマ造設への不安の内容を把握し、ストーマそのものやストーマ造設後の生活について正しく理解してもらうように、術前より、医師の説明後にオリエンテーションを行うとよいでしょう。またストーマ造設は最悪の結果ではなく、現在の状態に最善の方法であること（ストーマは悪者ではないこと）をお話しします。

尿路ストーマの種類

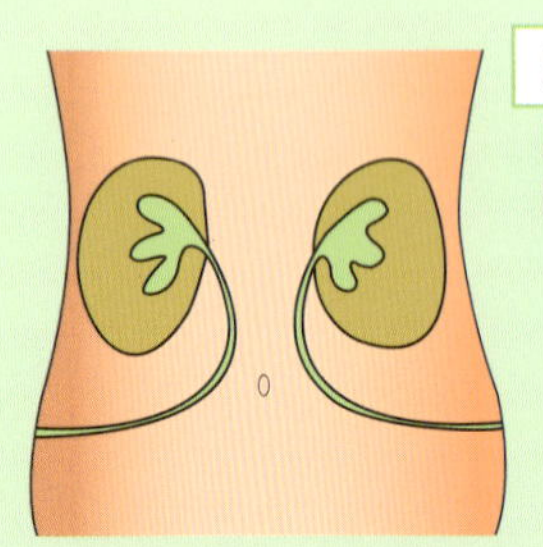

尿管皮膚瘻
尿管を直接皮膚に縫いつける

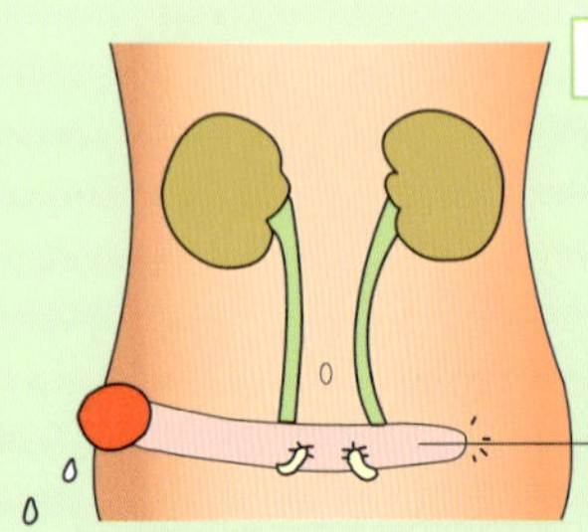

回腸導管
尿管を遊離した回腸に吻合する

ストーマ造設への不安の把握

術前はストーマそのものや、ストーマ造設後の生活のイメージができず、漠然とした不安を抱いている場合も多くみられます。何に不安を抱いているのか、具体的に不安の内容を把握し、一つひとつの不安に対して的確な情報を提供してい

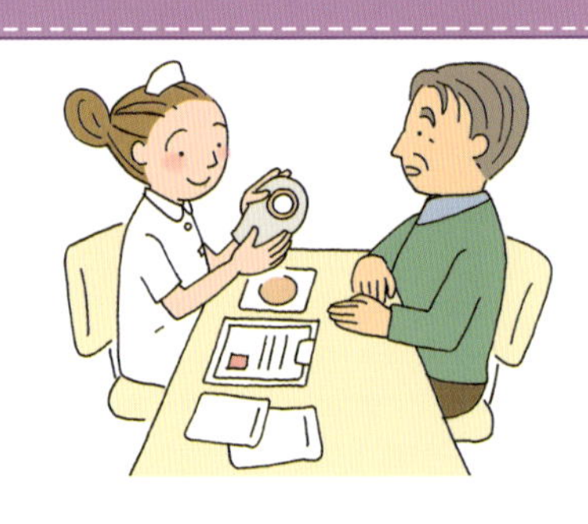

くことが必要となります。ストーマ装具に触れてもらったりストーマの写真を見せるなど、イメージ化がはかれるようにしていきます。

尿路ストーマの対象となる疾患

尿路ストーマを有する疾患として悪性疾患では膀胱がん、尿道がん、前立腺がん、子宮がん、直腸がんの膀胱や尿路への浸潤(しんじゅん)、またがん治療の合併症（放射線膀胱炎、薬剤性膀胱炎）などがあり、良性疾患としては結石や炎症による尿路閉塞、外傷による下部尿路閉塞や損傷、神経因性膀胱、膀胱外反症などがあります。

尿路ストーマの特徴

1）尿路ストーマ造設後はカテーテル管理が必要となります。
2）排泄物（pH6.0）が水様で持続的に流出します。
3）水分摂取量の減少が尿路感染症を招くことがあります。
4）回腸導管では尿に腸粘液（pH6.9～8.6）が混入するため尿がアルカリ性に傾き、周囲の皮膚もアルカリ性の刺激を受けやすい状態になります 。

尿路ストーマ装具の特徴と選択

■ 面板(めんいた)

面板は、皮膚保護剤でできており、腹部に固定する役割と皮膚を保護しながら粘着する作用があります。

尿が持続的に流出するため、ストーマ装具を使用します。

術直後の時期には、尿管カテーテルの管理や観察がしやすいように二品系装具や窓つき装具を使用します。

■ ストーマ袋

尿路ストーマでは逆流防止弁つきのストーマ袋を使用します。接続管を使用して脚用蓄尿袋（レッグバッグ）や床用蓄尿袋に接続できるものがあり、ロック式やコック式などの排出口があります。

また、尿路ストーマの袋には、ワンピースのものからツーピースのものまで種類

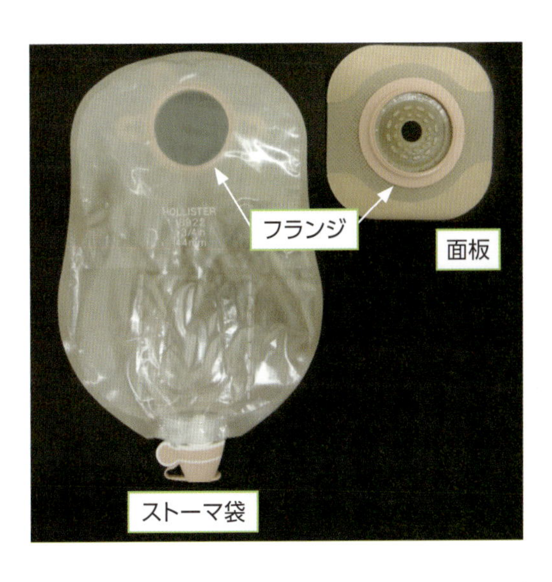

■ 尿路ストーマ袋の種類 ■

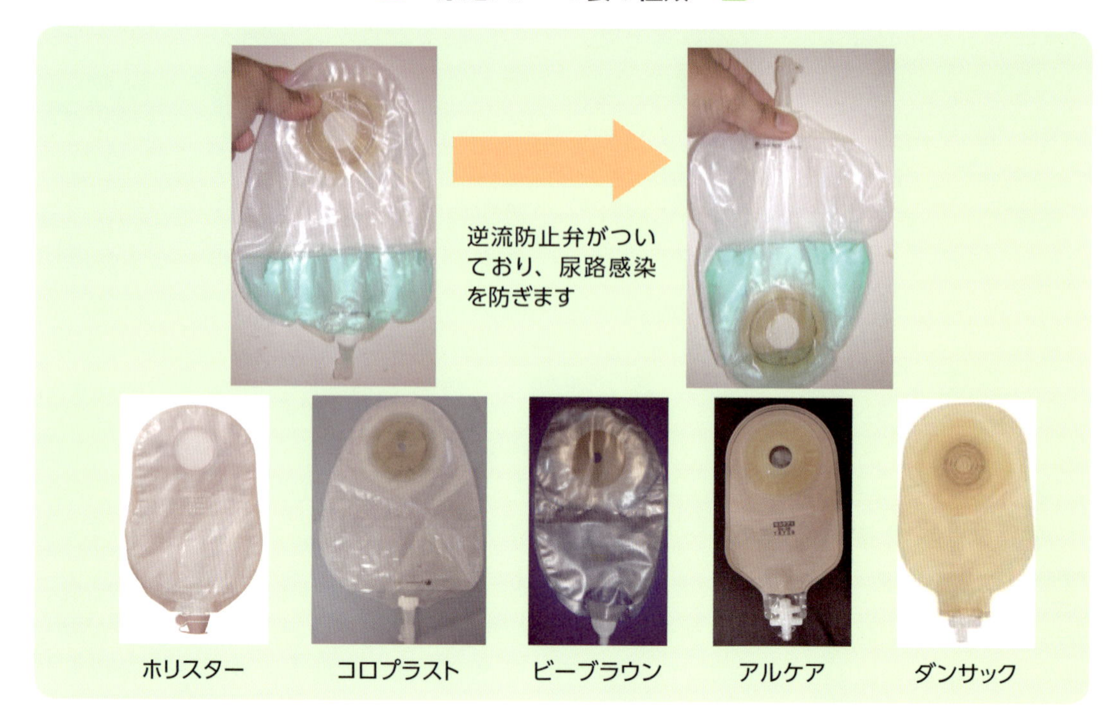

もさまざまなものがあります。

第1章（P18～28参照）でストーマ装具に関する記述がありますのでご参照ください。

尿路ストーマケアの目的

■腎機能の保持

尿の流出確保：尿路の閉塞が続くと水腎症（すいじんしょう）を招き腎盂腎炎（じんうじんえん）を併発します。

また腎盂腎炎を繰り返すと腎機能の低下につながります。

■尿量の確保

尿量の減少は尿路感染や尿路結石形成の原因となります。

尿路感染尿は皮膚障害の原因となる場合があり、尿路結石は尿路の通過障害を招きます。

■ストーマの合併症予防と早期発見

ストーマ粘膜の離開や壊死、ストーマ周囲膿瘍などの異常を早期に発見することが必要です。

■皮膚障害の予防

ストーマ装具が貼布されている部位の皮膚障害の有無を観察します。

■セルフケアの確立

ストーマケアは患者本人が行うことを基本とします。入院中早期よりセルフケアのトレーニングを行っていきます。

回腸導管と尿管皮膚瘻のケア

■ 尿路ストーマ造設術直後の管理

手術直後の時期は看護師が装具交換を行うため、看護師が実施するケアがその後のストーマに対する受容過程や患者さんのストーマケア習得に影響を及ぼします。ケアを進める上で身体機能の回復と精神的ケアを行う必要があります。

■ ストーマと粘膜皮膚接合部の観察と管理

●ストーマ粘膜の観察

1）正常なストーマ粘膜は赤色です。循環障害を来した場合は暗紫色、黒色などに変化するため、発見した場合はすぐ医師に報告し頻回に観察します。

2）手術操作などにより、術後1～10日目程度までは粘膜が浮腫のピークであり、それから徐々に軽減します。

3）経時的にストーマサイズを測定し、浮腫の程度を確認します。

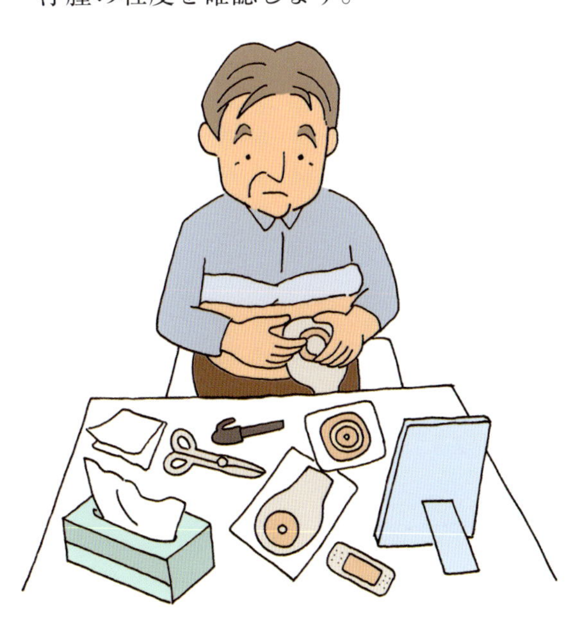

●ストーマ粘膜皮膚接合部の観察

1）ストーマ粘膜皮膚接合部の癒合状態を観察します。

2）発赤、腫脹、熱感、排膿などの異常の有無を観察します。

●ストーマ粘膜と粘膜皮膚接合部の管理

1）ストーマ粘膜に浮腫のある間は粘膜が損傷しやすく出血しやすいため、やさしくケアを行います。

2）ストーマ粘膜皮膚接合部に持続的な出血や排膿、縫合不全を確認した場合は医師に報告します。

■ 尿管カテーテルの観察と管理

●尿管カテーテルの役割

1）手術操作により尿管に浮腫を来し、尿の流出が不良となる場合があります。その場合、カテーテルを挿入することで尿の流出を確保し、吻合部の安静を保つことができます。

2）カテーテルの先端は左右の腎盂に挿入され、尿管を経て排泄口から出ています。

3）尿管カテーテルは、通常、尿路感染や水腎症、縫合不全がないことが確認されれば、1週間程度で1本ずつ抜去されます。しかし尿管皮膚瘻の場合、狭窄予防のため一生挿入されている場合もあります（定期交換必須）。

●尿管カテーテルの観察

1）尿管カテーテルが左右どちらに挿入

されているものか識別できるようにしておきます。場合によりカテーテルに印などをつけて脱出や抜去に注意する必要があります。
2）カテーテルが糸で縫合され、固定されているか、固定されていないのかを確認します。糸で縫合固定されている場合は、外れていないかも観察しましょう。

●尿の流出状態の観察

1）左右のカテーテルから尿が流出していることを確認します。
2）尿の流出がない場合は、カテーテルの屈曲やつまりがないか確認し、排泄口からの流出の有無と程度を観察します。

●尿量と尿の性状の観察

1）尿の色、性状、におい、量を観察し、尿路の通過障害や尿路感染の徴候を早期に発見できるように注意します。
2）術後に血尿が強い場合はカテーテルが閉塞する可能性があります。
3）混濁尿で尿路感染が疑われた場合は、発熱や腰背部痛もあわせて観察します。

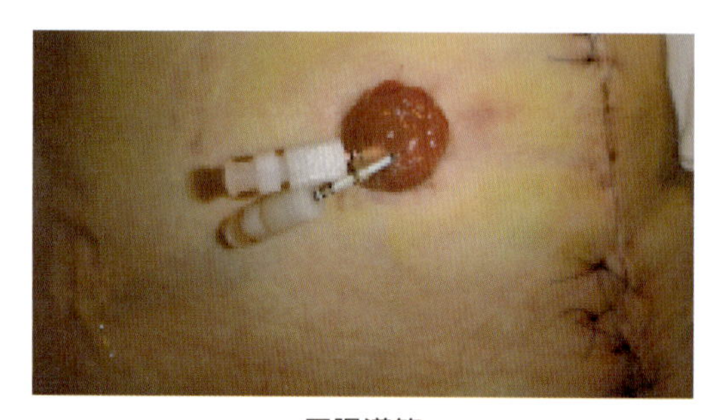
回腸導管

●尿管カテーテルの管理

1）尿管カテーテルからの感染予防のために装具交換の前後の手洗いを行い、カテーテル先端を清潔なガーゼで包むなどして保護します（滅菌でなくてもよい）。
2）ケアの際に誤ってカテーテルが抜けないように注意します。カテーテルが抜けてきたり、抜去してしまった場合は速やかに医師に報告します。
3）カテーテルから尿の流出がない場合は医師に報告します。

■ ストーマ受容の精神的サポート

1）体力低下や創部の痛みに対する苦痛の緩和を考慮したケアを行います。
2）排泄物で衣服や寝具を汚染するという失敗体験を防ぐように介助します。
3）無理にストーマを見せたりせず患者さんの精神状態に配慮しながらケアを進めていきます（詳しくはP68をご参照ください）。

尿路ストーマ造設術直後の装具交換

■ 装具交換の時期

消化管ストーマとは異なり、排泄される尿は通常無菌状態です。初回の装具交換は、必ずしも手術翌日に行う必要はありません。術後のストーマやストーマ周囲を観察し、異常を早期に発見するために術後3日目までに行うようにします 。

■ 使用装具とストーマ袋の向き

1）カテーテルの洗浄ができるように二

品系装具または窓つき単品系装具を使用します。二品系装具は装着時の圧迫による創痛（そうつう）を与えないように固定型のフランジは避けるなどの配慮をする必要があります。
2）術直後の蓄尿袋は体軸に対して垂直または体軸より斜めに装着しますが、ADL（active's daily living）が拡大されたら体軸に平行に装着します。

■ ストーマケアをすすめる上での留意点

1）ストーマケアを行う際、ストーマが傷という印象を与えないように回診車と一緒のケアは避けます。
2）物品の準備はあらかじめ整えておき、交換は短時間でスムーズに行います。
3）プライバシーが守れる環境で落ち着いた態度で行いましょう。装具の交換手順につきましては、第３章「ストーマ装具の装着方法とスキンケア」（P114 参照）に記述しています。

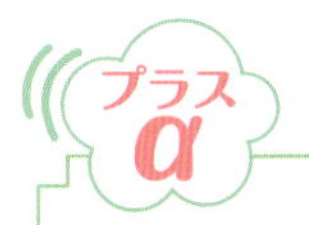

■ウロストミー患者さん退院後によくある質問について

Q1：夜間、ストーマ袋を蓄尿バックにつなぐのですが、流れずにたまってしまい、ストーマ袋がパンパンになり夜間起きてしまうのですが、どうしたらよいでしょうか？

A1：カテーテルの尿をすべて破棄してから蓄尿バックにつなぐと流れが悪いことがよくあります。就寝前に尿を全部捨てず少し残してから蓄尿バックにつなぐとよいです。

Q2：袋が紫色になりましたがどうしたらよいでしょうか？

A2：袋が紫色になるのは PUBS（P101 参照）の可能性があります。水分摂取とともに便秘予防に努め、必要時はクランベリージュースを飲用するとよいでしょう。しかし、糖尿病がある場合には注意が必要です。

Q3：入浴が怖くてできません。

A3：最初怖い場合には装具交換日に入浴するとよいでしょう。また、公衆浴場に行く場合には、ストーマ袋の小さい入浴用装具や、ストーマ袋の上より貼付する入浴用シートなどもあります。詳しくは皮膚・排泄ケア認定看護師にご相談ください。

〈参考文献〉

1）斉藤忠明：尿路ストーマの術後管理．第 28 回神奈川ストーマリハビリテーション講習会テキスト：2012.
2）ストーマリハビリテーション講習会実行委員会編：ストーマリハビリテーション実践と理論，金原出版，東京，2006.
3）日本 ET/WOC 協会編：ストーマケアエキスパートの実践と技術，照林社，東京，2007.
4）青木和恵，坂元敦子，世良俊子：やさしいストーマケア；人工肛門・人工膀胱との快適な暮らし方，桐書房，東京，2003.
5）小野寺綾子編：外来がん患者の日常生活行動支援ガイド，医学書院，東京，2008.

（関 宣明）

尿路ストーマ造設　代用膀胱術合併症

泌尿器系ストーマの造設部位

腎臓は、血液からの老廃物や余分な水分を濾過し、尿を生成します。生成された尿は、腎盂に集められ、尿管の蠕動運動によって膀胱へと運ばれます。いったん膀胱に集められた尿は、逆流することなく膀胱へ蓄尿されます。そして、150～300ml程度の尿が貯留すると尿意を感じますが、膀胱容量はある程度余裕があるため、300～600ml程度までためることができます。排尿時には膀胱が収縮し、尿道括約筋が弛緩することによって排尿されます。つまり、膀胱および尿道は、尿をためる蓄尿機能と、尿を排出する排尿機能の両方をあわせもっており、膀胱摘出などの尿路変向術は、これらの機能が障害されることを意味します。

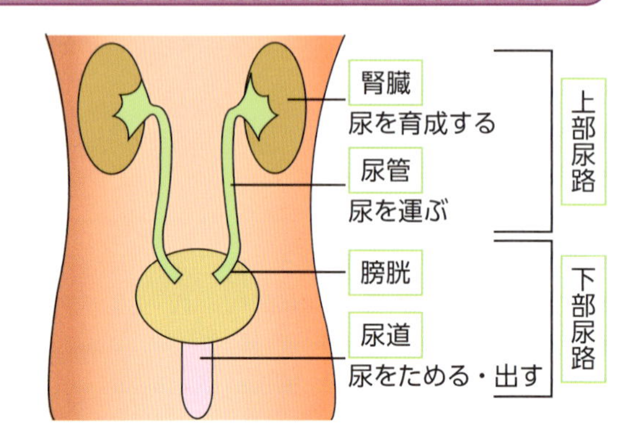

尿路変向術は、術式によって管理方法

尿路変向術後種類と管理方法

尿路変向方法	排尿の状況 失禁／禁制	管理方法		
		カテーテル	ストーマ装具	導尿
腎瘻	失禁	○	—	—
膀胱瘻	失禁	○	—	—
尿管皮膚瘻	失禁	—	○	—
回腸導管	失禁	—	○	—
導尿型代用膀胱	禁制	—	—	○
自然排尿型代用膀胱	禁制	—	—	時には

が異なります。それぞれの違いは、大きく分けて4つあり、①腎瘻や膀胱瘻などのカテーテル留置を必要とするもの、②尿管皮膚瘻や回腸導管などのストーマ装具を必要とするもの、③インディアナパウチ造設などの導尿管理を必要とする代用膀胱術、④自然排尿型の代用膀胱術があります。尿路のどこから変向するかによって、ストーマの有無や位置、数などが異なってきます。

■腎瘻・膀胱瘻

1）腎瘻：カテーテルを腰部から腎盂へ挿入する方法です。尿管の狭窄など通過障害がある場合や、尿管の安静が必要な場合に留置します。

例）
- 尿管の狭窄が起こる疾患：悪性腫瘍、尿管結石など
- 尿管の安静が必要となる疾患：尿管切石などの術後

2）膀胱瘻：カテーテルを下腹部（恥骨上）から膀胱へ挿入する方法です。尿道の狭窄など通過障害がある場合や膀胱の安静、尿管への逆流防止が必要な場合に留置します。カテーテルの留置期間は、目的によって異なります。

例）
- 尿道の狭窄が起こる疾患：前立腺肥大、尿道損傷など
- 尿道の安静が必要となる疾患：自然排尿型代用膀胱術後など

腎瘻・膀胱瘻

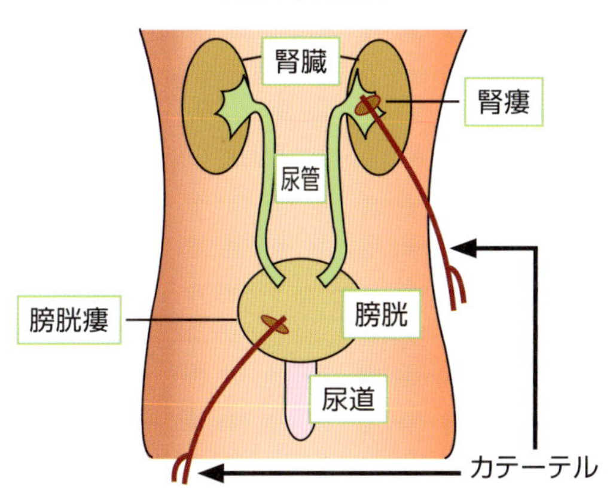

■尿管皮膚瘻

膀胱がんなどのために膀胱を摘出した後、左右の尿管をそれぞれ両側の腹壁に造設するか、左右の尿管を一側の腹壁に造設し、尿管皮膚瘻とします。両側か、

両側尿管皮膚瘻

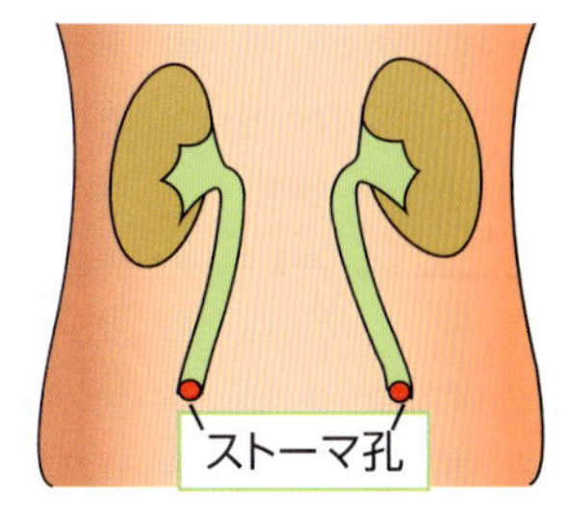

左右２カ所にストーマが造設される

一側尿管皮膚瘻

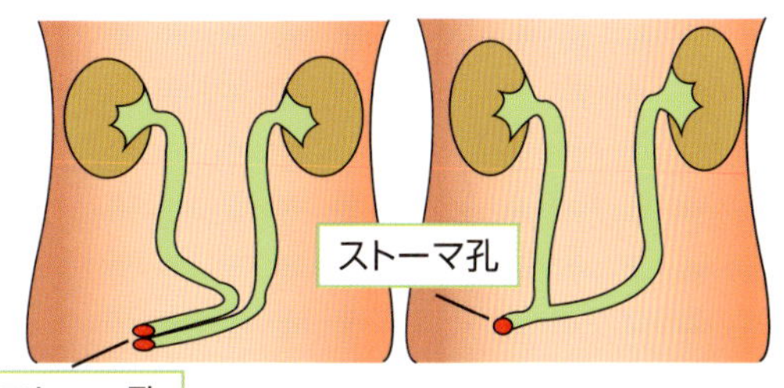

左右の尿管を右腹部１カ所にそれぞれ並べてストーマを造設する（ストーマ孔は２つ）

左右の尿管を端側吻合し右腹部に１カ所にストーマが造設される（ストーマ孔は１つ）

一側かの決定は尿管の長さ、予測される手術侵襲によって術者が判断します。なお、尿管皮膚瘻によって造設されるストーマは、永久ストーマとなります。

尿管皮膚瘻のストーマ粘膜は尿管でありサイズは小さく、高さのないストーマとなります。術後は、尿路ストーマ装具を使用して排尿の管理を行います。

■回腸導管

膀胱を摘出した後、左右の尿管をそれぞれ遊離した回腸に吻合し、回腸の端側を腹壁に吻合する手術で、ストーマは右下腹部に造設されます。尿は遊離した回腸の蠕動によって体外へ排出されます。回腸導管によって造設されるストーマは回腸粘膜であるため、尿管皮膚瘻に比較してサイズはやや大きく、高さもあるストーマとなります。尿管皮膚瘻と同様に尿路ストーマ装具を使用して管理します。

回腸導管

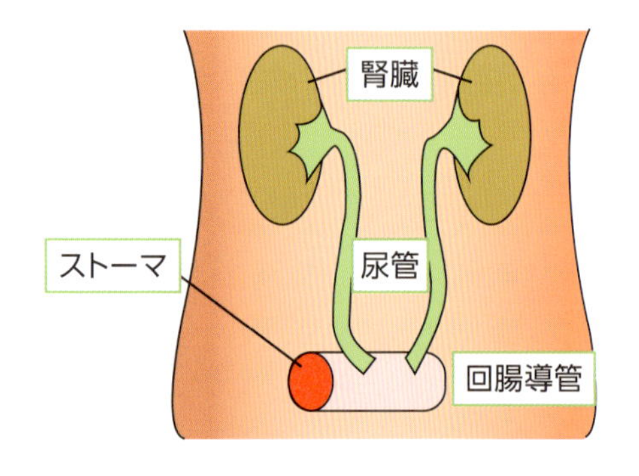

■導尿型代用膀胱

膀胱摘出後、回腸や結腸を用いて貯留嚢を形成し、左右の尿管を吻合し代用膀胱とします。さらに導尿路として回盲部を腹壁に吻合しストーマを造設する方法です。この手術は、尿禁制、すなわち失禁しない手術で、ストーマ装具の使用は不要となりますが、貯留嚢すなわち代用膀胱に蓄尿された尿を間歇的に導尿することが必要となります。

導尿型代用膀胱

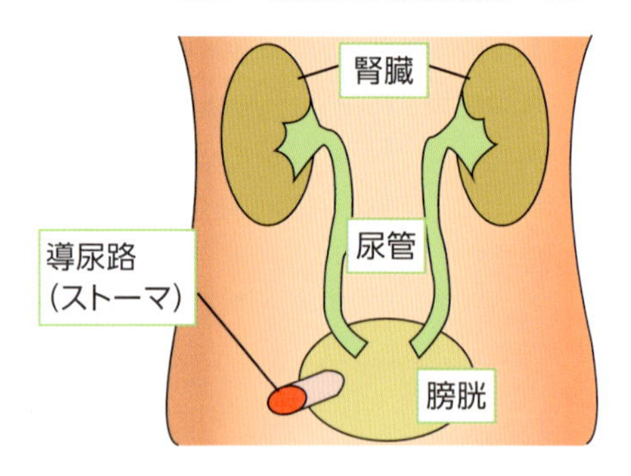

■自然排尿型代用膀胱

膀胱摘出後、回腸や結腸を用いて貯留嚢を形成し、尿道に吻合する方法です。そのため尿道が温存できる症例に限って選択できる術式です。術後は、腹圧をかけて貯留嚢にたまった尿を排泄しますが、尿意はないため定時排尿ないしは、腹部の張りを自覚して排尿します。

尿路ストーマのマーキング

ストーマサイトマーキングは、消化管ストーマと同様に、術後の合併症が少なく、自己管理がしやすい位置にストーマを造設すること、および治療やストーマセルフケアへの患者さんの参加を促すことを目的としています。尿路ストーマのマーキングの特徴は、尿管の長さに限りがあることや、ストーマとする臓器（尿管か回腸か）、管理方法（ストーマ装具か導尿か）によって方法が異なる点にあります。

■尿管皮膚瘻のマーキング

尿管皮膚瘻は、腸管と異なり可動性が少なく、張力をかけると虚血のため粘膜が壊死するため、造設可能な範囲が限られます。また、サイズが小さいため狭窄を起こしやすいことが特徴であり、消化管ストーマとは逆に腹直筋内に造設することを避けます。また両側の尿管皮膚瘻の場合には左右それぞれ、一側の場合には右側にストーマサイトをマーキングします。

■回腸導管のマーキング

回腸導管は、消化管ストーマと同様にクリーブランドクリニックの原則に沿ってマーキングをします。

尿管皮膚瘻のマーキング

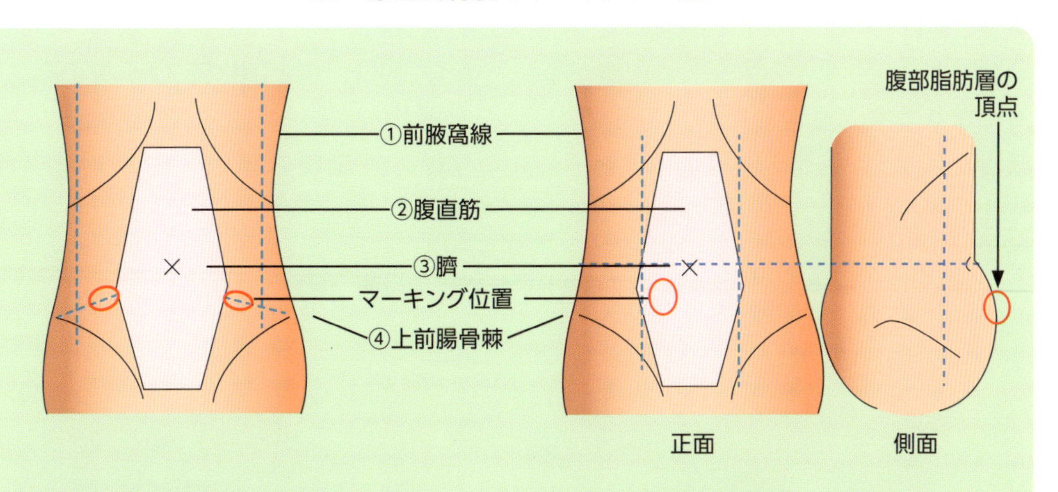

【尿管皮膚瘻のマーキング】

条件1　①前腋窩線より内側

条件2　②腹直筋の外側

条件3　③臍と④上前腸骨棘を結んだ線状で上前腸骨棘から3分の1～2分の1の間

条件4　しわやくぼみを避け、ストーマ装具を貼付できる平面が得られる位置にマーキングをします。尿管は長さに余裕がないため、複数カ所マーキングをした方がよいでしょう

【クリーブランドクリニックの5原則】

1. 臍より低い位置
2. 腹部脂肪層の頂点
3. 腹直筋を貫く位置
4. 皮膚のくぼみ、しわ、瘢痕、上前腸骨棘を避けた位置
5. 本人が見ることができ、セルフケアしやすい位置

■導尿型代用膀胱のマーキング

導尿型代用膀胱は、ストーマ装具を必要としないため、合併症が少なく、導尿しやすい位置にストーマサイトを決定します。また、ストーマのサイズが小さく狭窄を起こしやすいため、腹直筋の外側や臍に造設します。

■ダブルストーマのマーキング

ダブルストーマとは尿路ストーマと消化管ストーマの両方を同時に造設する場合をいいます。ダブルストーマの場合、2つのストーマ装具を装着する必要があり、装具が重ならないようにストーマの間隔をあけたり、ベルトの装着に支障が出ないよう高さをずらすなどの配慮が必要になります。通常ダブルストーマは、尿路ストーマを右腹部、消化管ストーマを左腹部に造設します。

●尿路ストーマと消化管ストーマの間隔…

尿路ストーマと消化管ストーマを同時に造設する場合、両ストーマの距離が近いとストーマ装具が重なり、接皮面積が十分に得られず不用意な装具の剥離(はくり)や、排泄物の漏れにつながります。また、一方のストーマ装具の交換の際に他方の装具が剥がれてしまうため、交換頻度を両ストーマで一致させなければならないなどの問題が生じる可能性が出てきます。そのため両側のストーマは7～9cmの間隔をあけることが必要となります。

●尿路ストーマと消化管ストーマの高さ…

消化管ストーマと比較して尿路ストーマは、排泄口の高さが低く、水性の排

ダブルストーマ造設の位置

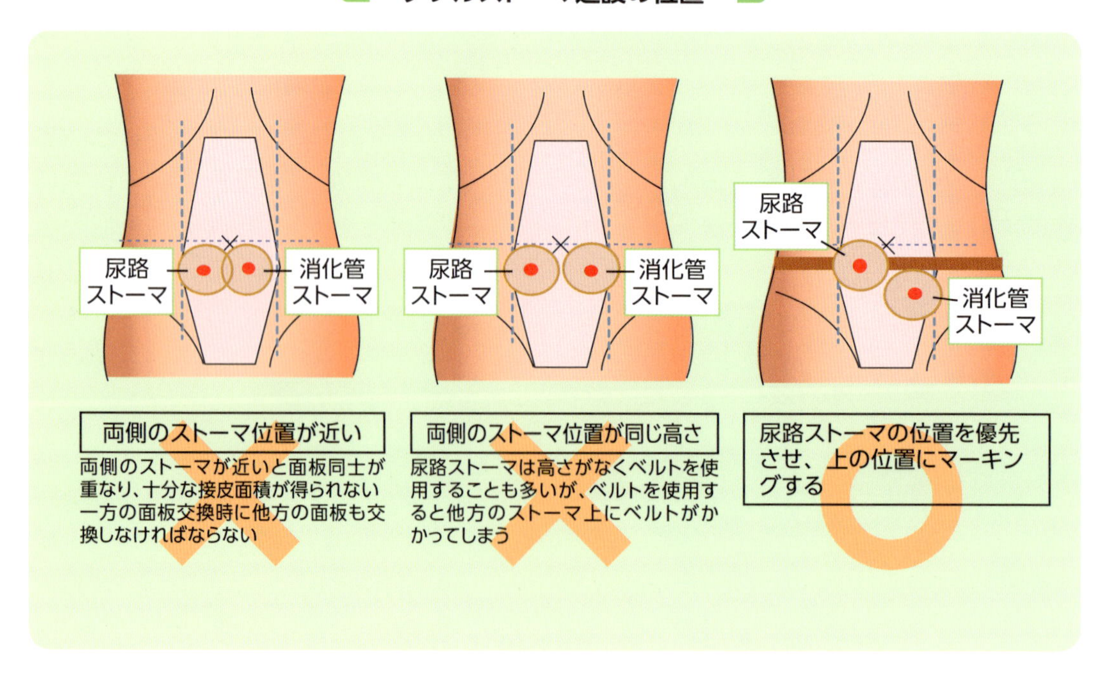

泄物が常時排泄されているため、より高い密着性が必要となります。そのため、凸面装具やベルトの使用が必要になる場合も多くみられます。そこでベルトの使用を想定して、造設位置の高さを違える必要があります。ベルト幅やストーマサイズを考慮して、少なくとも3cm程度は高さを違えてマーキングすることが必要です。

代用膀胱とは

尿路ストーマの術後管理やストーマ装具の装着方法については、この後の項で述べますが、ここではストーマ装具を必要としない代用膀胱の管理方法について説明します。

代用膀胱造設術とは、腸管を用いて貯留嚢を形成し、貯留嚢を摘出した膀胱の代替とする術式のことです。代用膀胱は、術後の排泄管理方法の違いから、導尿型代用膀胱と自然排尿型代用膀胱の2つに分けられます。

術後のカテーテル留置状況

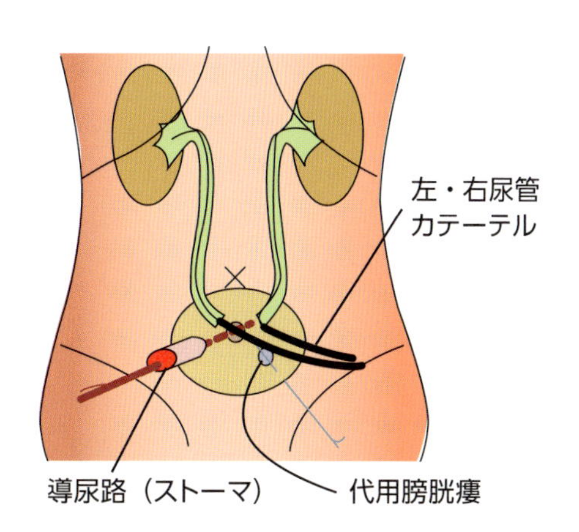

■導尿型代用膀胱

●導尿型代用膀胱の術後管理とセルフケア指導

術当日〜術後1・2週
尿路の管理が重要となる時期

導尿型代用膀胱は、膀胱の摘出後、尿管を形成した代用膀胱に吻合し、導尿路となるストーマを造設します。そのため、尿管－代用膀胱の吻合部位、代用膀胱の縫合部位、導尿路の形成部位と、術後の尿リーク（尿漏れ）や尿路の狭窄を起こしやすい部位が多く存在します。そこで、尿管－代用膀胱の吻合部位の安静と狭窄予防のために尿管カテーテルが、代用膀胱の縫合部位の安静のため代用膀胱瘻が、さらに導尿路の安静と狭窄の予防のため導尿路カテーテルが各々留置されます。加えて、ドレーンなどの一般的な術後管理に必要なラインがあるため、それぞれのカテーテルの位置や目的、長さなどを術後に確認する必要があります。

導尿路は排出口を閉じて腹部に固定し、尿管カテーテルと代用膀胱瘻のカテーテルは閉鎖型の尿バッグなどに接続します。術後は各々の尿量を計測しますが、一般的に術直後はほとんどの尿が尿管カテーテルから排泄され、術後の経過とともに代用膀胱瘻からも尿が排泄されるようになります。この時期は、カテーテルの逸脱、過挿入の有無を確認し、尿の流出が正常に行われているかを確認することがとても重要になります。

術後1・2週
術後の治癒が正常に進行しているかを確認する時期

この時期は、それぞれの吻合部や縫合部が癒合（ゆごう）してくるため造影検査を実施し、尿リークがないか確認します。尿管と代用膀胱の吻合部に尿リークや狭窄がないことを確認すると、まず尿管カテーテルを抜去（ばっきょ）します。すると、生成された尿は、代用膀胱に誘導されるようになります。尿路感染の有無や尿量の経過を観察し、異常がなければ導尿路のカテーテルを抜去､代用膀胱瘻を閉鎖（クランプ）します。これにより、代用膀胱に尿が蓄尿されるため、導尿路からの導尿が可能となります。

術後2週目以降
セルフケア指導を行う時期

導尿型代用膀胱には尿意がありません。腹部の張った感触が新しい尿意となります。そのため昼夜を問わず、定時排尿が必要となります。排尿間隔は、排尿日誌をもとに1回の導尿量が300～450ml程度になるように調整します。最初は日中のみの自己導尿からセルフケア指導を開始し、夜間は代用膀胱瘻を開放して尿バッグに接続するなど、患者さんの負担を考慮しながら段階的に進めていくとよいでしょう。徐々に手技が確立したら、夜間の自己導尿も開始します。終日のセルフケアが可能となったら代用膀胱瘻（ろう）を抜去します。

退院時指導

代用膀胱は尿意がないため、退院後の長い経過の中で導尿を怠ったり、忘れてしまったりすることがあります。また、腸管は伸展していくため膀胱容量が拡大しやすく、過剰な膀胱容量は残尿や尿路結石、代謝障害などの合併症を起こす可能性が高くなります。そのため、退院後も1回の導尿量が生理的な容量を超えないよう定期的に導尿する必要があります。導尿の記録を日誌にまとめ、外来受診時に持参するよう指導を行うとよいでしょう。また、代用膀胱は腸管でできているために尿中に腸粘液や腸粘膜が排泄されることがあります。これらは徐々に減少しますが、個人差があります。まれに導尿カテーテルが粘液で閉塞し、うまく導尿できない患者さんもいるため、自己膀胱洗浄を指導することもあります。

■自然排尿型代用膀胱

●導尿型代用膀胱の術後管理とセルフケア指導

術当日～術後1・2週
尿路の管理が重要となる時期

自然排尿型代用膀胱は､膀胱の摘出後、尿管を代用膀胱に吻合（ふんごう）し、代用膀胱を尿道に吻合します。そのため尿管－代用膀胱の吻合部位、代用膀胱の縫合部位、代用膀胱－尿道の吻合部位と、術後の尿リークや尿路の狭窄（きょうさく）を起こしやすい部位が存在します。そこで、尿管－代用膀胱の吻合部位の安静と狭窄予防のために尿管カテーテルが、代用膀胱の縫合部位の安静のため代用膀胱瘻が、代用膀胱－尿道の吻合部の安静と狭窄の予防のために膀胱留置カテーテルが挿入されます。カテーテル管理と尿量の観察は、導尿型代用膀胱と同様ですが、膀胱留置カテーテルが牽引され張力がかかったり、カテーテルの走行が屈曲していたりすると、代用膀胱－尿道の吻合部に負荷がかかり、術後の癒合が速やかに完了しないことがあります。

術後1・2週以降
セルフケア指導を行う時期

術後の治癒が正常に進行しているかを確認し、セルフケアを導入する時期です。

それぞれの吻合部や縫合部が癒合してくるため、医師は膀胱留置カテーテルより生理食塩水を注入し、代用膀胱内の洗浄を開始します。主な目的は、代用膀胱内の腸粘膜や凝血塊の除去ですが、腹部の張った感じが自覚できるか確認し、その張り感が新しい尿意であることの指導も同時に行います。その後、造影検査で尿リークがないかを確認し、尿管カテーテルが抜去されます。以降、異常がなければ代用膀胱瘻、膀胱留置カテーテルの順にカテーテルを抜去します。カテーテル抜去後は、腹部の張りを尿意の自覚としますが、代用膀胱の容量がまだ不十分であるため、失禁傾向になる患者が多くいます。失禁は時間とともに徐々に改善していきます。

術後のカテーテル留置状況

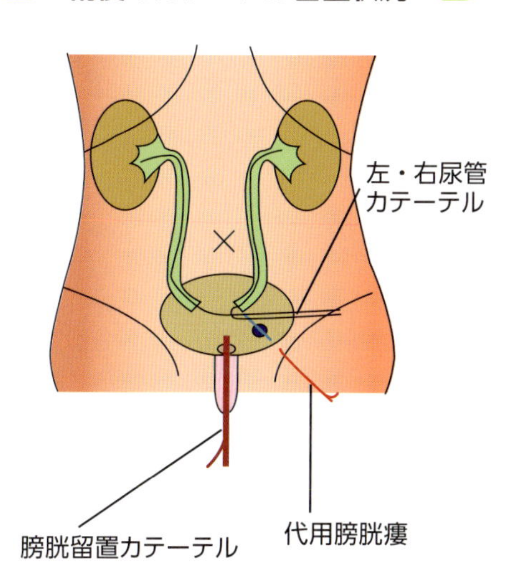

退院時指導

導尿型代用膀胱と同様に、自然排尿型代用膀胱も明確な尿意はありません。特に睡眠中は腹部の張りを自覚することが難しいため、時間を決めて夜間も一度は排尿をした方がよいでしょう。術後早期の段階では、尿失禁となる患者さんが多いため、吸収パッドの使い方や陰部の清潔保持についての指導が必要になります。

退院後は、時間経過の中で膀胱容量が増え、失禁が減少してくるため排尿間隔が延長しがちですが、1回の尿量が生理的な容量を超えないよう排尿します。排尿の記録は日誌にまとめ、受診時に持参するように指導します。また、導尿型代用膀胱と同様に、尿中に腸粘液や腸粘膜が排泄され排尿困難となる場合があるので、対象によっては自己導尿や自己膀胱洗浄を指導することもあります。

間歇的自己導尿の流れ

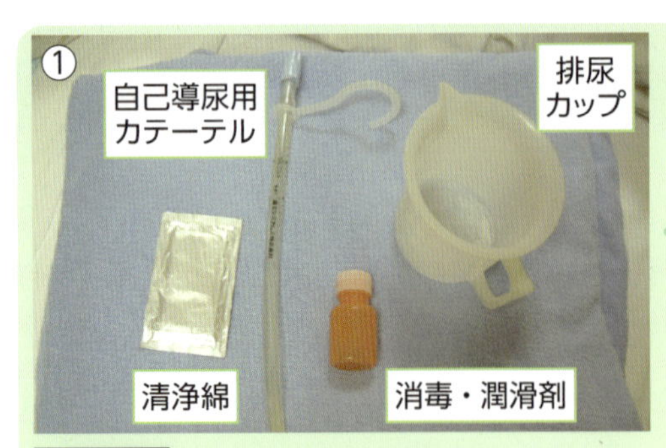

必要物品
- 自己導尿用カテーテル（写真は再利用型）
- 清浄綿
- 消毒・潤滑剤
- 排尿カップ

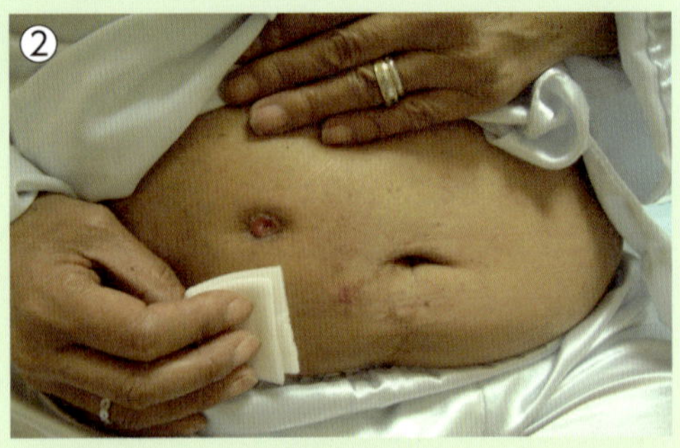

清浄綿でストーマ周囲を拭きます

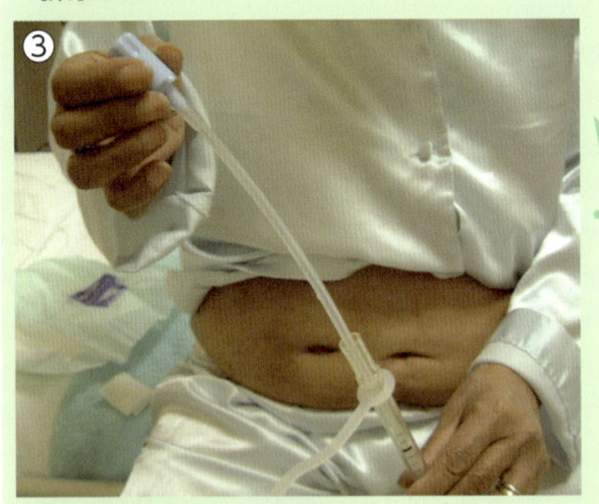

消毒・潤滑剤の入ったカテーテルケースから
カテーテルを取り出します

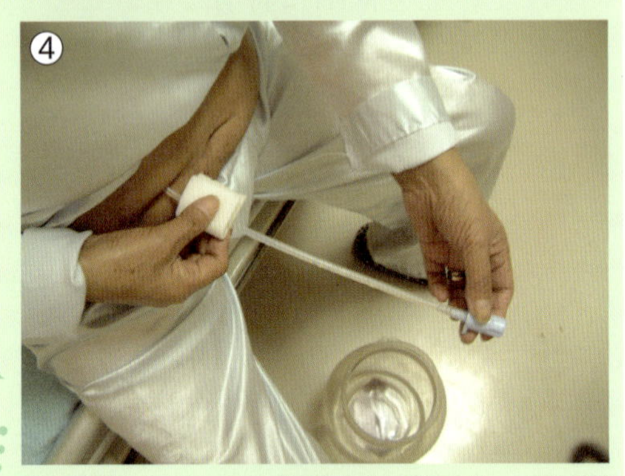

清浄綿でカテーテルを持ちながらストーマ（導尿路）をカテーテルに挿入します
挿入の途中で弁を通過するときに抵抗感があるので、カテーテルを回転させたり、押し引きしたりしながら挿入します

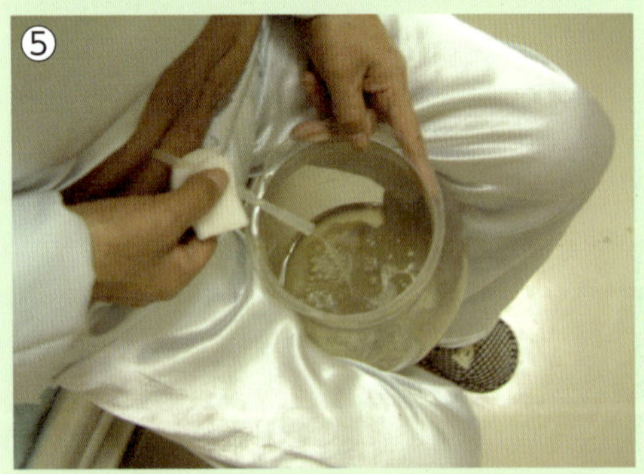

尿の流出を確認します
（写真では排尿カップを利用していますが慣れてきたらトイレで行います）

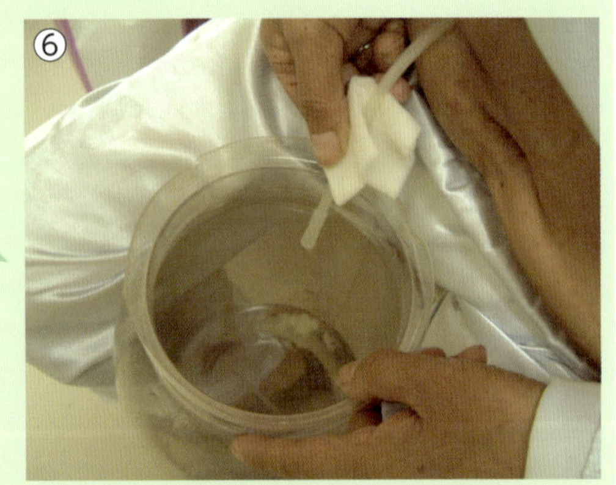

尿の流出が止まったらカテーテルを回転させたり、少しずつ引き抜いたりして確実に尿を排出させます
再利用型のカテーテルの場合は水道水で洗い、消毒・潤滑剤の入ったケースに収納します
消毒・潤滑剤は1日1回交換します

合併症

尿路系変向に伴う合併症は、手術に伴う合併症、尿路管理に問題が生じて起こる合併症、ストーマに生じる合併症、皮膚障害に大別され、問題が生じる時期はそれぞれ異なります。

手術に伴う合併症は、消化管ストーマであっても同様ですが、尿路管理上の合併症は、尿路変向術に特有です。ストーマ合併症は、尿管皮膚瘻においては、ストーマ壊死（えし）や狭窄（きょうさく）の発生頻度が高くなるなど、術式によって異なることが特徴として挙げられます。また、尿路ストーマは、耐水性の高いストーマ装具や粘着力が強い装具を使用することが多く、剥離に伴う機械的刺激や発汗阻害（そがい）によって生じる皮膚障害が多くみられます。特に、尿路ストーマの場合は尿中細菌の影響や長期間尿に浸漬（しんし）されることによって生じる皮膚障害が特徴となります。

合併症の分類

	合併症の種類	症状・対策
手術に伴う合併症	腸閉塞	特に腸管の切離（せつり）・吻合（ふんごう）を伴う手術に多くみられ、術後の麻痺（まひ）性イレウスのほかに、慢性期には癒着性イレウスが生じることがあります
	創（そう）感染	腸管の切離・吻合を伴う手術にみられ、術後早期の合併症です。創感染による創部の哆開（しかい）や滲出液（しんしゅつえき）は、ストーマ装具による管理の妨げとなることがあり注意が必要です。ストーマ創が感染した場合は、ストーマ粘膜皮膚離開となる可能性があります
尿路管理上の合併症	尿リーク	尿路の吻合部や代用膀胱形成のための縫合部から生じる尿漏れのことで、術後早期の合併症です。術中の吻合・縫合操作の影響や、術後の各カテーテルからのドレナージ不良、血行障害や栄養状態の不良が原因となります 尿リークが確認された場合、カテーテルの留置期間を延長して経過を観察するか、腎瘻（じんろう）造設など、より上位の尿路からドレナージを行い、局所の安静をはかることがあります
	尿路感染	尿管カテーテルの抜去後に、尿管の狭窄や浮腫（ふしゅ）により尿流が停滞して生じる合併症です 一過性の浮腫の場合には、抗菌薬の投与をしながら経過を観察しますが、狭窄の場合は、再度尿管カテーテルを挿入することもあります

	合併症の種類	症状・対策
ストーマ合併症	ストーマ壊死・脱落 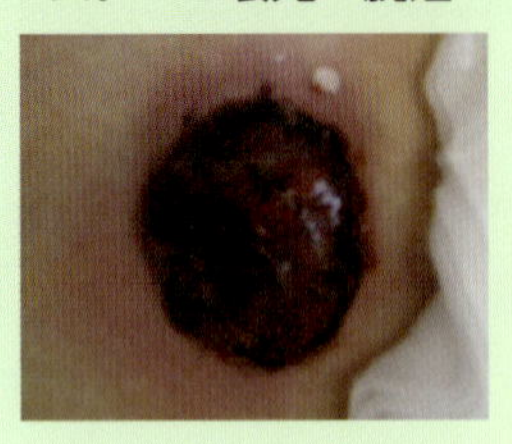	ストーマ造設を伴う尿路変向術に生じる早期合併症です。ストーマ造設時に腸管や尿管への緊張がかかり、血流が障害されることによって起こります。特に尿管皮膚瘻に生じやすい合併症です。一度、壊死に陥ると、ストーマ粘膜皮膚離開やストーマ狭窄が引き続いて起こる可能性が高いため、注意が必要です ストーマの狭窄や脱落が危惧される場合には、尿管カテーテルを留置し尿路を確保します。その後、壊死の状況を観察して経過を見極め、治療が必要か判断します。壊死の範囲が広範囲で深部に及ぶ場合には、ストーマを再造設する場合もあります
	ストーマ狭窄 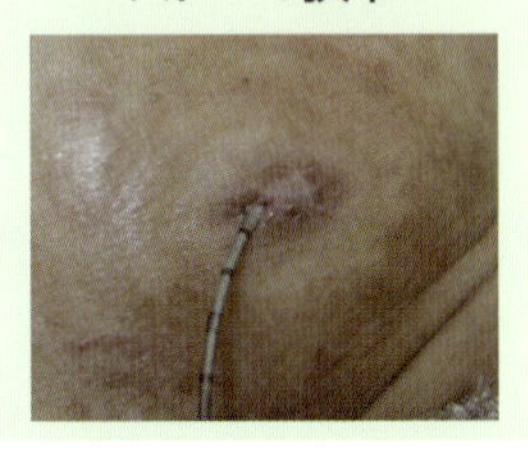	ストーマ粘膜皮膚接合部の創感染やストーマ壊死が先行していて生じる場合と、尿管皮膚瘻のようにストーマサイズが小さく高さがないことが原因で生じる場合があります 固形物が排泄される消化管ストーマとは異なり、尿の流出が停止してしまうほどの狭窄が生じることはまれです。しかし、完全閉塞や水腎症となった場合には、尿管カテーテルを留置し尿路を確保して、経過を観察することもあります
	ストーマ旁ヘルニアと ストーマ脱出 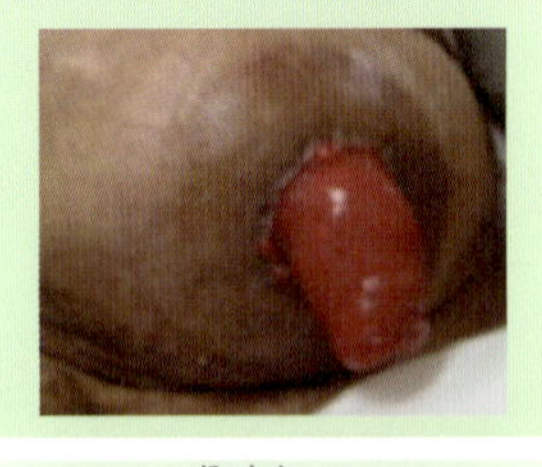	晩期合併症で、体重増加や怒責による腹腔内圧の上昇や腹直筋の脆弱化が原因です。ストーマ旁ヘルニアは、腹壁の形状が変化するため装具の追従性の低下が起こり、排泄物の漏れなどのトラブルを引き起こすことがあります。装具の剥がれや排泄物の漏れがある場合には、装具変更が必要になります ストーマ脱出は、ストーマ粘膜が外翻して突出してくる状態です。例えストーマ脱出が認められたとしても、ストーマ粘膜の循環障害や排泄管理に支障がなければ経過観察を行います
尿路管理上の合併症	びらん・発疹・色素沈着 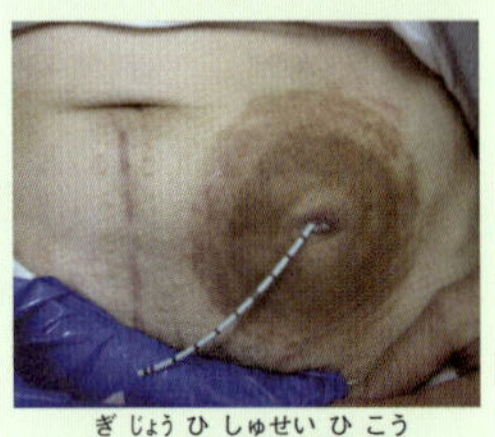 偽上皮腫性肥厚 (PEH：pseudoepitheliomatous hyperplasia) 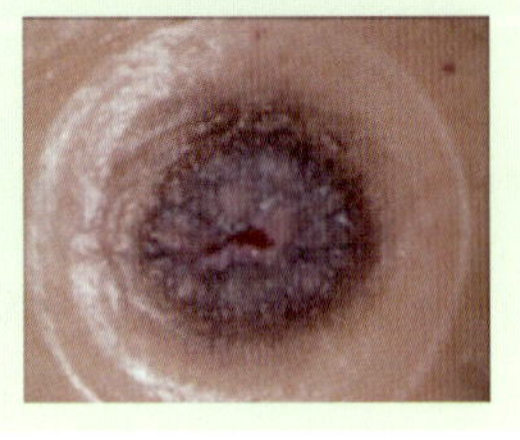	皮膚障害を起こす原因にはさまざまなものがあり、①排泄物との接触、②皮膚保護剤や粘着材による化学的刺激、③剥離刺激などの機械的刺激、④装具による閉鎖環境に関連した感染などが挙げられます。生じている皮膚障害の原因を見極め、原因に応じた対処が必要となります 偽上皮腫性肥厚は、皮膚が凹凸に肥厚している状態で、尿路ストーマに特徴的にみられる皮膚障害です。排泄物に含まれるアルカリ性物質の慢性的な刺激によって生じた炎症が原因といわれています。偽上皮腫性肥厚によって皮膚に凹凸が生じると装具の密着性が悪くなり、排泄物の漏れを起こすばかりでなく、肥厚部分がさらに尿にさらされる結果となり、皮膚障害が悪化します。皮膚が常に尿に浸漬されないようストーマサイズに合わせたストーマ装具を使用し、面板の溶解が進む前に交換を行い予防していく必要があります

（津畑 亜紀子）

ストーマ造設による合併症と予防対策

尿の付着による皮膚障害のケアと予防

■ 偽上皮腫性肥厚（PEH）

尿が長期にわたり皮膚に接すると、浸軟（ふやけ）を起こします。浸軟した状態が続くと皮膚が過形成し白っぽくなり厚みが増したようにみえます。初期に疼痛はありませんが亀裂が入ると痛みを伴い、装具の貼布ができなくなる場合があります。

■ 結晶・結石

尿がアルカリ性に傾いて結石成分が析出して皮膚に固着すると、装具の装着が困難になる場合があります。結石が発生する原因は尿の成分によって異なります。また、結石の付着はストーマ狭窄の原因となることがあります。

■ ケア方法

1）飲水量は１日1,500～2,000mlが必要ですが、合併症との兼ね合いがあるため医師に確認します。

2）ストーマサイズに合わせて適切な大きさの面板ストーマ孔にします。

3）装具交換は排泄物が漏れ出る前に定期的に行います。

4）皮膚保護剤に合わせた交換間隔を設定します。

5）結石が固着した際のケア方法

お酢の湿布（微温湯とお酢を１対１で混合し、コットンやガーゼに含ませたもの）を結石の部分に乗せて１～２分程度湿布してから拭き取ります。その後装具を装着します。

尿路感染の予防

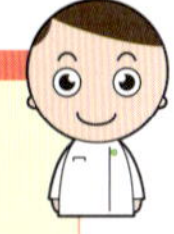

ポイント　ー尿路感染の発生機序ー

排泄されたばかりの尿は無菌ですが、空気に触れるとアルカリ性に傾き細菌が増殖しやすくなります。尿の停滞や逆流があると尿路感染を起こす場合があります。尿路感染を繰り返すことで腎盂腎炎や結石の発生につながっていきます。

■ 紫色蓄尿バッグ症候群（PUBS : purple urine bag syndrome）

慢性便秘と尿路感染が合併する際に発症します。腸内細菌の異常繁殖で分解・産生された色素の元となる物質が尿中に排泄されて青色や紫色に着色されます。

紫色蓄尿バッグ症候群

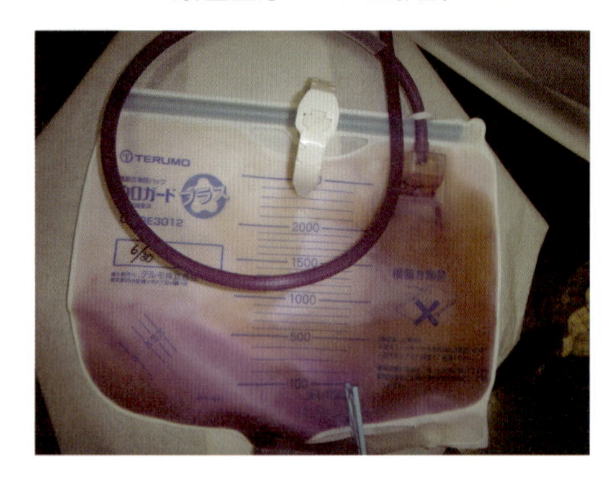

クランベリージュースとエキス

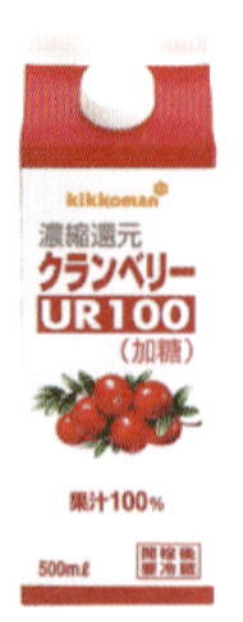

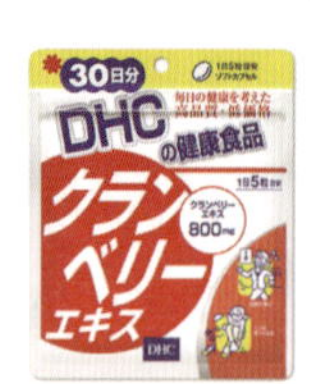

排便コントロールとともに尿路感染の予防ケアが必要となります。

尿路感染の予防ケア

1）水分摂取を促します。

2）排泄された尿が逆流して感染することを予防するため，逆流防止弁つきの装具を使用します。

3）クランベリージュース（カプセル）を服用します。

クランベリーの中に含まれるキナ酸が肝臓で代謝され馬尿酸（ばにょうさん）という酸性の物質になることにより，尿が酸性に保たれ感染菌の増殖を抑制することができます。ポリフェノールの抗酸化作用も尿路感染予防につながるとされています。

定期的な受診

発熱，腰背部痛，尿量減少などの症状がある場合は医師の診察を受けるように指導します。自覚症状がない場合でも，腎機能や尿路の状態を評価するために定期的な受診を勧めましょう。

また，ストーマ外来でも定期的な受診を促し，体型の変化や本人の希望に合わせ，装具を変更していきます。

〈参考文献〉

1）斉藤忠明：尿路ストーマの術後管理．第28回神奈川ストーマリハビリテーション講習会テキスト：2012.

2）ストーマリハビリテーション講習会実行委員会編：ストーマリハビリテーション実践と理論，金原出版，東京，2006.

3）日本ET/WOC協会編：ストーマケアエキスパートの実践と技術，照林社，東京，2007.

4）青木和恵，坂元敦子，世良俊子：やさしいストーマケア；人工肛門・人工膀胱との快適な暮らし方，桐書房，東京，2003.

5）小野寺綾子編：外来がん患者の日常生活行動支援ガイド，医学書院，東京，2008

（関 宣明）

ストーマ装具の装着方法とスキンケア

消化管ストーマとの違いは何？

■造設位置やストーマサイズ

回腸導管は尿を体外に出す管として回腸を使う術式により、右下腹部に造設されます。サイズは20mm前後、小腸を使うため大腸ストーマより小さくなります。

尿管皮膚瘻は片側に尿管を合流させて造設するか、左右それぞれの腹部に造設されます。尿管が皮膚に引き出されるためサイズは10mm前後で平坦なため、狭窄（きょうさく）する可能性が高くなります。

ストーマサイズの違い

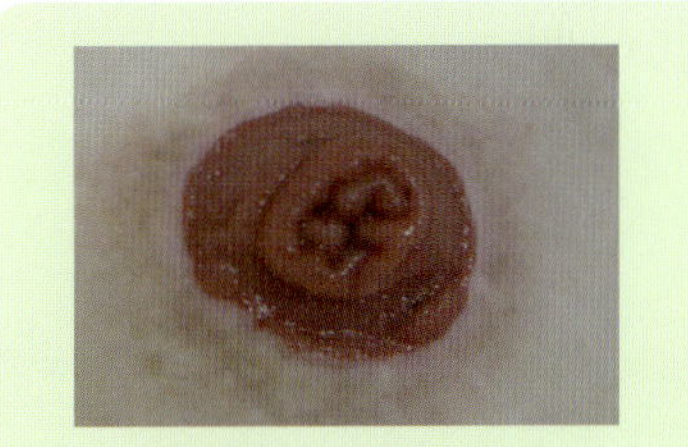

S状結腸ストーマ

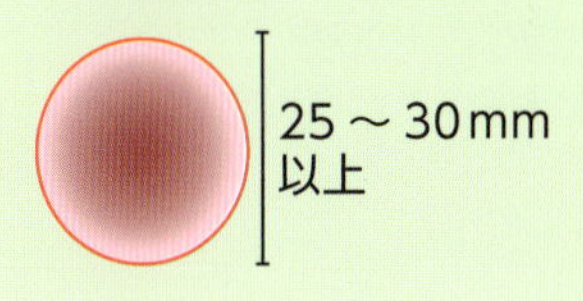

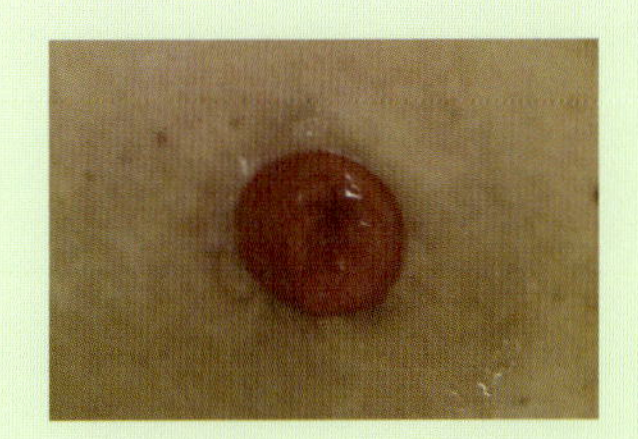

回腸導管

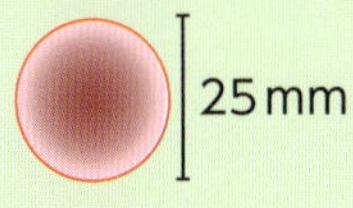

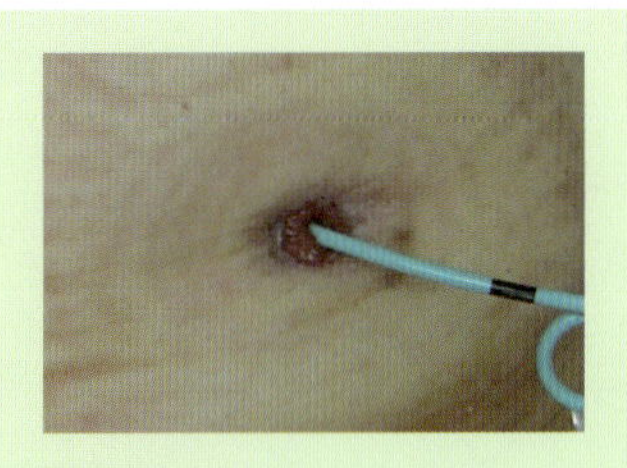

尿管皮膚瘻

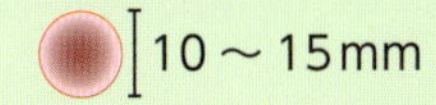

術後のカテーテルの管理方法

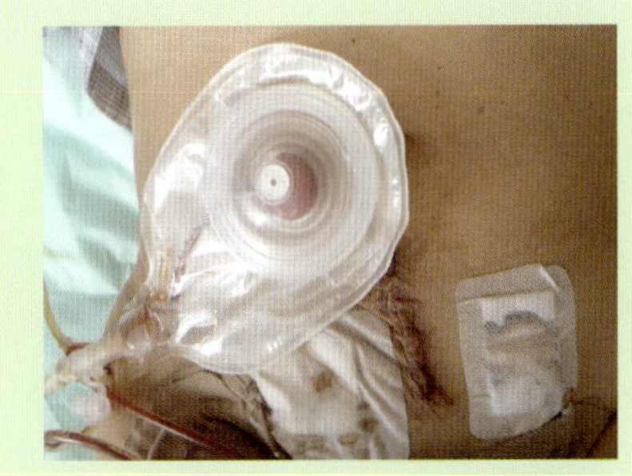

ストーマ袋内にカテーテルを留置

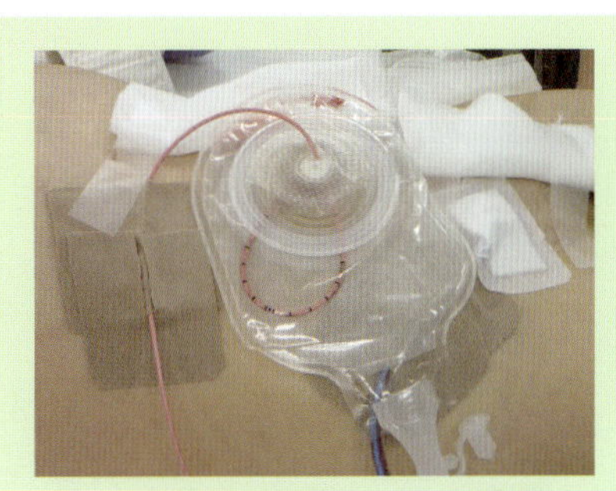

ストーマ袋外にカテーテルを管理

■カテーテル管理が必要

回腸導管術後は縫合不全や狭窄による尿の逆流、逆行性感染の予防のためにカテーテルが左右の腎盂に留置されます。カテーテルは短く切って装具内に留置し、ストーマ袋と外部蓄尿袋に接続するか、それぞれのカテーテルと外部蓄尿袋に接続して速やかに尿を流し、停滞させないようにします。2週間前後で吻合状態を確認した後に抜去し、退院後、カテーテルは必要なくなります。

尿管皮膚瘻は尿管の走行や狭窄によりカテーテルを常に留置して管理する必要があります。

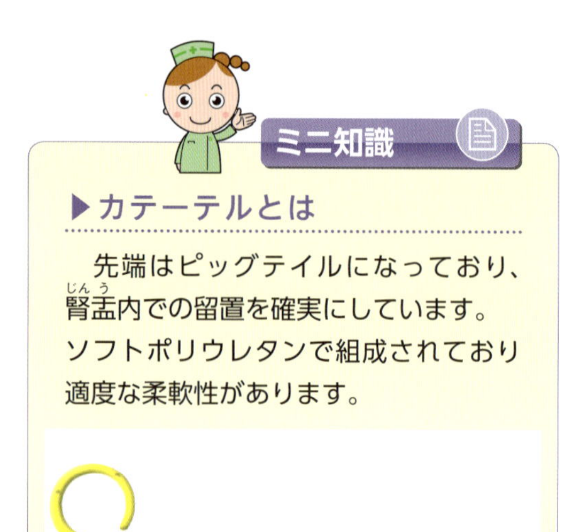

消化器ストーマと尿路ストーマの違い

	消化器ストーマ	尿路ストーマ
ストーマサイズ	大腸で造設 30mm 前後 小腸で造設 25mm 前後	回腸導管 25mm 前後 尿管皮膚瘻孔 15mm 前後
造設位置	一般的に左下腹部 病状により左右上下腹部に造設される	回腸導管は右下腹部 尿管皮膚瘻は左右の側腹部
カテーテル管理	不要	必要 術後 2 週間前後で抜去 尿管皮膚瘻は退院後も必要な場合もある
排泄物	便が排泄 造設位置で性状が変わる 固形から泥状、水様	尿が排泄 水様性、小腸で造設されるため粘液が混ざる

■排泄物の性状

腸蠕動と連動して尿が押し出されて持続的に流出します。腸管を使う回腸導管は腸粘液が混入し、装具内に尿とともに浮遊物が多くみられます。

排泄物は水様性であるため、ストーマに高さがない場合や、ストーマ周囲にしわやくぼみがあるとケアが難しくなります。また、尿路感染から尿がアルカリ性に傾き、装具漏れが重なると容易に皮膚障害が起こるので注意します。

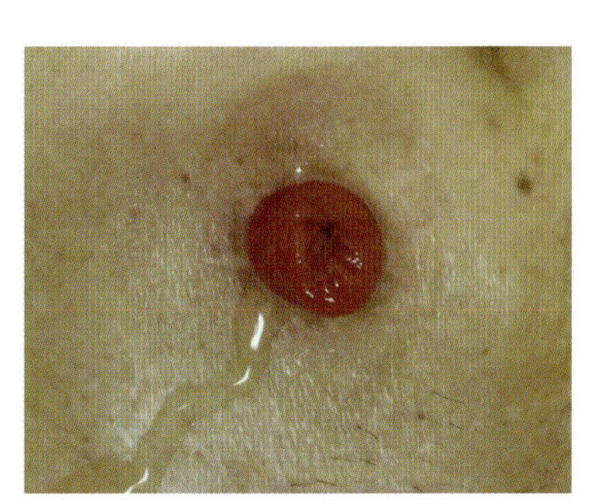

持続して流れる尿

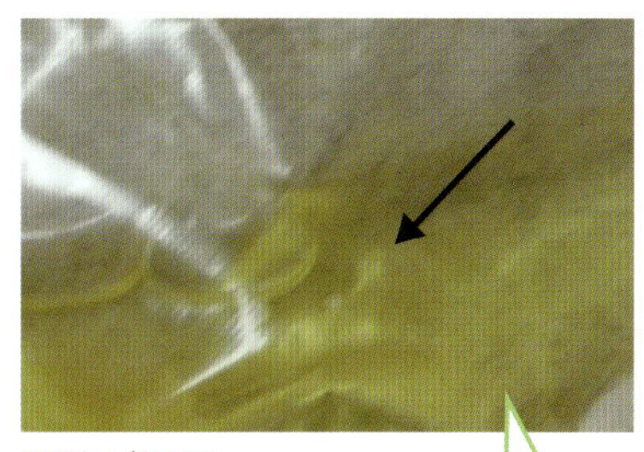

粘液が混濁

尿に粘液が混じる
「このフワフワしたものは何だろう?」「病気なのかな?」と驚く方もいるため、事前に尿に腸液が浮遊物となり混じることがあると説明しておきましょう

尿路ストーマケアをやってみよう

尿路ストーマは永久ストーマであり、生涯にわたり装具を使って生活していく必要があります。しかし、健康な皮膚でなければ長期的に装具装着はできません。そこで術直後から予防的スキンケアに取り組むことが大切です。

■術後の尿路ストーマ周囲皮膚の特徴

ストーマ造設術後、それまで衣服に守られていた皮膚はさまざまな刺激を突然に受けることになります。手術によりストレスにさらされて過敏になっている皮膚は、さまざまな刺激を受けやすい状態にあります。多くの刺激にさらされるた

皮膚が受ける刺激

ストーマ近接部	排泄物である尿そのものと尿を含んだ皮膚保護剤、ストーマ粘液などが混ざった汚れが付着する
皮膚保護剤貼付部	閉鎖環境から、汗による浸軟をベースに、皮膚保護剤成分による化学的刺激と皮膚保護剤剥離による物理的刺激を受ける
皮膚保護剤貼付部外	テープを使用していれば同様に閉鎖環境による浸軟、粘着成分やテープの剥離刺激を受ける

このように多くの刺激から皮膚バリア機能が低下するため、スキンケアの原則に沿って皮膚本来の機能を維持できるように予防的にケアすることが重要です

め、スキンケアの原則に沿って皮膚本来の機能を維持できるように予防的にケアすることが重要です。

術後の尿路ストーマ周囲の皮膚

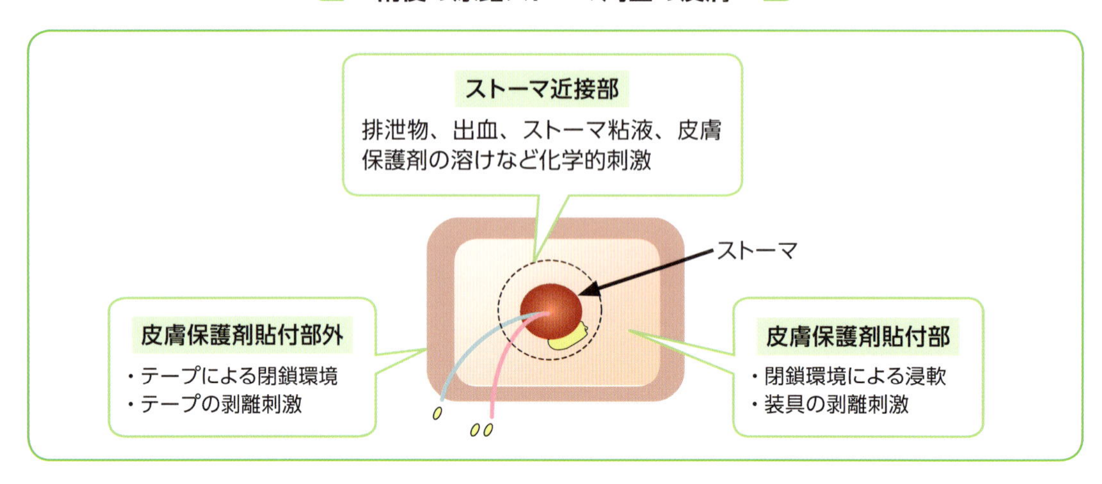

スキンケアの原則

1. **皮膚の清潔**：ストーマ周囲皮膚の独特の汚れを除去
2. **刺激物の除去**：尿の付着を予防し、皮膚保護剤の刺激を少なくする
3. **機械的刺激の除去**：装具を剥がす刺激や洗浄による過度の摩擦を避ける
4. **感染の予防**：むやみに長期間装具を貼付しないで交換間隔を守り、尿路感染に注意する

(ストーマリハビリテーション講習会実行委員会編：ストーマリハビリテーション実践と理論，金原出版，東京，2006, P176より引用)

■術後のストーマ装具の選び方

術直後に出血やストーマの血流障害が起こると短時間で急激な変化が起こるので、観察や操作がしやすい窓つき単品系装具や二品系装具を使用します。通常の単品系装具はカテーテルが閉塞するなどの問題があったときに装具を剥がさなければならないので、安定するまでは観察や処置がしやすい装具がよいでしょう。

術後使用する装具（窓つきあるいは面板からストーマ袋を外して操作できる）

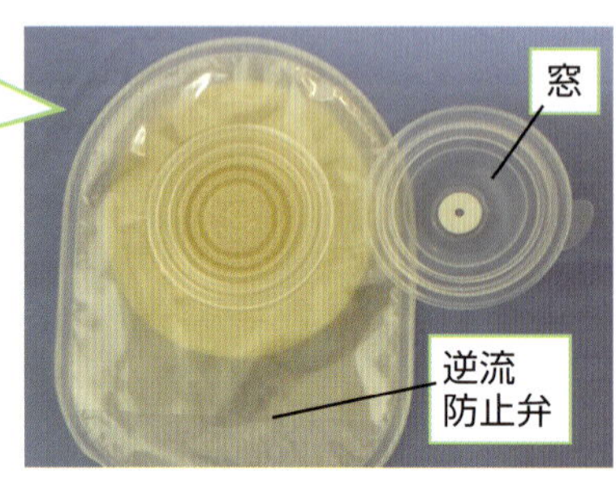

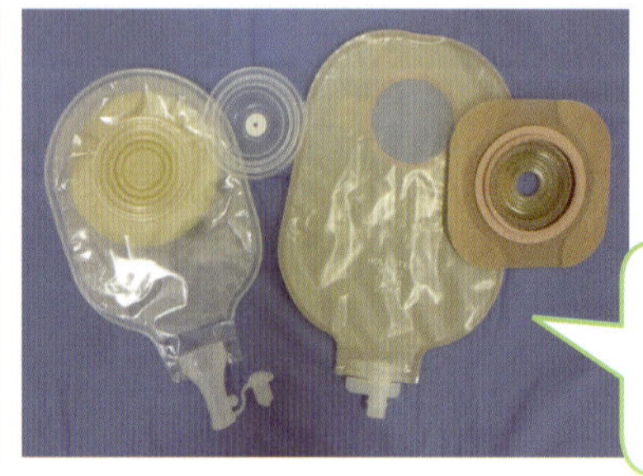

術後使用する装具（窓つきで操作しやすく、逆流防止弁がついている）

●必要物品を準備し、必要に応じて使用…

必要物品には以下のようなものがあります。

①交換用の装具、②補正が必要であれば用手形成皮膚保護剤、③ストーマパウダー、④剥離剤、⑤被膜剤、保湿剤、⑥ノギス、ハサミ、マジック、⑦セッシ、滅菌ガーゼ、ロールガーゼ、⑧洗浄剤、微温湯入りのシャワーボトル、⑨不織布、ビニール袋、テープ（ビニール袋固定用）

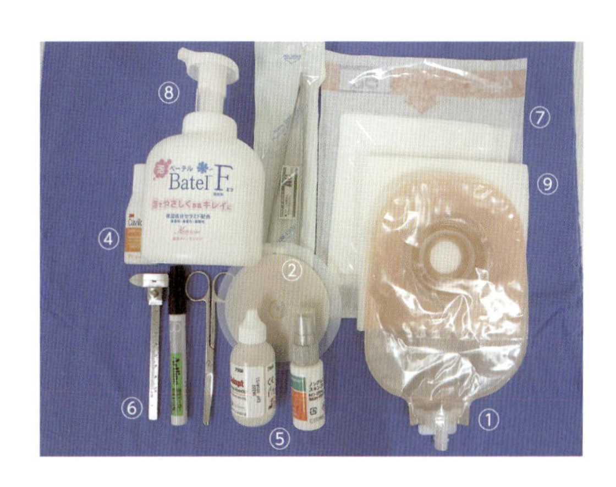

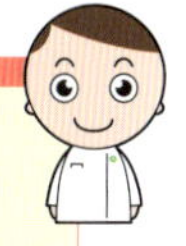

尿路ストーマ術後の装具選択のポイント

1. ストーマや排泄物の性状を容易に観察ができる、窓つき単品系装具や二品系装具など透明な袋を選択する
2. 装具を剥がさなくても、窓部分やフランジは外してカテーテル操作しやすい
3. ストーマ袋内の逆流を防止し、感染予防するために逆流防止弁がついている
4. 尿排出口は外部蓄尿袋と接続しているため、容量が大きい袋内に誘導できる

■ストーマ装具の剥がし方

●剥離剤を上手に使って、やさしく装具を剥がそう…

1）カテーテルや正中創（せいちゅうそう）、ドレーンを汚染しないように気をつけます。

2）初回の装具交換は臥床位（がしょうい）かファーラー位で行います。

3）正中創が袋内の排泄物で汚染しないように、正中創側から側腹部に沿って剥がし、座れるようになったら頭側から足側に向かって剥がします。

剥離刺激で創痛（そうつう）を誘発しないように、剥離剤を使ってやさしく剥がします。

皮膚と保護剤の間に剥離剤を浸透させ

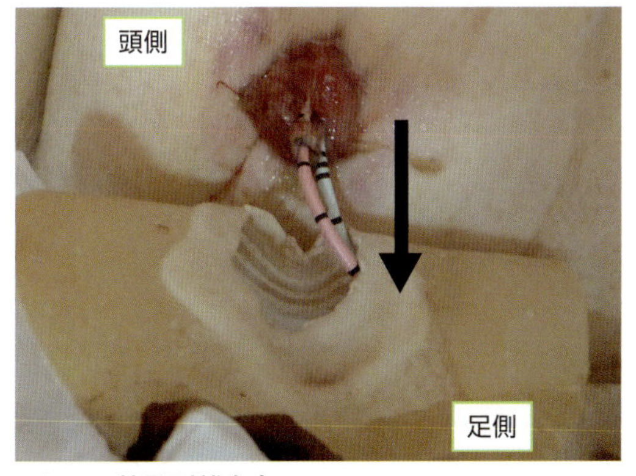

ストーマ装具剥離方向

剥離剤

スプレータイプ粘着剥離剤
液体粘着タイプ剥離剤

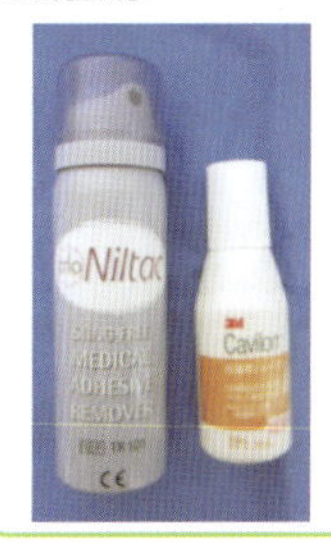

拭き取りタイプ粘着剥離剤

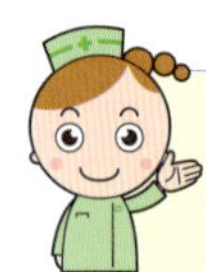

剥離剤を使いこなそう

アドバイス

窓つき単品系装具や、尿路用装具に使用されている皮膚保護剤は、耐久性が高く、剥離刺激が強い傾向にあります。積極的に剥離剤を使いましょう。剥離剤は液体粘着剥離剤（3M™キャビロン™皮膚用リムーバー）、スプレー式粘着剥離剤（ニルタック粘着剥離剤スプレー、アダプト剥離剤スプレー、ブラバ粘着剥離剤スプレー）、拭き取りタイプ（ノンアルコール式粘着剥離剤、プロケア®リムーバー ニルタック粘着剥離剤ワイプ、ブラバ粘着剥離剤*（紙ナプキンタイプ）、アダプト剥離剤パック）があります。シリコン製の剥離剤は滴下（てきか）あるいはスプレーするだけでパラリと皮膚から剥がれるので、急がずに剥がれてくるのを待ちましょう。

て、皮膚を指で押さえるようにして剥がし、無理な力はかけないようにします。

4）カテーテルが装具とともに抜けないように、途中まで剥がしたらカテーテルを袋内から出しておきます。

●カテーテルに注意して、皮膚をきれいに洗浄しよう

1）カテーテルをガーゼで保護する

カテーテルに触れるときは清潔操作で行い、汚染しないようにします。カテーテルを滅菌ガーゼで包み、尿の流出を妨げない場所に置きます。このとき、ストーマより上に置くと尿の流出の妨げになるので注意します。

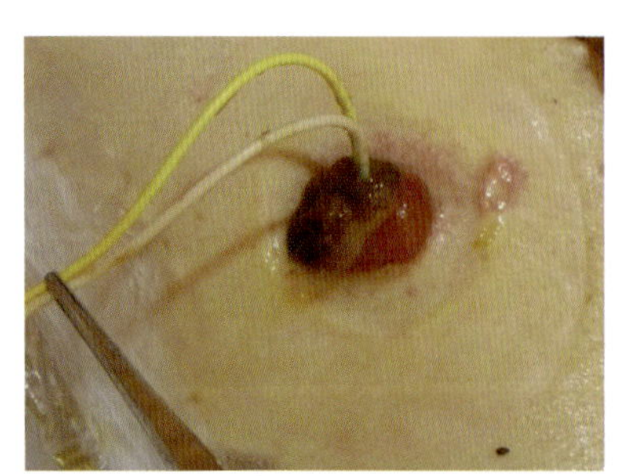

カテーテルをガーゼで保護します

2）ストーマ近接部を傷つけないように汚れをとる

術後のストーマは浮腫があり傷つきやすく、わずかな刺激で出血します。また、ストーマ粘膜皮膚接合部も縫合されたばかりで不安定です。これらを傷つけないように汚れを取り除いて洗浄する必要があります。

ストーマの近接部は皮膚保護剤の溶け、排泄物が混ざった汚れやカテーテル挿入周囲は排泄物に含まれた粘液が塊のように付着します。

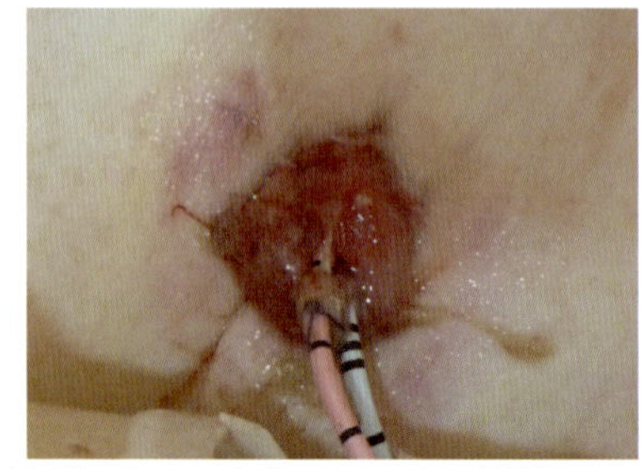

粘液がストーマとカテーテルに付着している

3）汚れを除去する

汚れをガーゼなどで軽く除去します。

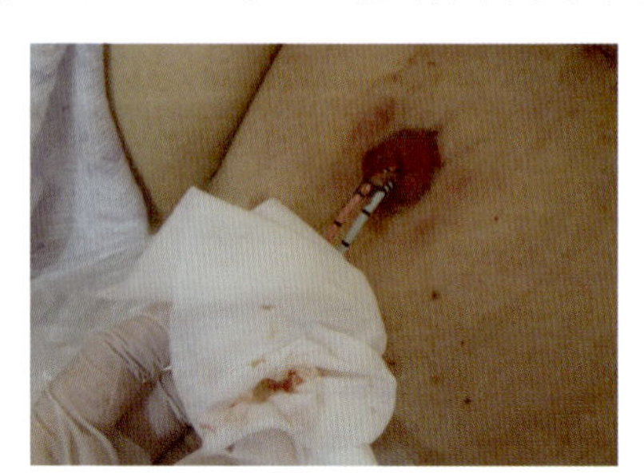

やさしく汚れを拭き取ります

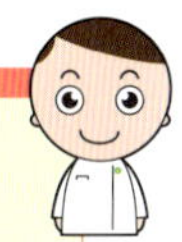

装具交換のポイント

術後はカテーテルが挿入されるため、カテーテルを抜去しない、汚染しないように配慮しながら清潔操作でケアを行います。尿が持続的流出するため、皮膚や正中創、ドレーンなどを汚染しないように、カテーテルをガーゼで包んで固定するなど配慮します。

4）糊残りを除去する

糊の残りが気になるときは剥離剤を追加して指でなじませて取り除きます。弱酸性洗浄剤を十分に泡立て、皮膚に乗せます。

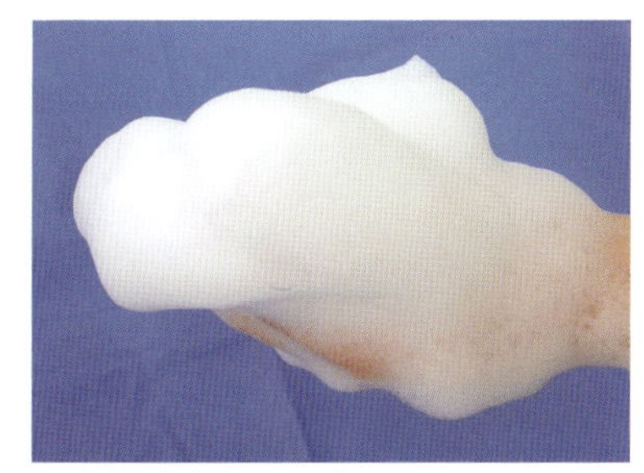

弱酸性洗浄剤の泡立て

清潔部分のストーマの中心から外側に向かって指で円を描くようにていねいにやさしく泡をなじませていきます。

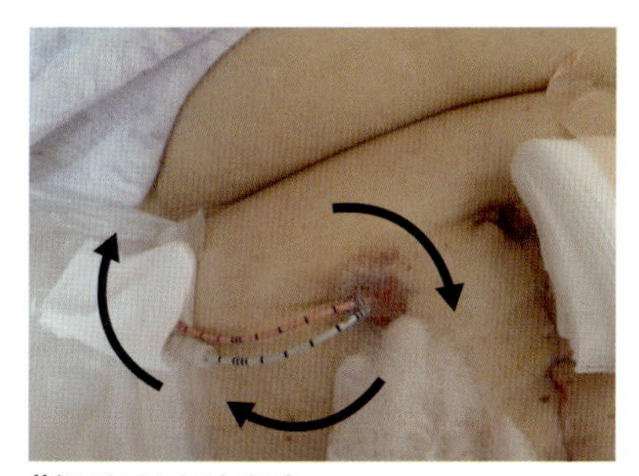

指でなじませます

5）洗浄剤や汚れを洗い流す

洗浄液で周囲を汚染しないように保護しながら、微温湯（ぬるまゆ）で洗浄剤や汚れを十分に洗い流します。最後に、ガーゼなどで洗浄水を拭き取ります。

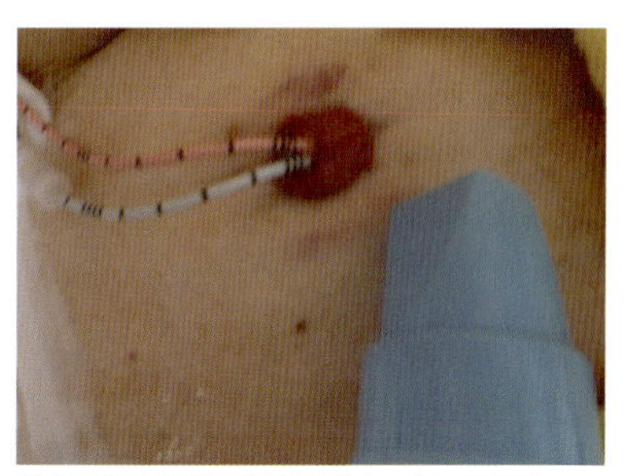

洗浄剤や汚れを微温湯で流します

時間をかけずに手早く洗浄したい場合は、弱酸性洗浄料（セキューラ*CL）、皮膚・保湿洗浄クリーム（リモイスクレンズ®）などを使用します。

これらは泡立てが不要で皮膚に直接なじませて洗浄します。時間が短縮でき、保湿成分が含まれており皮膚に潤いを与えてくれます。

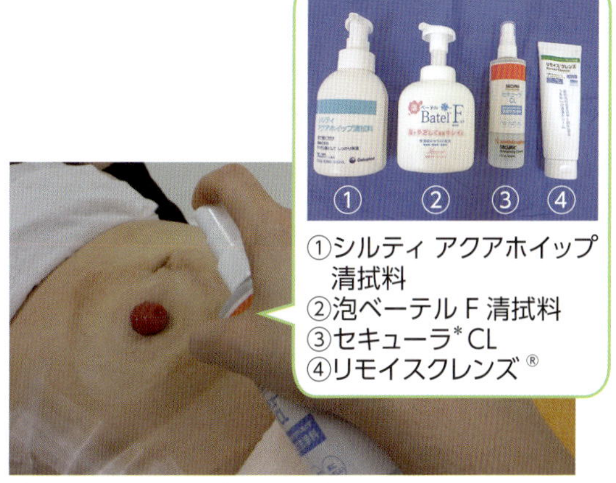

時間を短縮して洗浄する場合
セキューラ* CL などをふきかけなじませている
泡がないので洗い流しが短縮できる

■ストーマを観察して装具をつけてみよう

術後のストーマの観察のポイント

ストーマ	色、出血の有無、浮腫、弾力
ストーマ粘膜皮膚接合部	接合状態、離開の有無、離開の程度、出血の有無、滲出液の有無
ストーマ周囲皮膚状態	ストーマ近接部、皮膚保護剤貼付部、皮膚保護剤貼付部外に分けて発赤(ほっせき)、びらん、潰瘍(かいよう)、発疹(ほっしん)など皮膚障害の有無を確認する
排泄物	排泄量、性状

●ストーマの観察とサイズ測定

術後のストーマは赤色で浮腫があり、つやつやとしています。ストーマ色や出血の有無、浮腫、弾力を観察します。血流が悪いと粘膜の一部が黒色に変化しますが、変化が一部で、尿の流出があれば様子をみます。浮腫は術後2週間くらいで落ち着き、その後は時間をかけて軽減します。

ストーマ粘膜皮膚接合部離開は血流障害や感染で起こります。どの位置でどの位の深さの創か、浸出液の性状や量を観察します。

排泄物は、術後に左右のカテーテルから持続的に流出はあるか、出血の有無などの性状の観察が必要です。

ストーマ周囲の皮膚はさまざまな刺激により発赤やびらん、潰瘍、発疹など皮膚障害が起こりやすい状況です。ABCD

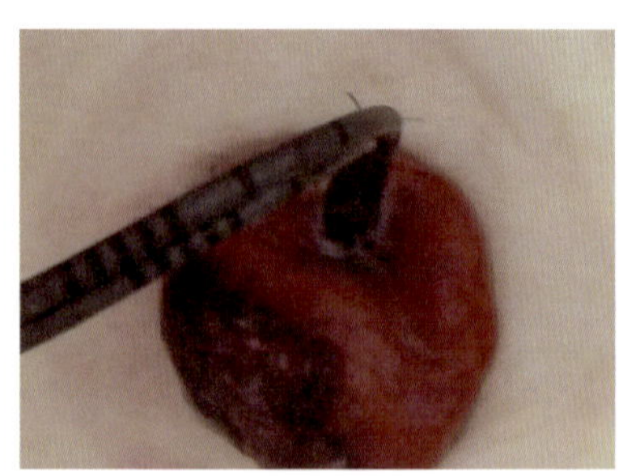

ストーマ循環障害
血流低下により、ストーマ粘膜一部が壊死している

ストーマ、周囲皮膚の観察

どこに、どのような
ストーマがあるか
色は？　出血は？
浮腫は？
皮膚粘膜接合部
の状態
形、サイズ、
排泄口の向き
排泄物の性状は？
浮遊物や、におい
はあるか？
皮膚障害は
ないか？

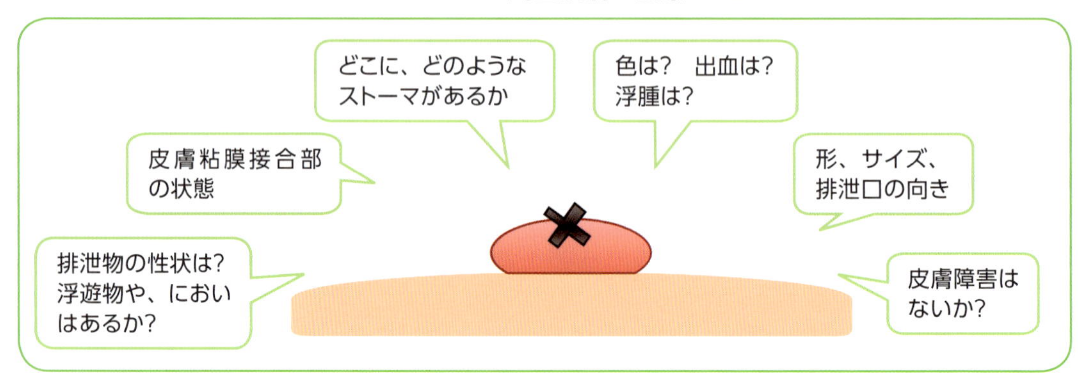

ストーマはストーマ周囲皮膚障害の重症度評価スケールです。ストーマ近接部、皮膚保護剤貼付部、皮膚保護剤貼付部外の3領域の皮膚を皮膚障害の程度で評価します。そのため、どの部分にどのような皮膚障害が起こっているか点数化すると変化が分かりやすく、ケア介入がしやすいです（ABCDストーマ：P34参照）。

ストーマサイズは縦×横を計測、ストーマの高さは粘膜の高さではなく、排泄口の高さを計測します。粘膜の高さはあるが漏れやすい場合は、排泄口が皮膚面である場合もあるので注意して観察します。

ストーマ計測方法

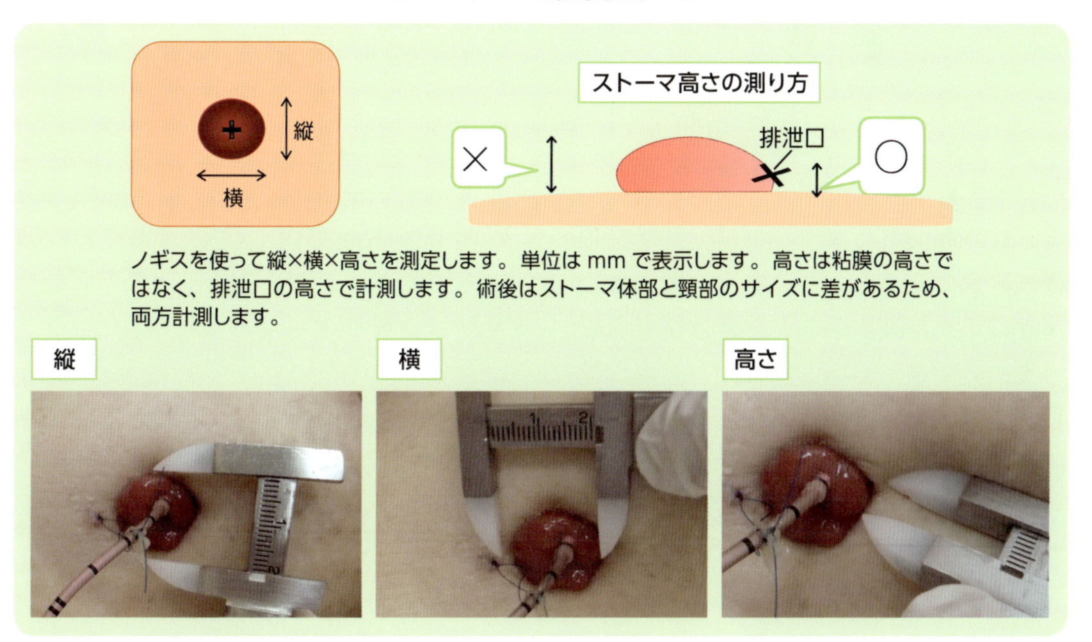

カテーテルの観察

1）カテーテルの固定は、粘膜や皮膚に縫合するなどさまざまなため、固定方法を確認してから挿入位置からの逸脱がないかをみていきます。

2）カテーテル左右の識別はカテーテル

カテーテルの固定方法

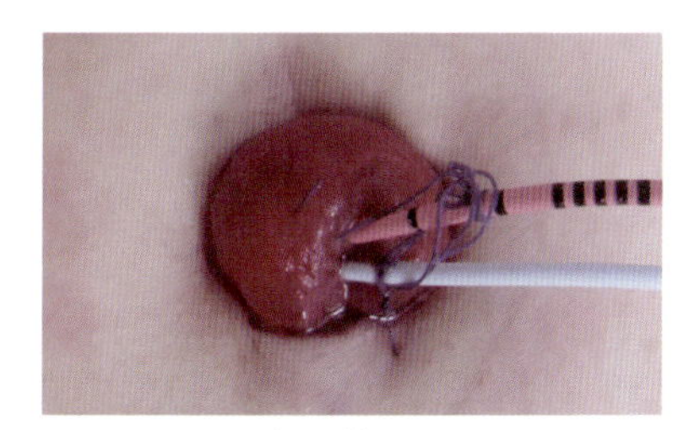
カテーテルの色の違い
ストーマ粘膜に直接固定

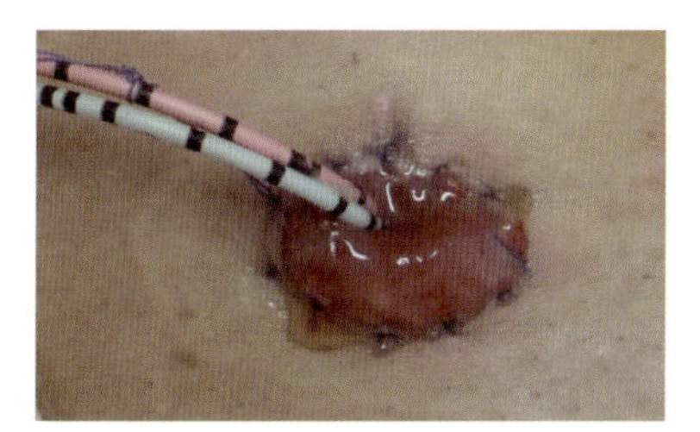
皮膚とカテーテルを固定

先端のカット方法や色により左右の区別をしています。区別の方法は各施設で取り決めがあるので確認しておきます。

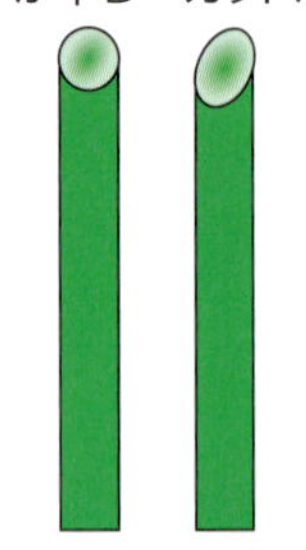

カテーテルのカット

3）尿の性状、流出の有無、速度、量、左右差を確認し、カテーテルが閉塞されていないか観察します。特に、装具交換時は観察する機会となります。尿の流出が遅い、また流出がないときは閉塞を疑います。閉塞している場合は、医師の処置が必要になります。術直後の尿は血が混じることもあります。

●剥がした装具の裏側を観察する

ストーマ近接部は、皮膚保護剤の膨潤（ぼうじゅん）と溶けを観察し、装具の漏れで保護剤に排泄物が潜り込んでいないかを確認します。装具交換間隔は膨潤が10mm以内であれば今の交換間隔でよいと判断しますが、それ以上に膨潤、さらに溶けが強いときは近接部の耐久性を出すように考えます。

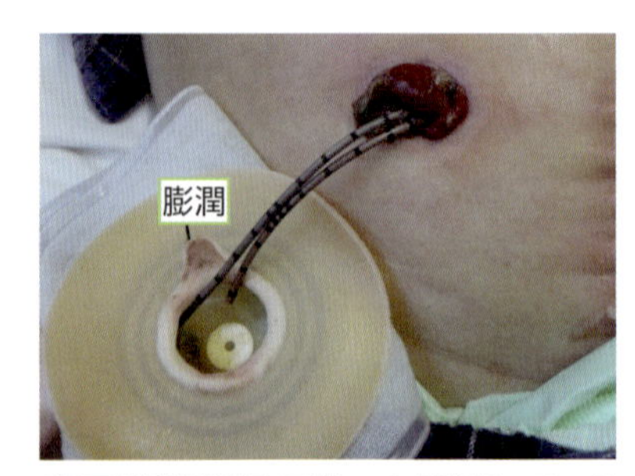

一部尿が潜り込み不均一に膨潤している

●装具の切り抜き

ストーマの浮腫があるため、皮膚保護剤のカット面で傷つけないように、ストーマサイズより約5mm大きく面板（めんいた）にマジックでストーマの形でマークして、マジック部分を切り抜きます。カット面は指で滑らかにします。このときに、小さくカットし過ぎてストーマ粘膜を傷つけたり、逆に大きく切り抜き過ぎて皮膚が露出しないように注意します。

●ストーマ近接部を保護しよう

術後は粘液が多く、排泄物が水様であるため、近接部の皮膚保護剤が溶けやすくなります。また、ストーマサイズよりも大きく面板をカットするので、近接部

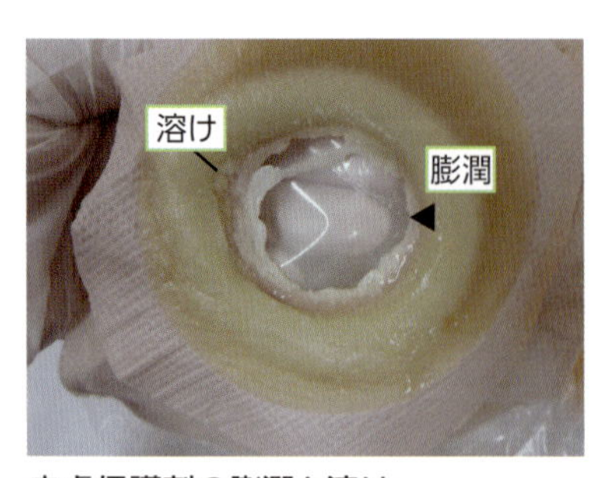

皮膚保護剤の膨潤と溶け

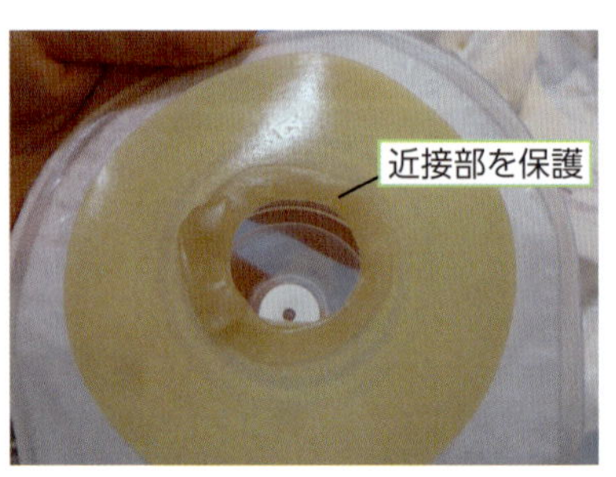

ホールカット周囲を皮膚保護剤で補正

の保護が必要になります。

保護には、板状皮膚保護剤、用手形成皮膚保護剤を使いましょう。膨潤するタイプの保護剤は水分を吸収して隙間を埋めてくれます。

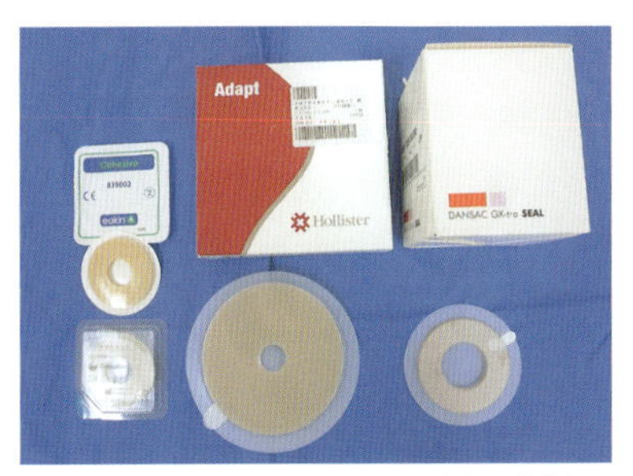

ストーマ周囲に使用する皮膚保護剤

●装具を装着する

窓つき単品系装具はカテーテルを先に袋に誘導してから皮膚に貼り付けます。

ストーマ近接部は指でなじませて密着させます。カテーテルは逆流防止弁よりも上に留置します。

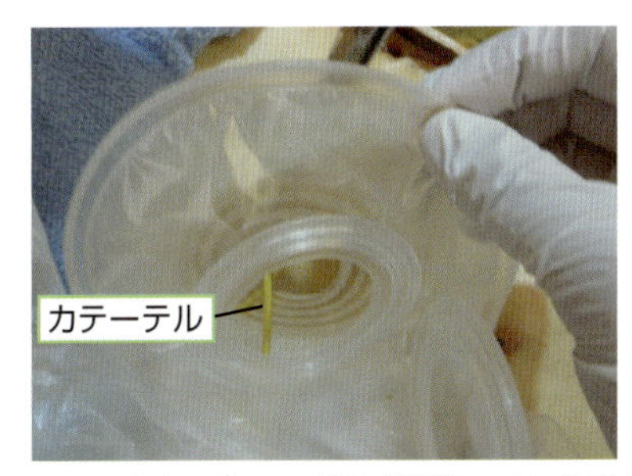

カテーテルをストーマ袋に誘導してから貼付

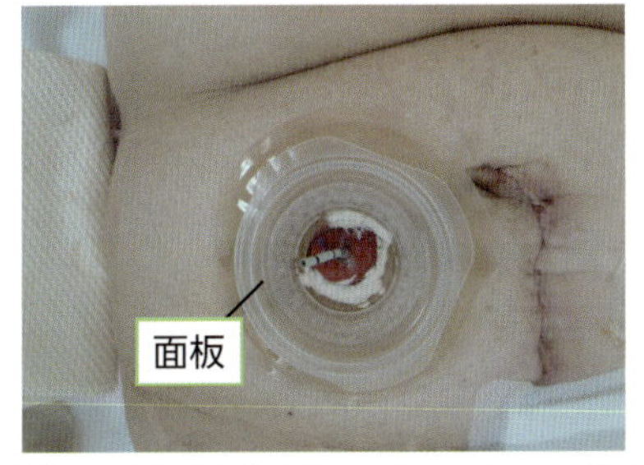

二品系装具は面板を貼付してからストーマ袋を装着

二品系装具は面板を装着した後にストーマ袋を装着、カテーテルは先に袋に誘導しておきます。装着前に、ストーマ袋の尿排出口をロックします。カテーテルは逆流防止弁の手前に置きます。

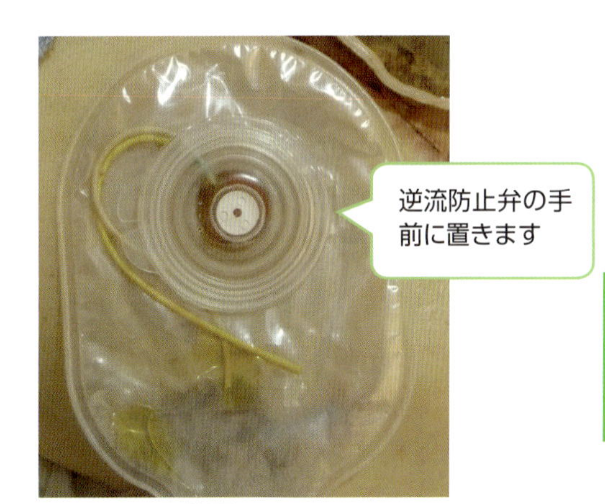

カテーテルの位置

単品系装具の場合、貼付位置は閉鎖式排尿バッグを接続することを考えて、体軸から外側へ向かうように斜めに貼付して誘導しやすくします。

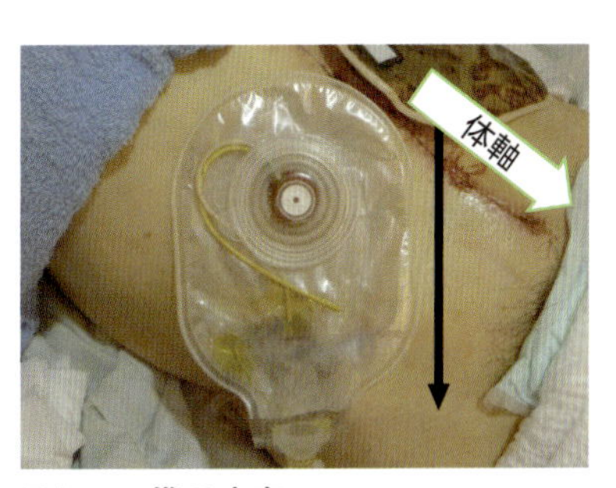

ストーマ袋の方向

二品系装具はストーマ袋位置を自由に調整することができます。夜間、外部蓄尿袋（尿路ガード）に接続するときは尿排出口のロックを解除します。接続にはコネクターの専用の接続管が必要になります。

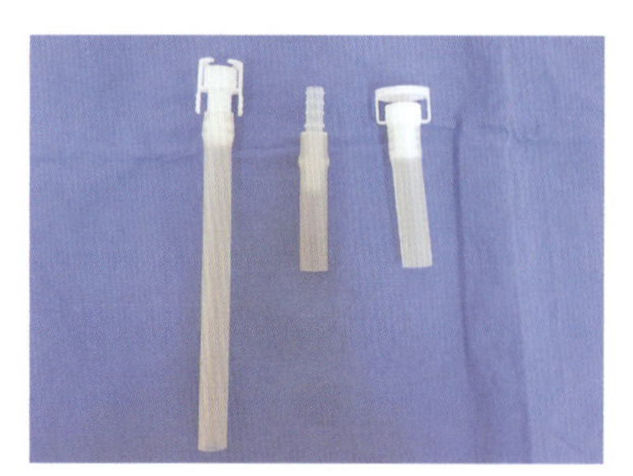
各メーカー接続管

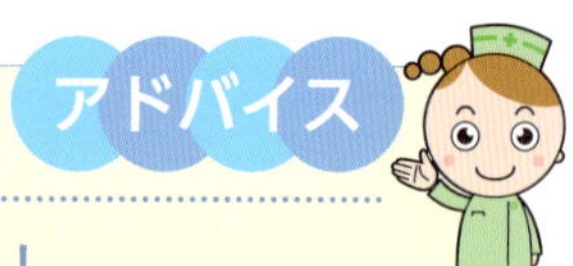

排泄口のロックは確実に！

装具交換を終え、しばらくしてナースコールがあり訪室すると、シーツや寝間着がぬれてしまっていた、ということがあります。これは、排泄口がロックされていなかったためです。患者さんに冷たい思いをさせてしまわないよう、装具を装着しても気を抜かずに、必ず排泄口のロックを確認しましょう。

●尿管皮膚瘻の装具交換のポイント……

基本的に尿路ストーマと装具交換方法は同じですが、左右に造設されたときは装具が２つ必要になります。また、退院後もカテーテル管理が必要な場合もあります。入院中からカテーテルの逸脱がないか、尿の流出があるか、カテーテルの摩耗がないかなど観察します。装具交換時のカテーテル操作は慎重に行い、装具剥離とともにカテーテルが抜けないように注意しましょう。

セルフケアの指導　装着方法や手順

■指導の開始時期とセルフケア指導方法

近年は、入院期間が短縮し、セルフケアを指導する時間が限られています。患者さんにストーマケアを「やりたくない」という強い拒否がなければ、できることからセルフケア指導を開始します。小さ

ストーマがプラスに考えられる働きかけ

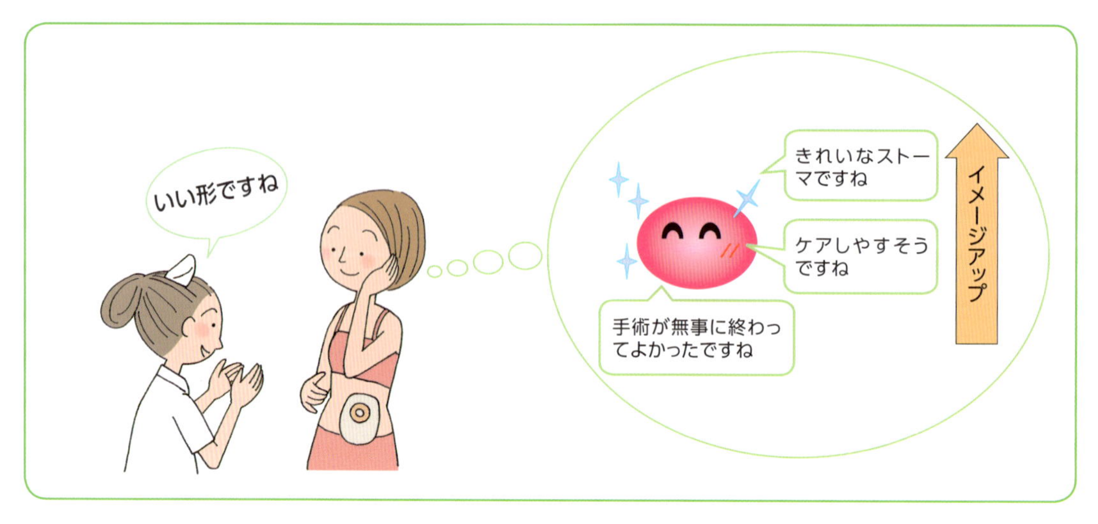

い成功を重ねて「自分はできる」という気持ちをもってもらうように働きかけましょう。なお、ストーマの受け入れがよければ、ストーマをイメージできるように、術前にストーマはどんなものか、どのようなケアが必要かなど動機づけしていくとスムーズにセルフケアは自立できます。

セルフケアは、「セルフケア指導の3ステップ」にある3項目に沿って行います。

1.から3.と順番通りに進まなくても、できることから行います。ストーマを見て、触れなくてもストーマ袋にたまった尿をトイレで捨てることができたり、その後、ストーマを見られるようになった例もあります。カテーテルがストーマに留置されていると患者さんは戸惑いますが、面板(めんいた)のカットなど部分的で簡単なケアから始め、カテーテルが抜去されてから積極的にケアができるようにします。

指導は「セルフケア指導におけるステップ」で段階的に進めていきます。

ステップ1　看護師が行うデモンストレーション：必要物品を用意し、実際に患者さんに見せながらすべて看護師が行います。

ステップ2　看護師が説明しながら患者さんができることを行う：患者さんができることは患者さん自身に行ってもらい、できないところは看護師が補いましょう。患者さんへの指導はできればステップ1と同じ看護師が行うとよいでしょう。

ステップ3　患者さんが準備から後片付けまでを行う：看護師は見守り、ケアの不足部分を指導します。

ストーマセルフケア指導初期の3ステップ

1. ストーマを見て、触ることができる
2. ストーマ袋にたまった尿をトイレに捨てることができる
3. 装具交換を行うことができる

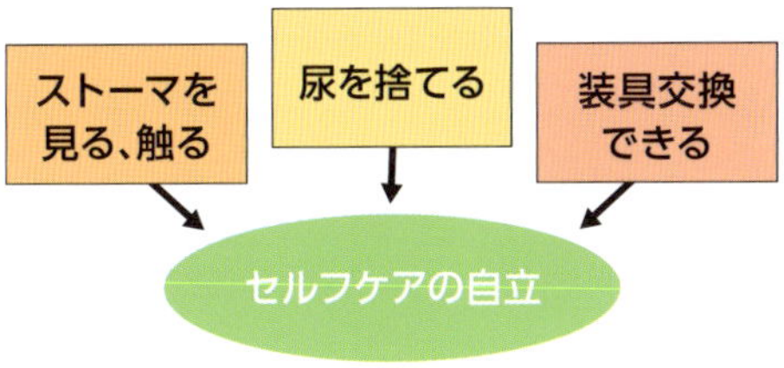

ストーマを見る、触る → セルフケアの自立
尿を捨てる → セルフケアの自立
装具交換できる → セルフケアの自立

■ストーマセルフケア手順

●ストーマを見て、触ってみよう…………

初回の装具交換のときに「ストーマを見る、触る」を勧めます。患者さんが拒否するときは無理には勧めず機会を待ちます。

ファーラー位で行うと自然にストーマを見て、触りやすい状況になります。ストーマをきれいにした後で「ストーマを見てみますか?」と言葉をかけます。触るのを怖がり、直接触れるのをためらうときは装具を貼付した後に手で押さえる動作と関連させて、袋の上から触ってもらいましょう。そのときにストーマに対してプラスの言葉を多くかけるようにします。

実際にストーマを目の前にすると大きな衝撃を受けます。「いい色ですよ」「いい形ですね、ケアがしやすそうですね」などの言葉かけが大切です。

看護師の言葉やストーマのケアの姿勢が後々患者さんのストーマに対するイメージに影響します。言葉だけではなくストーマケアはやさしくていねいに行い

「大切にしています」という気持を伝えていきます。

●ストーマ袋にたまった尿を捨てる……

トイレに歩いて行けるようになったら練習を始めます。この頃になると、初日の装具交換を指導したときと比較して患者さんの体力も回復し、受け入れもよくなっていることが多く、早い時期に行えるようになります。

1）日中は閉鎖式排尿バックの接続を中止し、ストーマ袋内に尿をためます。
2）たまったら最初は一緒にトイレに行き、看護師が尿を捨てます。
3）その後は患者さんが行い、看護師が見守ります。最終的には患者さん１人で実施できるようにします。

●尿を便器に捨てる方法……………………

1）洋式トイレに深く座るか、便器の前にイスを置いて座ります（どちらでもやりやすい方で行います）。
2）装具の排出口を開けます（回転式、ふた式）。
3）便器に尿が飛び散らないようにそっと中身を便器内に捨てます。
4）トイレットペーパーで排出口を拭きます。
5）排出口をロックします。

■社会復帰用の装具の選び方

尿路ストーマは高さが十分にあっても排泄物が水様性であるため、さまざまな身体の動きでわずかな隙間が生じ、漏れてしまう場合があります。社会復帰するには、装具は「漏れない、かぶれない、におわない」が基本ですが、患者さんの使いやすさも重要です。局所状態を考えて「漏れない」を優先しながら、最適な装具を考えていきます。

サポートする看護師はストーマ形状、排泄口、腹部のしわやくぼみの状況、動作による腹部の形状の変化、排泄物の性状、皮膚状態、装具交換に対する意欲や手の器用さを観察、患者さんの性格や好み、日常生活のスタイルをよく聞き、総合的に考えて装具を選択するのを助けます。個々の患者さんに合うストーマを選択できるようにアセスメントすることが重要です。

社会復帰用の装具選択のポイント

ストーマ	ストーマサイズ、形状、排泄口の位置、陥凹ストーマか
ストーマ周囲の皮膚や腹部状況	皮膚アレルギーなど皮膚に問題はないか 腹部のしわやくぼみの有無、ストーマと連動するしわはあるか（深いしわ・浅いしわ）
患者さんの身体状況	装具交換できる体力はあるか 視力に問題はあるか、手の巧緻性はどうか
患者さんの生活スタイルや嗜好	患者さんの好み（毎日交換を希望する、交換はできるだけ延長させたい）、 社会復帰するかなど

●さまざまな社会復帰用装具

材質、形状に差があるストーマ・腹部、患者さんの生活スタイルなど総合的にアセスメントして装具を決定します。

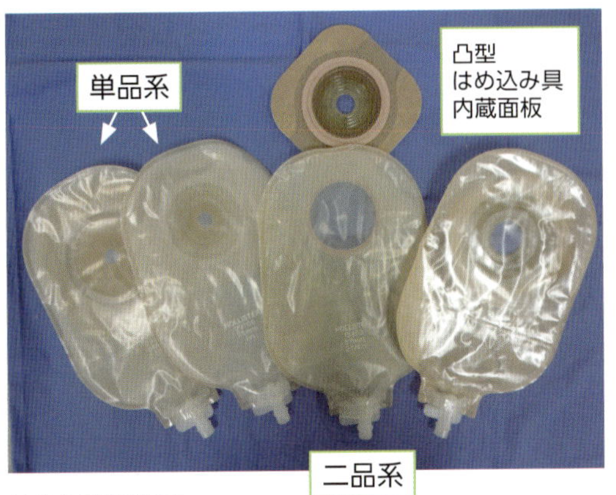

社会復帰用装具

■装具交換の自立へ向けての援助

座位姿勢ができるようになったらシャワー浴を積極的に取り入れます。退院後の生活に合わせて行えるように、入院中にシャワー浴で装具交換が体験できるように調整します。

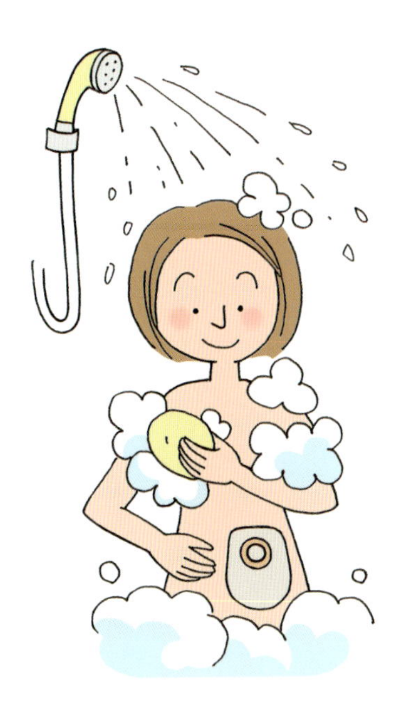

●シャワー浴をするときの必要物品の準備

現在、使っている物品だけを事前に準備しておいてもらいます。シャワー浴後に行う場合に洗浄用品は不要になります。

座位または立位で行います。衣服は汚染しないように脱ぐかキーパーで固定します。装具の下側にビニールをテープで固定し汚さないようにします。

●装具を剥がして観察する

面板(めんいた)を少し皮膚から剥がして剥離剤をたらした後、装具が自然に剥がれてくるまで待ちます。

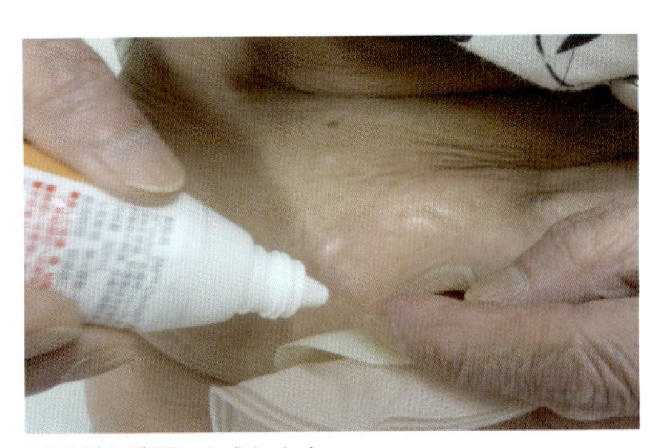

剥離剤を隙間にたらします

アドバイス 記録に挑戦するのをやめてもらおう

「1週間もった、今度は10日に挑戦です」と漏れないから装具を交換しない方もいますが、長期に使い続けると皮膚保護剤は汗を吸収する許容を超え、汗疹など皮膚障害が起こりやすくなります。ストーマ袋の抗菌性も低下し、逆行性尿路感染の危険性も高くなります。定期交換の大切さを事前に伝えておきましょう。

あるいは指で少しずつ剥離剤を浸透させながら頭側から足側に向かって剥がしていきます。

なお、シャワー浴できるようになったら脱衣所で装具を剥がします。

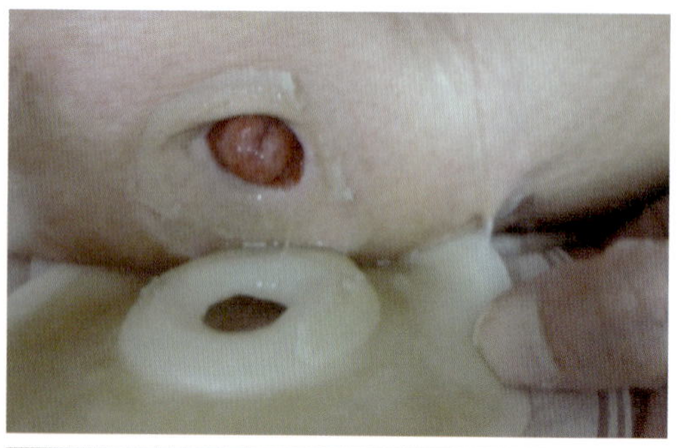

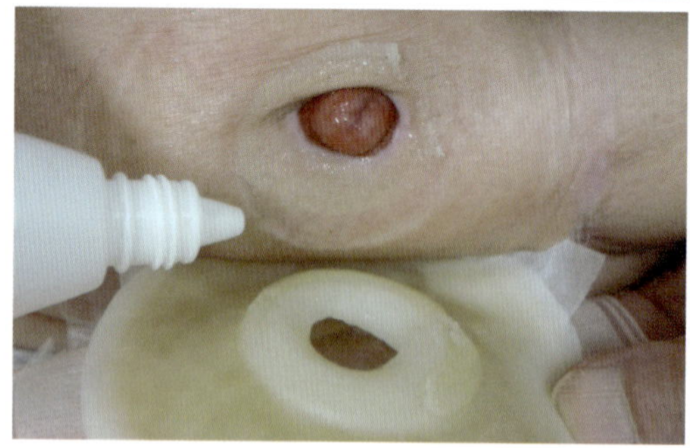

自然に剥がれてくるのを待つ

1）剥がした装具の裏側の観察

剥がした装具の裏側をよく観察して、皮膚保護剤の膨潤（ぼうじゅん）や溶けを観察してもらいます。汗を吸うと皮膚保護剤は白く変化するなど、皮膚状態を知る手がかりとなります。

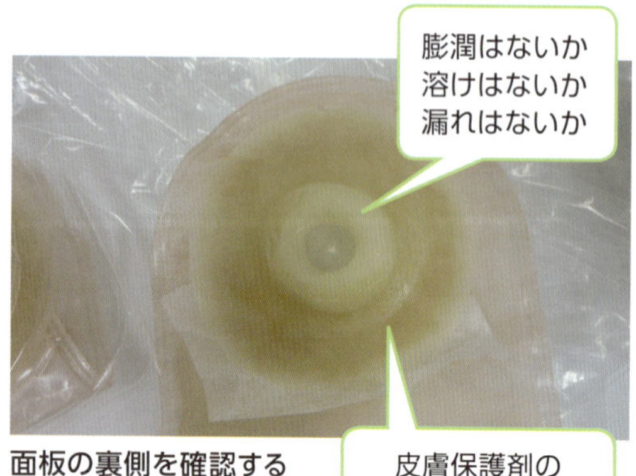

面板の裏側を確認する

2）装具交換のタイミング

10mm 以上膨潤している、あるいは溶けがあれば、皮膚を保護するために貼付期間を短縮します。4日交換であれば3日交換にするように説明します。しかし尿路ストーマ用の装具は剥離刺激が強いために3日交換よりも短期交換はせずにほかの方法を考えます。

尿が漏れているときは、なぜ漏れるのか原因を探します。まずは皮膚保護剤の裏側に不均一な膨潤や溶けはないか、ストーマの排泄口が皮膚面に近くないか、ストーマと連動するしわが腹部にないかをみていきます。腹部の状況は前屈位など動作を合わせて観察するようにします。

●汚れを落としてから洗浄する

粘液や排泄物が付着した皮膚保護剤の糊残りなど除去します。洗浄中に尿が流出するため、ロールガーゼで尿を吸収しながら行います。

弱酸性洗浄剤を十分に泡立てて、中心から外側に円を描くように泡を皮膚に乗せてなじませ、汚れを浮き上がらせます。微温湯で泡や汚れを洗い流します。何度もこすって、皮膚を傷つけないように適度に洗浄するようにします。

なお、患者さんがストーマやストーマ周囲に触るのを怖がり、十分に洗浄できないこともあるので、最初に説明し実施してみせることが大切になります。洗い残しがないように洗浄後に指で確認します。

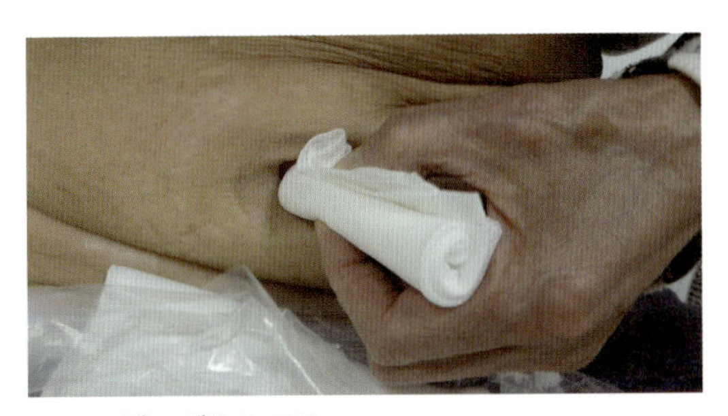

ロールガーゼをあてる

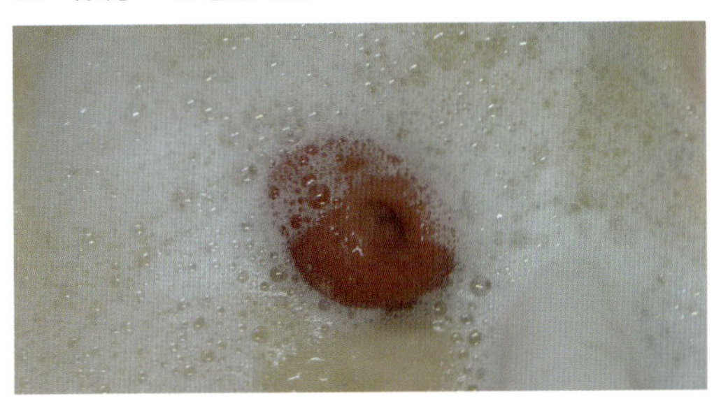

弱酸性の泡で洗浄

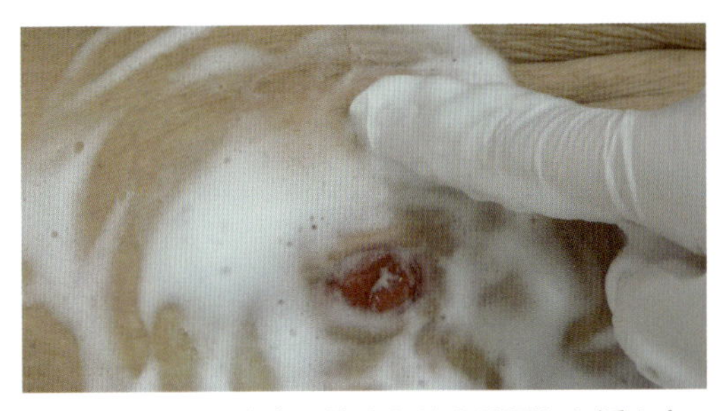

円を描くように皮膚に泡をなじませ汚れを浮き上がらせる

●ストーマやストーマ周囲皮膚を観察する

退院後はシャワーや入浴後など、皮膚を洗浄した後に自分で観察できるようにポイントを伝えます。サイズが安定し

退院後の観察のポイント

ストーマサイズ	サイズが安定したら毎回の計測は中止 体重増加やストーマ旁ヘルニアなど合併症によりストーマサイズが変化した場合は再計測する 装具の箱に入っている既成ゲージを利用する
ストーマ周囲の皮膚	剥がした皮膚保護剤と関連させながら、膨潤や溶けに沿って浸軟、発赤やびらんはないか、皮膚障害の有無を確認する
排泄物の性状	尿の性状と流出の有無 尿の混濁や臭気が強いときは尿路感染を疑うので注意してもらう
装具が漏れた場合	皮膚保護剤の膨潤、不均一がないか確認後、座位姿勢となり、しわやくぼみと一致していないかみる

体の一部である感覚を養おう

ストーマが腫れて受診した患者さんがいました。よく話を伺うとストーマを逆性石けんで洗っていました。ストーマを創だと考えて退院後に消毒剤やアルコールで清拭する人がたまにいます。創ではなく、体の一部分として、ほかの部分と同じように清潔にすることが大切です。ストーマを普通にきれいに洗う感覚がイメージできるように伝えます。

たら毎回の計測は中止しますが、体重増加やストーマ旁ヘルニアなどの合併症により常にサイズは一定ではないので、気になるときは計測するように勧めます。計測には装具の箱に入っている既成のゲージが便利です。剥がした装具の裏側と関連させながら皮膚状態も観察し、近接部に発赤（ほっせき）や浸軟（しんなん）がないか、装具漏れがある場合は発赤や表皮剥離など皮膚障害がないかをみてもらいます。また、尿路感染が起こると尿の混濁とともに臭気が強くなるので、尿の性状や量を自宅で注意してみてもらいます。

●装具の準備、切り抜きを行う

ストーマサイズを面板に写し、マジックでマークをつけます。ハサミの刃を立て、刃の真ん中で1回で切り抜きます。患者さんは小さくカットしがちですので、マジックの外側を切り抜くように説明します。サイズが安定したら既成孔に変更します。カット面は指でなじませて段差をならします。

●自分で装具を貼る

シャワーや入浴後は汗で装具が貼付できないときもあり、焦らずにゆったりした気持ちで貼付できるようにゆっくり貼れる環境を整えます。

1）立位となるか椅子やソファーに寄りか

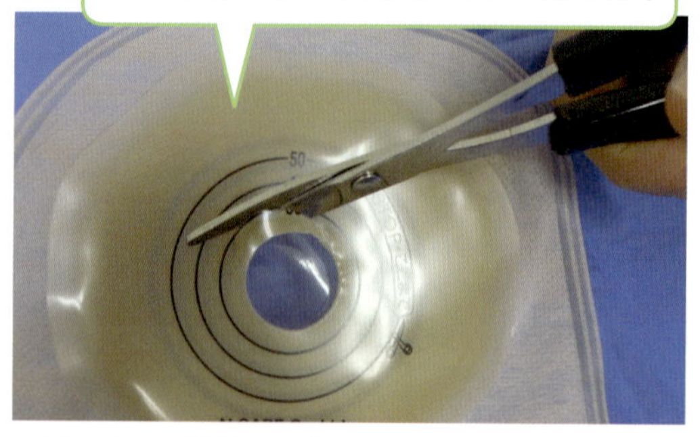

マジックの外側を切り抜く

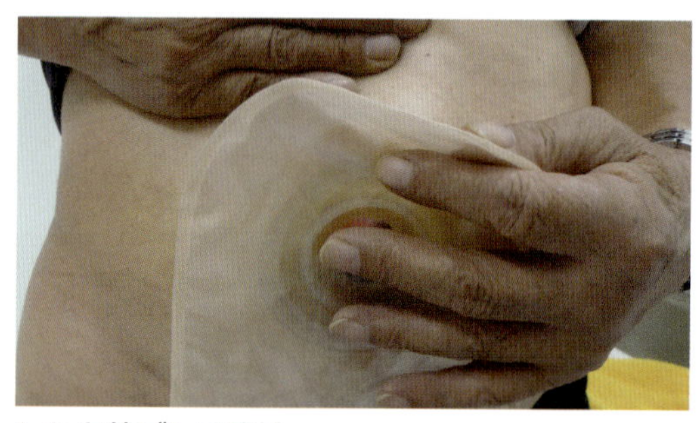

しわを伸ばして貼付
ストーマの位置を確認してもらう

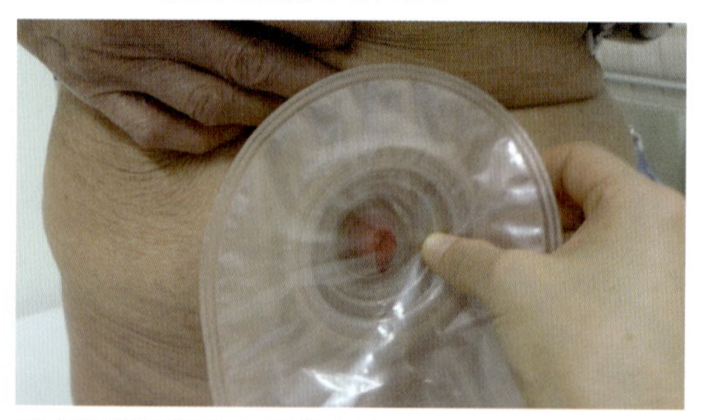

皮膚保護剤部分を密着させる

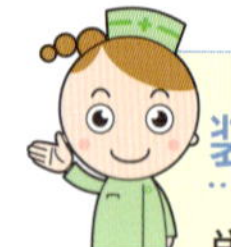

アドバイス

装具貼布位置のポイント

単品系装具を体軸と水平に貼ると、夜間の閉鎖式排尿バックに尿がスムーズに流れにくくなるため、貼付位置は好みや生活スタイルに合わせます。

かるなどして腹部を伸展させ、さらに手で腹部のしわを伸ばしてから貼付します。
2）尿は水様性であり、少しの隙間から排泄物が漏れます。貼付時は十分にしわを伸ばして密着させます。
3）下側が見えないと引っ張るように貼り、ストーマ粘膜を傷つけてしまいます。慣れるまでは装具を貼る位置を家族に確認してもらうか、鏡で確認して位置感覚を覚えてもらいます。

常に尿が流出するため、ロールガーゼなどで尿を吸わせながら貼りますが、腹圧をかけてたまっている尿を排泄させると、尿が出ない時間が得られ、貼りやすくなります。また、交換時間の2～3時間前に飲水を少なくするなどタイミングを工夫します。退院後はシャワー浴や入浴後に交換するため、交換時間は自分の生活サイクルに合わせて決めてもらいます。

●脚用蓄尿袋（レッグバッグ）や外部蓄尿袋（閉鎖式排尿バッグ）の接続方法

ストーマ袋の容量は決まっており、夜間など、長時間トイレに行けずに、袋内にたまった尿を破棄できない場合があります。その場合は、日中は脚用蓄尿袋を使用し、夜間は容量が大きい外部蓄尿袋と装具を接続させます。ストーマ袋の排泄口に接続管（P114）をつけ、脚用蓄尿袋の接続部に連携させると、ストーマ袋内に排泄された尿が、速やかに脚用蓄尿袋に移動します。接続管は各メーカーで形状に差があり、それぞれ互換性はないので装具と同じメーカーの接続管を使用するようにします。袋はバンドで足に固定できるようになっています。脚用蓄尿袋は容量が違うため、容量を多くしたいなど自分の好みで選択できます。

蓄尿袋は使用後に中身は破棄、専用のクリーナーで洗浄して保管するよう説明し、自宅で困らないようにします。

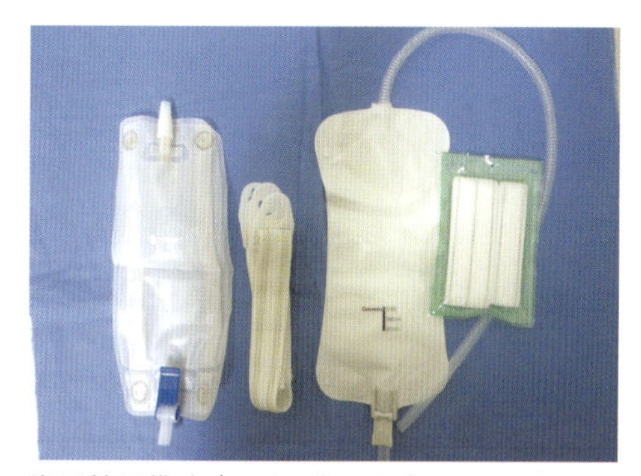
脚用蓄尿袋（バンドで脚に固定できます）

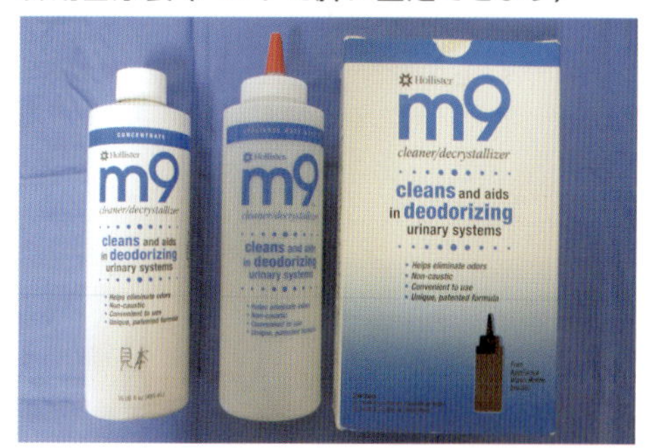

専用のクリーナー

トラブルの回避、患者さんへの精神的フォロー

■尿路感染を防ぐケア

尿路ストーマの患者さんは常に尿路感染の可能性が高く、感染を繰り返すと腎機能低下につながるため、日常から行う予防ケアが大切です。

●尿量を確保する

尿量が低下すると尿が停滞し感染が起こりやすくなります。1日の尿量が1,500～2,000 ml になるように維持します。夏は汗により体液が失われるため水分を多めに摂るようにしましょう。

●局所を清潔に保ち、定期的な装具交換を行う

漏れないからと、装具を長期に貼り続けると局所が不潔になりやすいです。定期的な装具交換と局所の洗浄を習慣化しましょう。

ストーマ外来で相談されるトラブルと対処方法

	原因と症状	対処方法
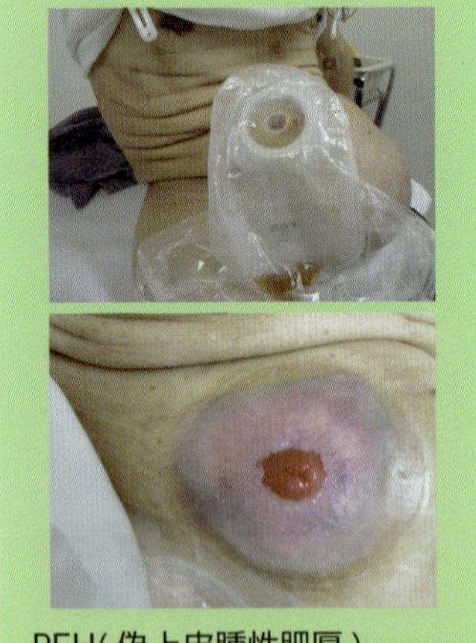 PEH(偽上皮腫性肥厚)	●腹壁瘢痕ヘルニアが悪化、腹部の形状が変化し、臥位と座位で腹部の形が変わる。排泄口がスキンレベルで、皮膚保護剤に尿が潜り込み、毎日漏れるようになった。常時、尿にさらされて、皮膚は浸軟、発赤と皮膚全体の浸軟、色素沈着あり。ストーマ近接部は不整形に変化、PEHになっている	●腹部のしわやくぼみの変化を観察、ストーマと連動するしわやくぼみはないが、排泄口がスキンレベルであったため、装具を凸型はめ込み具形状面板に変更した。腹壁の変化で面板の外周が浮き上がりを抑えるため、高伸縮固定用皮膚保護テープを使用した
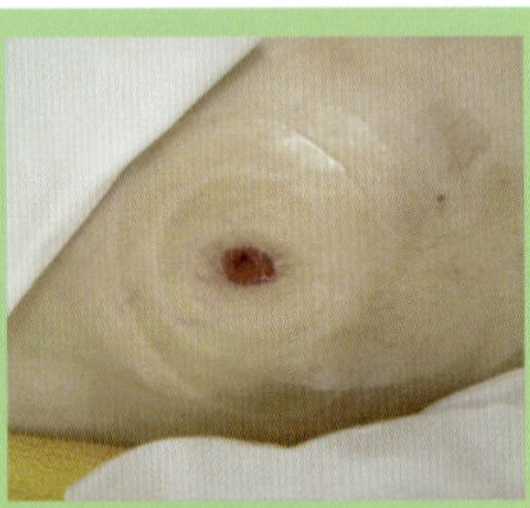 ストーマの狭窄	●ストーマの狭窄が起きると、噴水上に尿が流出する。創の治癒過程で瘢痕収縮が起こるとストーマ周囲の皮膚も瘢痕化、ストーマの狭窄が起きる。症状が進むと尿が排泄しにくくなり、腎機能に影響する	●尿の流出の仕方(勢いよくでないか)、流出量の観察、医師と連携してブジーも考慮する
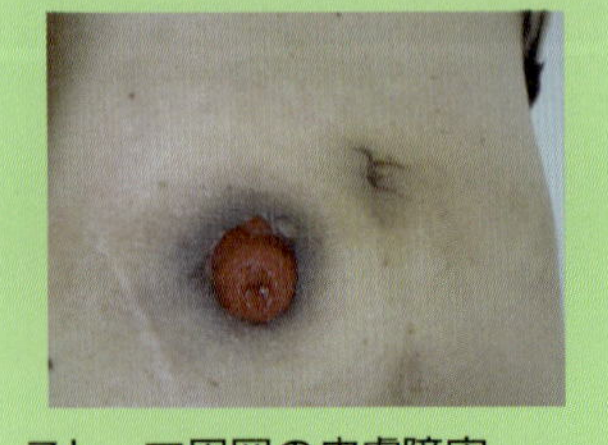 ストーマ周囲の皮膚障害(色素沈着)	●排泄物が漏れるため凸型はめ込み具内蔵面板を使い、ストーマ近接部の圧迫と皮膚保護剤の溶けで近接部が浸軟して、色素沈着が憎悪している	●可能な限り、凸型はめ込み具内蔵面板を中止して、装具変更を考えるが、やむを得ず、使用を継続するときは近接部の浸軟予防に用手形成皮膚保護剤を使用して耐久性を出す

■スキントラブル

●装具が漏れたらどうするの？…………

退院後、活発に身体を動かすようになると、手術で減少した体重が増加して腹部が変化し、漏れて皮膚障害が発生する場合もあります。退院後は１人で悩まないようにストーマ外来でフォローを受けるように伝え、問題をともに考えて必要であれば新たなケア方法を考えます。

●皮膚障害が起こったらどうするの？……

皮膚が赤くなった、発疹（ほっしん）がでた、びらんが発生したなど問題があり、装具が貼れない場合があります。慢性化する前にストーマ外来受診、皮膚科との連携が必要になります（原因、症状、対処方法はP122の表を参照）。

■ボディイメージの変化に伴う悩み

尿路変向術は排泄経路が大きく変わります。自分の意思とは関係なく尿が流れ、時には「なんで出るの」と苛立ち、ストーマに声を荒らげ、術後気持ちが揺れる方もいます。さらに性機能障害の問題も大きく「命が助かったのだから仕方がない」との言葉が聞かれる一方で、受け入れられずに「どうしようもなく落ち込んでしまう」場合もあります。ストーマや性機能障害は家族や友人に相談できずに1人で抱えて、深刻にとらえている方もいます。

ストーマ外来を活用して、悩みを表出する場を提供する必要があります。家族のサポートが重要ですが、家族には遠慮し、知られたくないと考えている場合があるため、プライバシーを尊重しながら医師や家族と連携して長期的に支えていきます。また、同じ悩みを抱える人と話せる場として患者会（日本オストミー協会など）を紹介します。インターネットからホームページを閲覧し簡単に概要を知ることができるため情報として伝えます。

■再発への不安

尿路変向を行うまでに患者はTUR-Btや膀胱内注入など治療を繰り返し、その都度、再発の落胆を味わっています。

再発後、化学療法（GC療法、M-VAC療法）や放射線治療を続けていく中で、

ストーマ外来でよくみられる患者さんが抱える悩みへの対処方法概要

	対応方法
永久ストーマである不安	1. ストーマはすぐに受け入れられない。納得できない気持ちを表出できるようにストーマ外来を紹介する 2. ストーマケアが難渋するとストーマに対する否定的な気持ちが出るため、生活上困っている内容を確認、解決できるように工夫する 3. 患者会の紹介（患者さんの受け入れをみながら）
性機能障害	1. ストーマ外来を紹介する 2. 医師に診察を依頼する 3. 患者会の紹介（患者さんの受け入れをみながら）

患者さんから治療方法や治療を継続すべきなのかと方針に関わる相談を受けることもあります。そのようなときは、患者さんの迷っている気持ちを聞きながら、どうしたらよいのか一緒に考えていきます。また、再発後は治療が長期に継続されます。化学療法や放射線治療で皮膚はドライスキンとなり皮膚脆弱の原因となります。ストーマのトラブルで治療の中断などないように確実なケア提供が大切になります。

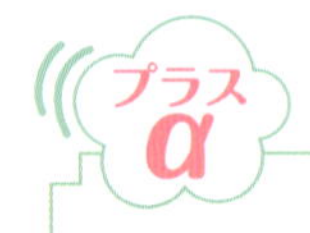

■ストーマが見たくない、自分でケアをしたくない場合

「こんなはずではなかった」「見たくない」などストーマに拒否的な言葉が聞かれることもあります。家族の協力が得られればよいのですが、最近は1人で生活される方も増えています。高齢で独居の女性、ストーマセルフケアが進まない方がいました。もともと手術に不安を感じていたのですが、姪の強力な勧めでストーマを造設しました。それでも術前は「頑張ってみます」と笑顔もみられていたのですが、術後は簡単なことも「できないよ、やって」と依存的になっていました。「ストーマケアができたら退院」といわれる中で頑張ろうとする姿勢がみえずにこちらが焦りを感じました。しかし本人から「今はできない」「頑張ってこれまで働いてお金を貯めた、こういうときに誰かにやってもらいたい」と依頼があり、訪問看護を導入して退院となりました。退院後に余裕ができた頃に「私でもできるかな」という言葉が聞かれました。セルフケアはその人のペースがあり、「やれる」という自信が生まれて進むと実感しました。しかし入院期間は限られており、1人暮らしで自立できない場合は地域との連携が不可欠になります。介護保険の申請や訪問看護ステーションの導入を検討する必要があるので早くから退院調整看護師と連携していきましょう。

〈参考文献〉

1) ストーマリハビリテーション講習会実行委員会編：ストーマリハビリテーション実践と理論，金原出版，東京，2006.
2) 溝上祐子監：入門尿路ストーマケア 10Lessonで基本をマスター！，メディカ出版，大阪，2004.
3) 山本由利子編：消化器外科 NURSING2008年秋季増刊ストーマケアBASIC，メディカ出版，大阪，2008.
4) 溝上祐子，津畑亜紀子監：泌尿器ケア夏季増刊基礎からわかる！尿路ストーマケア，メディカ出版，大阪，2010.

（里見 優子）

第4章 小児ストーマケア

ストーマ造設の必要性と装具

ストーマ造設と合併症、閉鎖術

家族の役割

小児ストーマ管理上のトラブルとその対応方法

ストーマ造設の必要性と装具

小児ストーマと一般ストーマとの違いはあるの？

小児のストーマ造設は、大半が新生児期に実施されます。成人と異なる小児ストーマの特徴として下の表のようなことが挙げられます。

原因疾患にもよりますが、一時的ストーマの場合、ストーマ閉鎖後に排便機能に問題を残す場合があり、長期的な支援が必要となります。

永久もしくは長期間ストーマを保有する児の場合には、保育園・幼稚園の入園時に支障が出たり、学童期には就学問題が出てきます。ストーマケアの実施者は家族から本人に移行され、自分の疾患や障害に向き合う際には、身体面に加えて精神面・社会面での支援が必要になります。

小児ストーマの特徴

- 便性が柔らかい
- 啼泣（ていきゅう）により空気が入るため排ガスが多い
- 啼泣により腹腔内圧が上昇し、ストーマの脱出を来す可能性がある
- 原因疾患によっては小腸ストーマとなる
- 発汗が多い
- 皮膚が脆弱
- 腹壁が柔らかい
- 体が小さく腹部の面積が狭いため、ストーマ装具を安定して貼付しにくい
- 体格の成長により、腹部の状態も変化する
- 異常を適確に表現できない
- ストーマとストーマケアの必要性を理解できない
  - ケア時に協力を得られない
  - 自分でストーマ装具を剥がしてしまう
  - ストーマを無視した行動をとる（うつぶせ・ハイハイなど）ことで、ストーマ粘膜の損傷を来したり、ストーマ装具が剥がれやすくなる
- 一時的ストーマ造設が多い
  - 身体障害者手帳による日常用品給付を受けることができない
- ストーマケアの実施者は両親をはじめとした家族であることが多い。成長に伴い児に移行される
- 市販の小児用ストーマ装具が少ない

なぜストーマ造設が必要なの？

小児領域でストーマ造設を必要とする疾患の大半は成人とは異なります。

消化管ストーマの場合は、先天性器質的通過障害もしくは機能的通過障害が多く、代表的な疾患としては直腸肛門奇形（鎖肛）や、ヒルシュスプルング病（P128参照）などが挙げられます。そのほかには、低出生体重児にみられる壊死性腸炎や限局性腸穿孔などがあります。泌尿器ストーマの場合は、尿路通過障害による腎機能障害の予防や、尿失禁防止などを目的として尿路変向術が行われることがあります。

小児領域でストーマ造設の可能性がある疾患を以下に紹介します。

小児領域でストーマ造設の可能性がある疾患

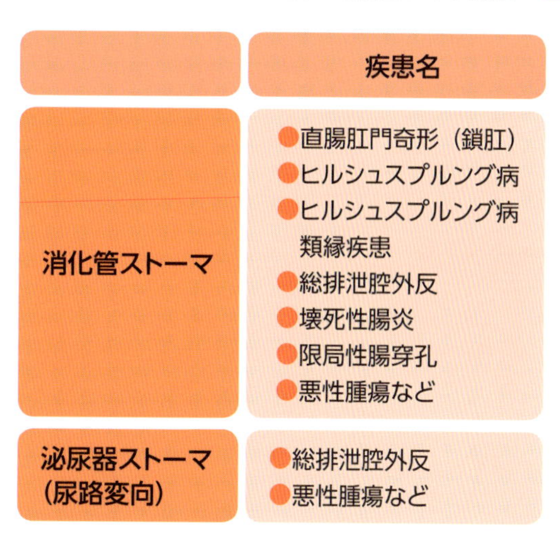

	疾患名
消化管ストーマ	●直腸肛門奇形（鎖肛） ●ヒルシュスプルング病 ●ヒルシュスプルング病類縁疾患 ●総排泄腔外反 ●壊死性腸炎 ●限局性腸穿孔 ●悪性腫瘍など
泌尿器ストーマ（尿路変向）	●総排泄腔外反 ●悪性腫瘍など

■ 直腸肛門奇形（鎖肛）

出生後の会陰部の観察により肛門の欠如を発見されることが多い疾患です。外瘻孔があればその大半は低位型であり、外瘻孔がない場合は、倒立位単純X線で直腸盲端の位置を診断し病型を診断します。直腸盲端の位置が、肛門挙筋群より上であれば高位、下であれば低位、中間にあれば中間位とされます。

低位型では新生児期に根治術が行われるため、ストーマ造設は不要です。

高位・中間位型では、新生児期に横行結腸かS状結腸に一時的なストーマが作られます。体重増加を待ち、生後6カ月頃に直腸盲端を肛門挙筋群の中を通して引き下ろし、肛門を形成します。その後数カ月後にストーマ閉鎖術を行いますが、術後も長期にわたる排便管理が必要となる場合があります。

直腸肛門奇形の病型

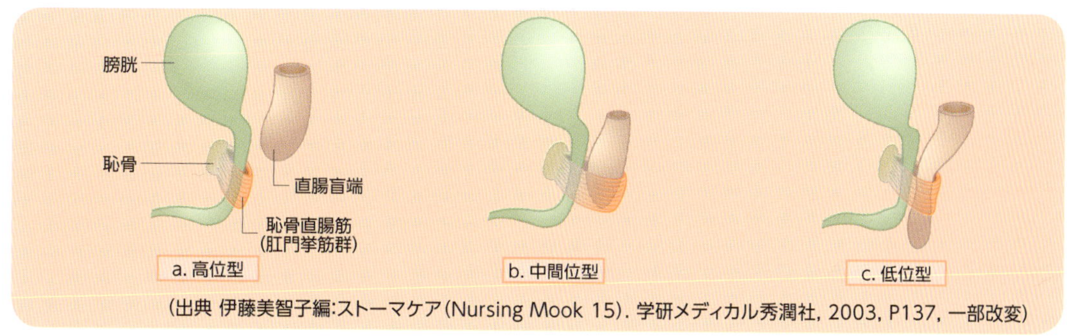

(出典 伊藤美智子編:ストーマケア(Nursing Mook 15). 学研メディカル秀潤社, 2003, P137, 一部改変)

■ ヒルシュスプルング病

新生児期より胎便の排泄遅延や嘔吐・腹部膨満の症状を呈し、重篤化すると消化管穿孔や腸炎から敗血症に至る場合があります。

腸管壁内神経節細胞の欠損により、正常な蠕動運動が得られない機能的な消化管閉塞疾患です。注腸造影での正常神経節腸管が拡張腸管、無神経節腸管が狭小部として認められるキャリバーチェンジ（caliber change）や直腸肛門内圧検査による排便反射の欠如、直腸全層生検において筋層・粘膜下層とも神経叢を認めず、粘膜生検ではアセチルコリンエステラーゼ（Ach-E）活性の増強を認めることで診断がなされます。

以前は、新生児期に一時的ストーマ造設術を行い、その後根治術（正常腸管を肛門部まで引き下ろす手術・ソアベ法・スヴェンソン法・デュハメル法など）を行うことがありましたが、現在では、洗腸やブジーで腸管の減圧をはかりながら成長を待ち、一期的根治術を行うことが多くなっています。ただし、洗腸などの保存的療法で減圧が困難な場合にはストーマ造設を要します。

■ ヒルシュスプルング病類縁疾患

生後より重篤な腸閉塞症状を呈しますが、病変部位の特定が難しく、ストーマを造設しても思うように排便が得られない場合もあります。

ヒルシュスプルング病に類似した腸管蠕動障害を起こし慢性の機能的腸閉塞症状を呈します。腸管壁内神経節細胞は存在し、腸管壁内神経系の形態的な異常を認める群と形態的な異常を認めない群があります。

成長とともに神経節細胞が成熟して機能が改善することもありますが、多くの場合治療が困難になり永久ストーマになることが多いです。

■ 総排泄腔外反

腹壁欠損があり、腸管が外反・脱出しその両側に膀胱が外反している疾患です。鎖肛・短結腸・恥骨結合離開・臍帯ヘルニアを伴い、外性器も低形成となります。さまざまな処置・段階的な治療が必要となり、小児領域のストーマを必要とする疾患の中でも、特に重篤な疾患の1つといえるでしょう。

下腹壁の閉鎖、尿路系再建と腸管の形成・ストーマ造設、性器再建、恥骨離開の治療などが必要となります。

■ 壊死性腸炎（NEC）・限局性腸穿孔（LIP）

壊死性腸炎の多くは低出生体重児の腸管虚血により生じます。病変は遠位回腸や右側結腸に好発しますが、進行すれば病変は全腸管に及びます。壊死腸管の切除を行い、断端を一時的ストーマとする場合があります。

限局性腸穿孔は低出生体重児において局所的な打ち抜き状腸穿孔という形で発症します。臍動脈カテーテル挿入や動脈管開存症に対するインダシン投与の既往があることが多いとされます。穿孔部の縫合閉鎖や腸切除・吻合が行われる場合もありますが、穿孔部の口側や穿孔部をそのまま一時的ストーマとする場合が多いです。

■ 骨盤内悪性腫瘍

小児でストーマを要する悪性腫瘍には、膀胱・前立腺・膣・子宮原発の横紋筋肉腫があります。腫瘍による消化管の通過障害がある場合や、腫瘍切除のために消化管ストーマ造設が必要となる場合があります。また、膀胱摘出術などにより尿路ストーマが必要となる場合もあります。

ストーマ造設の部位は？

小児期にストーマ造設を必要とする疾患で多いものは前項で述べました。この項では、疾患によってストーマ造設部位が異なることを理解してもらいたいと思います。代表的な疾患におけるストーマ造設部位と特徴を説明します。

ストーマ造設の部位と特徴

1. 直腸肛門奇形（鎖肛）	高位・中間位型では新生児期にS状結腸・左横行結腸・右横行結腸のいずれかに一時的ループ型ストーマが造設されます。横行結腸ストーマの場合は、便性がやや緩くなりますが、下腹部に造設した場合に比べて、ストーマ装具を安定して貼付するための面積が確保しやすいという利点があります。最近では、臍部にストーマ造設を行う施設も増えており、ストーマ装具の安定した貼付・ストーマ閉鎖後の整容性という利点があります
2. ヒルシュスプルング病	術前検査で正常腸管壁神経節細胞が存在する位置を特定し、ストーマ造設部位が決定されますが、術中病理検査で造設部位が変更される場合もあります[3]。S状結腸ストーマとなることが多いのですが、病変の範囲によっては結腸から小腸までさまざまな部位でのストーマ造設となります
3. ヒルシュスプルング病類縁疾患	病態によって、カテーテル瘻・単孔型・ループ型・分離型・Bishop-Koop型などのさまざまなタイプのストーマが選択されます。造設部位も病態により選択されますが、ストーマを造設しても思うように排便が得られない場合があります。減圧や栄養路としての複数のストーマを要することもあります
4. 総排泄腔外反	多くの場合、永久ストーマが必要となります。肛門挙筋群（きょきんぐん）や尿道括約筋（かつやくきん）が未発達であるため、消化管ストーマ（回腸ストーマが多い）と尿路ストーマとのダブルストーマとなる場合が多い疾患です
5. 壊死性腸炎（NEC）・限局性腸穿孔（LIP）	小腸ストーマ造設となる場合が多く、その後の栄養吸収に影響を来し体重増加不良となる場合や、消化酵素の多く含まれる排泄物によるスキントラブルに難渋する場合があります
6. 骨盤内悪性腫瘍	消化器では通過障害や縫合不全の部位によりストーマ造設部位が異なります

ストーマの装具は大人と同じ？

小児だからといっても、ストーマ装具に期待する点は成人と大きな違いはありません。

ストーマ装具に期待する点としては、①皮膚トラブルが予防できる、②排泄物やにおいの漏れがない、③ケアが簡便、④コストパフォーマンスが良い、などが挙げられ、成人のストーマ装具選択の視点と変わりはありません。このような基本的なストーマ装具に期待する点に加えて、小児の皮膚の特徴・排泄物の性状・体の大きさ・成長発達などの個別性を考慮し、装具選択を進めます。

市販されている小児のストーマ装具の特徴としては、①面板（めんいた）の面積が小さい、②ストーマ袋の容量が少ない、③面板に初孔が開いていないものがある、④面板が平面型（凸型はめ込み具内蔵装具がない）、⑤剥離刺激が小さいものが多い、などが挙げられます。

問題点としては、①成人用ストーマ装具に比べて種類が少ない、②啼泣により空気を飲み排ガスが多いにも関わらず脱臭フィルターが内蔵されていないものが多い、③小腸ストーマ用装具がない、④水様便に対応できるような耐水性の高い装具がない、⑤泌尿器用ストーマ装具の種類は著しく少ない、などが挙げられます。

このように、小児のストーマ装具にはまだまだ問題が多いといえます。体重数100gの低出生体重児から体格が成人に近づく中学生までを小児と見なし、小児用ストーマ装具を使用する必要はなく、必要に応じて、成人用のストーマ装具を使用する場合もあります。

また、超低出生体重児で腹部の面積が著しく狭く、既成のストーマ装具では対応不可能な場合には、下図のような手作りのストーマ装具を利用する場合もあります。

ストーマ用品メーカー各社から販売されている小児用ストーマ装具を巻末に紹介します。

市販されている小児用ストーマ装具の問題点

- 面板の面積が小さい
- ストーマ袋の容量が少ない
- 面板に初孔が開いていないものがある
- 面板が平面型（凸型はめ込み具内蔵装具がない）
- 剥離刺激が小さいものが多い
- 成人用に比べて種類が少ない
- 脱臭フィルターが内蔵されていないものが多い
- 小腸ストーマ用装具がない
- 水様便に対応できる耐水性の高い装具がない
- 泌尿器用ストーマ装具の種類は著しく少ない

手作りのストーマ装具

装具を上から見たところ

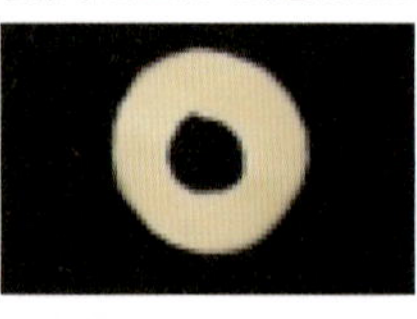

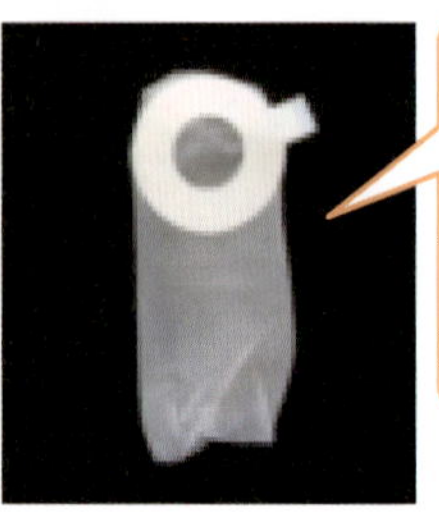

板状皮膚保護剤
経皮ガスモニター用
のリング状両面テープ
ディスポーザブル
グローブの指部分
で作成

（保刈 伸代）

ストーマ造設と合併症、閉鎖術

ストーマの分類

小児ストーマはその造設される期間、部位、孔の数、コンチネンス（禁制）、カテーテルの有無によって分類されます。

小児外科領域のストーマ造設数は、胃瘻、気管切開、結腸瘻の順に多いです。胃瘻や気管切開が多いのは、重症心身障害児の栄養目的での胃瘻造設や呼吸管理目的の気管切開などが増加しているため

ストーマの分類

1. 期間・目的による分類／永久ストーマ・一時的ストーマ
2. 部位・臓器による分類
3. 開口部の数による分類
4. 機能による分類／禁制（制御性）ストーマ・非禁制（非制御性）ストーマ
5. カテーテルの有無による分類／例）カテーテル膀胱瘻・膀胱皮膚瘻

部位・臓器による分類　消化管ストーマ

・胃瘻　　・空腸ストーマ
・食道瘻　・回腸ストーマ
　　　　　・結腸ストーマ

小腸・結腸ストーマの図

横行結腸ストーマ
回腸ストーマ
下行結腸ストーマ
盲腸・上行結腸ストーマ
S 状結腸ストーマ

（出典　「ストーマリハビリテーション実践と理論」金原出版[1]）

開口部の数による分類

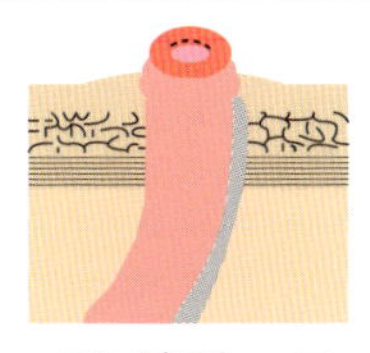
エンドストーマ

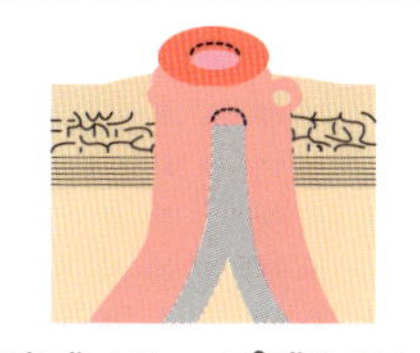
係蹄式（ループ式）ストーマ

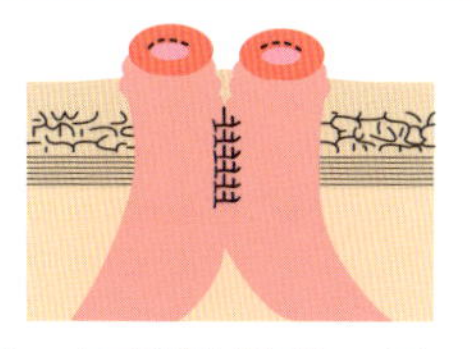
二連銃式ストーマ

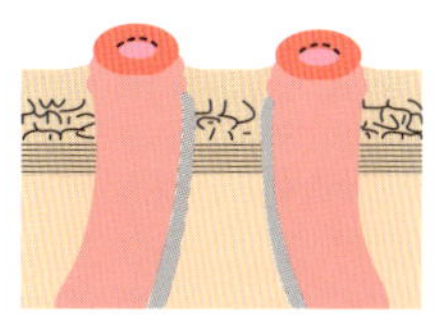
完全分離式ストーマ

単孔式ストーマ：エンドストーマ
双孔式ストーマ：係蹄式（ループ式）ストーマ、二連銃式ストーマ、完全分離式ストーマ

です。結腸瘻は直腸肛門奇形やヒルシュスプルング病に造設されることが多く、小児では代表的なストーマです。

小児泌尿器科領域のストーマ造設は小児外科領域でのストーマ造設と比較すると、かなり少ないです。カテーテルのない尿路変向はさらに少なく、禁制ストーマ（導尿路ストーマ）、膀胱皮膚瘻、回腸（結腸）導管などです。

消化管ストーマ

■消化管ストーマ造設を行う主な疾患

小児では一時的ストーマが結腸に造設されることが圧倒的に多く、その造設法はループ式のストーマです。小児において、ストーマは口から肛門に至る消化管の先天奇形に対して造設されることが多いですが、腸管のストーマでは直腸肛門奇形とヒルシュスプルング病に対するストーマ造設が全体の約80％を占めます。また、最近では、超あるいは極低出生体重児の消化管穿孔に対して緊急開腹術が実施され、空腸あるいは回腸にストーマが作成される例が増加しています。原因疾患としては、新生児壊死性腸炎、限局性腸穿孔、および胎便関連腸閉塞症などがあります。

これらの疾患に根治手術が行われれば、ストーマは閉鎖されるので、一時的ストーマであることが小児期の特徴です。

■ストーマサイトマーキング

装具の貼付面積を確保し、装着しやすい位置を選択することは術後のスキントラブルを回避するために重要です。良好な位置に良いストーマが造設された場合、シンプルな装具とケアが行え、両親、特に母親の精神的、身体的、経済的負担は軽くなります。またマーキングには、術後のストーマに対する患児・家族のイメージを高め、ストーマケアへの主体的介入を促す目的もあります。

マーキングの実施にあたっては、①主治医から患児・家族へストーマ造設について説明されていること、そしてある程度理解が得られていること、②術後の装具やケアの必要性が説明され、マーキングについて説明されていること、またそれをある程度家族が理解していることが必要です。

通常、マーキングは「クリーブランドクリニック」が基本となりますが（P47参照）、小児は特有の条件をもつため、小児の特徴に応じたマーキングを行います。

■小児のストーマサイトマーキングの特徴

1）新生児では腹囲が30～35cmと小さく、かつ腹直筋の幅が狭いので、適当な位置は限られてきます。

2）乳児では下腹部が狭いうえ、足の動きによってさらに狭くなりますが、上腹部に余裕があります。そのため、下腹部に位置決めをする際にも、臍の位置よりやや低い位置にマーキングをすることになります。
3）座位のとれない新生児、乳児では、下肢を曲げて、下腹部のしわにかからない安定した面積を確保します。
4）臍脱していない新生児では感染の危険性があるため、マーキング部位が臍にあまり近過ぎないようにします。
5）腸管の可動性が成人に比べて乏しいため、ストーマを造設する腸管は位置が限られてきます。

■直腸肛門奇形のマーキング

S状結腸または横行結腸にストーマ造設されるので、右または左上腹部、または左下腹部にマーキングを行います。

■ヒルシュスプルング病のマーキング

神経細胞の存在する最下端の腸管にストーマが造設されます。無神経節腸管の範囲術前診断と異なることがあるため、数カ所マーキングを行います。

マーキングの実際

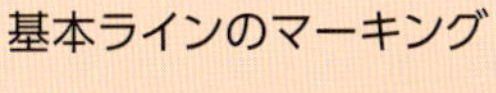
基本ラインのマーキング

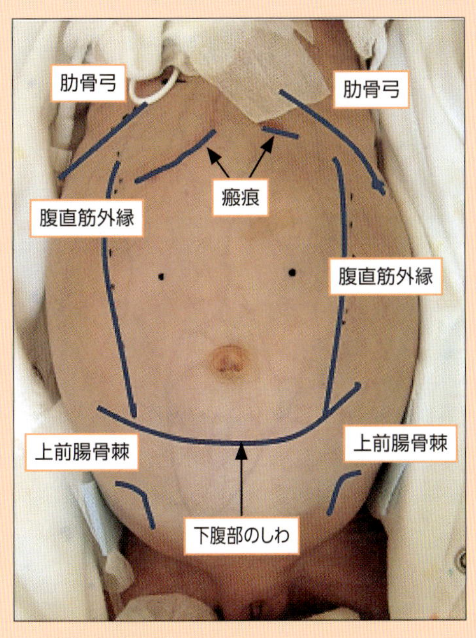

①児を仰臥位とする
②基本ラインを水性ペンでマークする
・肋骨弓
・上前腸骨棘
・腹直筋外縁
・下腹部のしわ
・しわ、瘢痕、くぼみ

ストーマ位置の決定

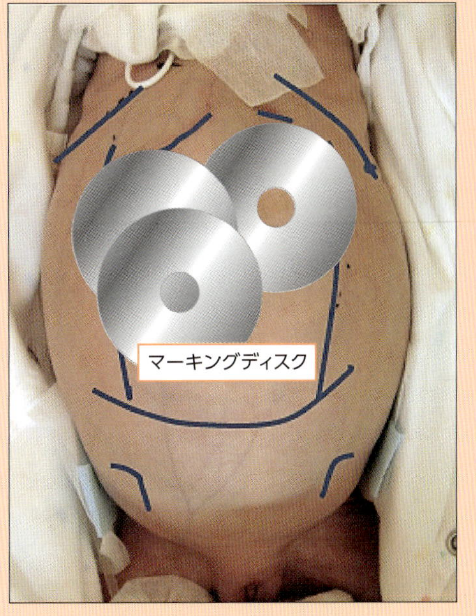

①マーキングディスクを乗せ安定した位置を探す
②決定したら油性ペンでマークする
③下肢を曲げたり、座位をとり、しわやくぼみにかからないか確認する
④基本ラインを消し、記録する

■ストーマ造設術

ストーマの造設術を以下に図解します。

ストーマ造設術

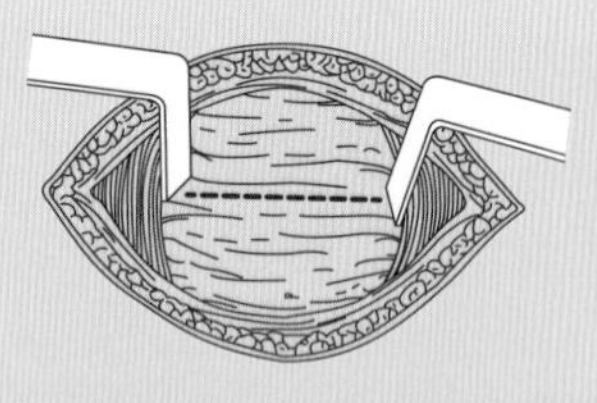

①適切なマーキング部位の腹直筋に 15 ～ 18mm の横切開を置き、皮膚と皮下の横切開の後、腹直筋前鞘（ふくちょくきんぜんしょう）を創と同じ大きさで横に切開する。

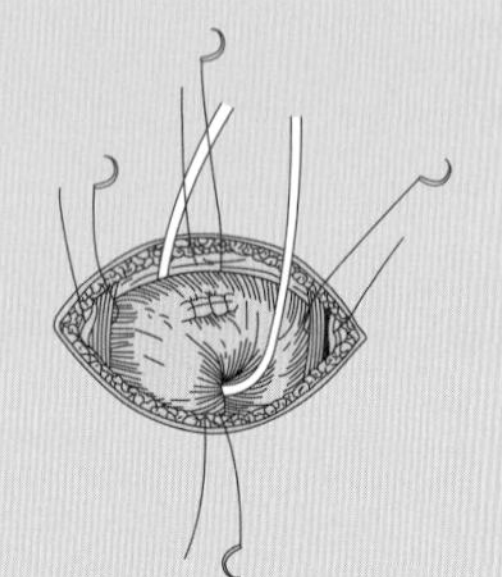

②腹直筋束の中央を縦の繊維方向に分けて腹直筋後鞘を露出し、腹横筋（ふくおうきん）・腹膜ひとまとまりに創と同じ大きさで横に切開して開腹する。直下の横行結腸を創外に引き出す。横行結腸が拡張・肥厚（ひこう）して、創外に出せない場合には最小限に創を拡大する。ストーマ作成時の大き過ぎる創は術後のストーマ脱出の大きな原因となるので注意が必要である。

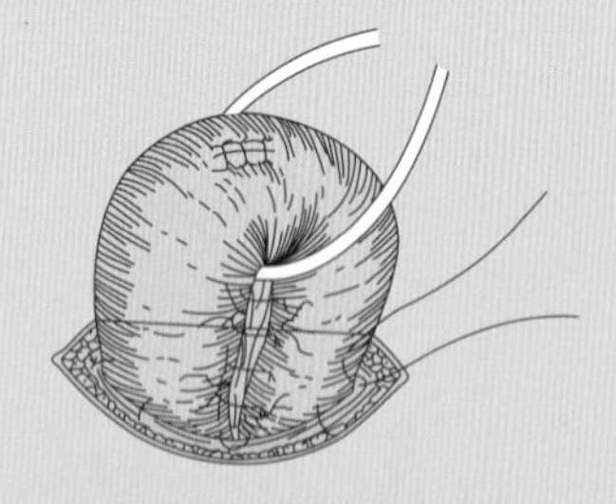

③ストーマ予定部の腸管ループが無理なく創外に出せることを確認して、細いカテーテルをストーマ作成部の腸管より腸間膜に穿通（せんつう）させ、このチューブでストーマ作成部腸管ループを把持し、創外に引き出した腸管を 2 列に配列させる。ストーマ部の腸間膜の保護と術後のストーマ脱出を防止するために、2 列に配置した腸管脚の腸間膜付着部を両面ともに 3 ～ 4cm にわたって脚固定する。脚固定の縫合時には腸管に進入する血管を傷つけないように注意する。

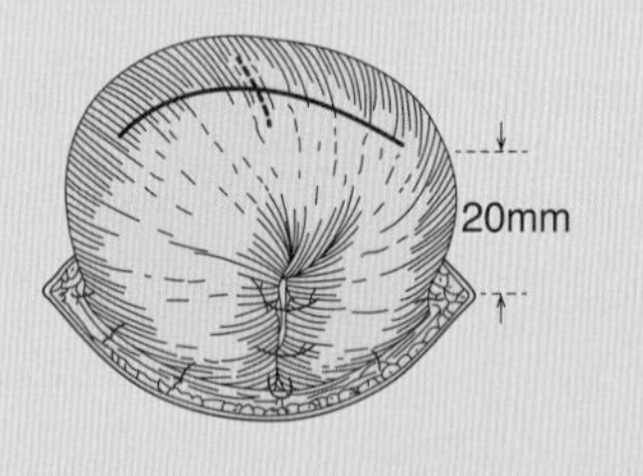

④腸管と腹壁を縫合固定する。腹壁と 2 列に配列した腸管は創外に 3cm 程度が出た状態で縫合固定する。腸管と腹壁の固定は、腹膜・腹横筋・腹直筋後鞘のレベルと、腹直筋前鞘レベルで固定する。一次開口の切開は口側で 1.5cm 以上の高さが得られるように切開線は皮膚面から 2cm までに留める。こうすれば出来上がりのストーマに十分な高さを確保できる。

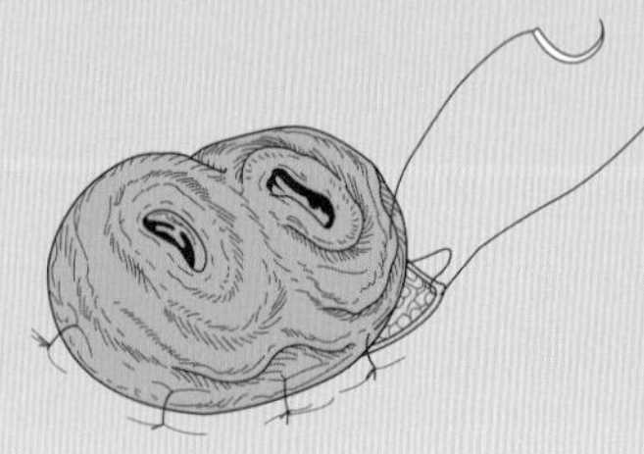

⑤一次開口後に翻転（ほんてん）した腸粘膜と皮膚・皮下組織を固定する。腸粘膜と皮下との固定には縫合糸膿瘍を避けるために必ずモノフィラメント吸収糸を使用する。

（出典「ストーマ手術アトラス」[4]）

■ストーマ閉鎖術

小児に作成されるストーマは一次的であることが多く、根治術時や根治術終了後にストーマ閉鎖が行われます。

ストーマ閉鎖術
（1対2強の口径差のある回腸あるいは結腸ストーマの場合）

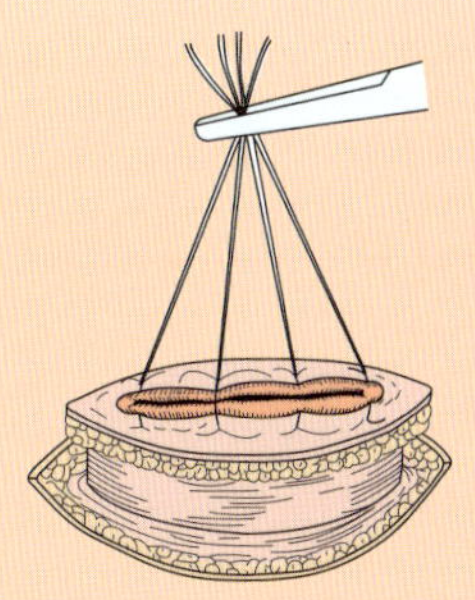

①皮膚切開の前にストーマと周辺皮膚を消毒した後、腸粘膜が埋没されるように運針して腹壁上でストーマを縫合仮閉鎖、縫合糸より1mm程度離してストーマ全周の皮膚を切開する。

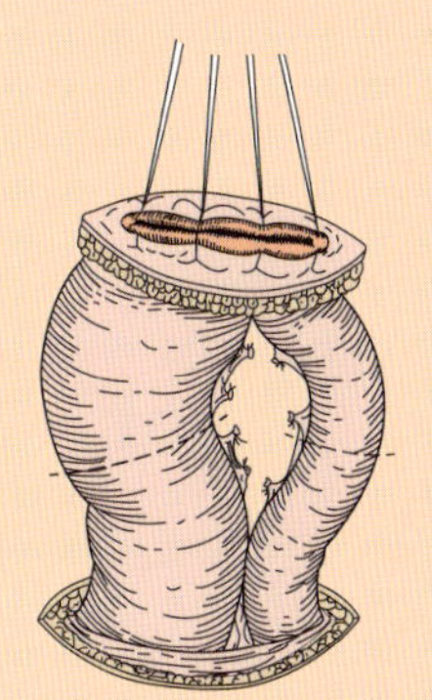

②全周の剥離（はくり）が済めば、ストーマ部の腸管は腹腔外へ4～5cmにわたって引き出し、口側と肛門側の切離予定部を決める。口側では口径の細い部位、肛門側では少しでも口径の太い部位を選ぶ。通常は腹壁貫通部から2～3cm程度離れた部位で切離することになる。

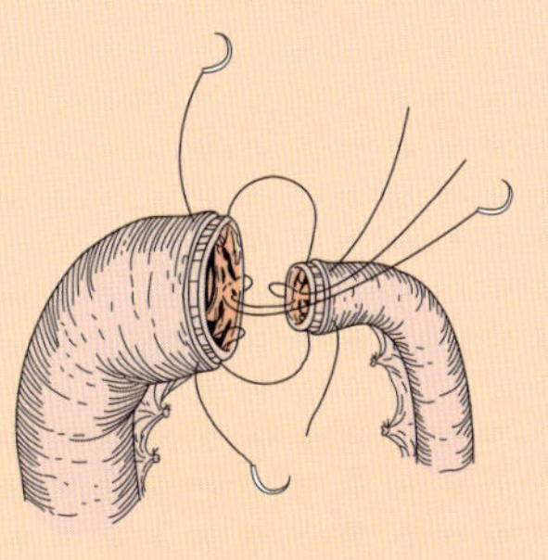

③切開予定の腸管に付着する腸間膜と血管を腸管壁から切離し、両側の腸管は吻合（ふんごう）後の腸管軸が揃うように配置する。吻合に際して口径差が1対3以上あれば、拡張側を細くしテーパリング*させてから端々吻合を実施することもある。1対3程度以下であれば口側は縮まるように、肛門側は広がるように心がけて、縫合糸をうまく配分しながら断端吻合を実施する。

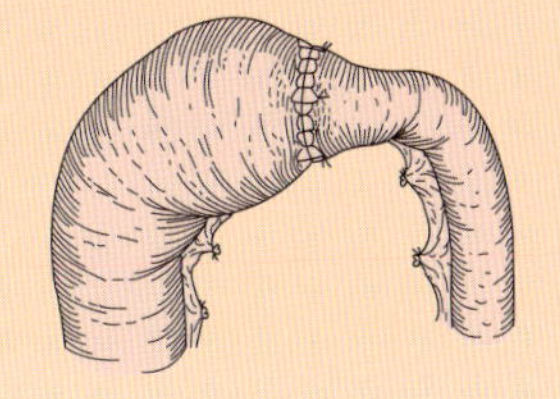

④腸間膜は腸管側から順次閉鎖する。吻合部の緩みや漏れ、出血のないこと、腸間膜に隙間のないことを確認したら、吻合部の腸管軸が屈曲しないように配置して腸管を腹腔内に戻す。

（出典「ストーマ手術アトラス」[4]）

用語解説 ＊テーパリング（Tapering）とは？

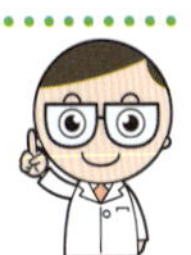

口径差のある腸管を端々吻合するときに太い側の吻合部の口径を細くする（tapering）方法。口径の太い腸管の腸管膜付着反対側を三角形状に部分切除して口径差を2倍以下にする。

●直腸肛門奇形

直腸肛門形成術が実施されて1～2カ月後に根治術部の造影検査が実施され、予定手術としてストーマ閉鎖術が行われます。

●ヒルシュスプルング病

根治術後に単独手術としてストーマ閉鎖術が行われる場合もありますが、根治術時にストーマの口側が肛門に吻合(ふんごう)される場合が多いです。

●新生児壊死(えし)性腸炎や、新生児限局性回腸穿孔(せんこう)、胎便関連腸閉塞

作成された減圧用の空・回腸ストーマは、原疾患が改善して残存する消化管全体の器質的あるいは機能的病変がないことを確認後に、ストーマ閉鎖されます。

一般に、ストーマ閉鎖時には口側腸管は内容物が通過して腸管壁も粘膜も良好に発育、太い口径をもっていますが、肛門側は内容物が通過しないために萎縮しており、腸管壁も粘膜も薄く細い口径となっています。また、原疾患が穿孔性腹膜炎を誘発していれば、ストーマ閉鎖術の際も腹膜炎の影響でストーマ近くの腸管同士や、腸管と腹壁が強固に癒着(ゆちゃく)していることがあります。小児の場合は、予定手術で単独に実施されるストーマ閉鎖術でも口径差が1対3程度あったり、炎症による癒着が強かったりすることも多く、ストーマ閉鎖術は必ずしも技術的に容易な手技とはいえません。

■ストーマ合併症

ストーマ合併症には創感染(そうかんせん)・周囲蜂窩(ほうか)式炎・創離開(そうりかい)、ストーマ壁の瘻孔(ろうこう)形成、ストーマ脱出、ストーマ壊死(えし)、ストーマ旁(ぼう)ヘルニア、ストーマ狭窄(きょうさく)、ストーマ陥没などがあります。

ストーマ脱出

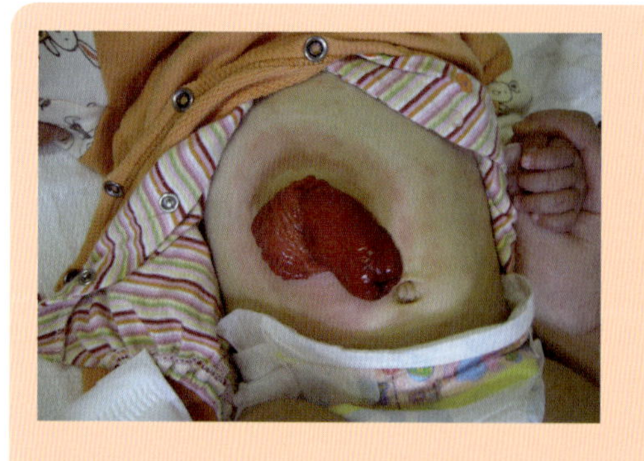

単孔式ストーマでは腸重積状(ちょうじゅうせきじょう)に、ループ式や二連銃式ストーマでは羊の角状に重積して腸が脱出します。腹壁周囲の瘢痕(はんこん)収縮が進行したり、脱出腸管浮腫が進行したりすると還納(かんのう)できなくなり、腸管の虚血・腸内容の通過障害が生じることがあります。

乳児では啼泣(ていきゅう)などで腹圧が高いことや手術時の皮膚・腹壁筋膜切開が大き過ぎること、腸管が腹直筋を貫通していないこと、腸管の筋膜への固定が不良なことが原因として挙げられます。

対策は、用手的還納(ようしゅてきかんのう)*だけでは一時的な効果しかないことが多く、用手的還納を行った後に皮膚・筋膜と腸壁の縫合固定を行うことが必要です。単孔式ストーマでは脱出腸管の切除を、ループ式ストーマでは形成術を試みることもありますが、効果のないときはストーマ再造設術を行います。

ストーマ旁ヘルニア

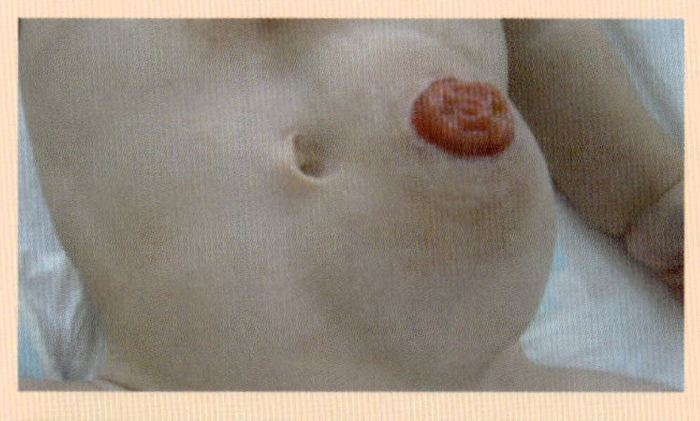

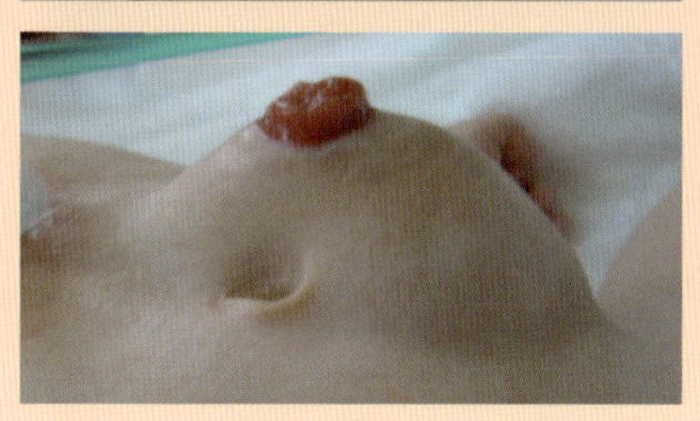

ストーマ周囲にストーマ周囲皮下への腸管脱出のため皮下膨隆(ぼうりゅう)が生じます。時にヘルニア門*が手術創とつながると、巨大な腹壁瘢痕(はんこん)ヘルニアとなります。このような皮下膨隆の状態ではストーマ装具の安定が悪く、皮膚障害・粘膜損傷の危険が多くなります。

原因としては手術時ストーマ周囲の筋膜切開が大き過ぎること、原疾患の手術創上にストーマを造設すること、ストーマ周囲の創感染により筋膜縫合が離開(りかい)することが挙げられます。

装具を工夫し管理を行いますが、管理困難な場合や大きなヘルニアでは、ヘルニア嚢(のう)を切除し、腹壁形成術・ストーマ再造設術を行うことがあります。

尿路ストーマ

尿路通過障害により腎機能障害を認める場合、尿路通過障害に尿路感染症が合併し保存的療法では効果がない場合、尿失禁を防止するため尿道を閉鎖せざるを得ない場合などでは、何らかの形で尿を体外に導く手術が必要になります。これを尿路変向術(へんこうじゅつ)といいます。

尿路変向術は施行する部位、造設期間(一時的・永久的手術)、カテーテルの有・無、尿禁制の有・無でさまざまに分類さ

尿路変向術の分類

- 施行する部位
- 造設期間
- カテーテルの有無
- 尿禁制の有無

用語解説 ＊用手的還納

腹壁に作成したストーマで、腹壁の筋膜の開窓部(かいそうぶ)が大き過ぎたり、作成後に腸管の浮腫が軽減したり、あるいは2連式の際の脚固定が不十分だったりした際に、腹圧上昇時にストーマの口側や肛門側の腸管ループが反転しながら脱出することがあります。その脱出した腸管ループを根部から指でつまみながら、また綿棒で圧入しながら順次に腹腔内に戻すことを用手的還納といいます。戻した後もストーマ開口部を縫縮するなどの工夫をしなければ簡単に再脱出することになります。鼠径(そけい)ヘルニアなどでも、脱出腸管を手指を用いて整復(せいふく)することを用手的還納と表現します。

用語解説 ＊ヘルニア門

ヘルニアの意味は本来そこにはないものが脱出してくることを指します。ストーマ旁ヘルニアは、ストーマの腸管と、その腸管に接している腹壁（主として筋膜や筋層）とが接着せずに隙間があり、腹圧上昇時にその隙間に腹腔内臓器（主として腸管ループ）が侵入してきて盛り上がることを指します。この腸管ループが侵入してくる入口をヘルニア門と呼びます。すべてのヘルニア（鼠径ヘルニア、臍ヘルニア、横隔膜ヘルニアなど）に共通の概念で、内容物が侵入・脱出してくる入口があり、それをヘルニア門と呼びます。

れます。

■カテーテル留置尿路変向術

カテーテル留置尿路変向術は、ほとんどが一時的手術として行われます。

〈カテーテル留置尿路変向術の合併症〉

血尿、尿路感染症、閉塞、位置移動、自己抜去、結石、破損、刺入部の肉芽などがあります。

カテーテルが留置されている限り尿は混濁尿となり、カテーテルの閉塞や結石形成を予防するため定期的に洗浄する必要があります。また、カテーテルの固定は事故抜去を防止する上で重要ですが、固定部のテープなどによる皮膚障害にも注意します。事故抜去が生じた場合は直ちに再挿入を試みる必要があります。予想に反して長期間の留置となった場合は、定期的なカテーテルの交換が必要となります。

■カテーテル非留置尿路変向術

カテーテル非留置尿路変向術は、カテーテル留置尿路変向術に比べ、長期間の尿路変向を必要とする場合に選択されます。

●尿管皮膚瘻

尿管膀胱移行部通過障害による巨大水腎・水尿管症では、新生児期など膀胱が小さい場合は直ちに根治術ができません。尿管皮膚瘻により上部尿路の拡張が軽減し、根治術が行いやすくなり、また尿路感染症の予防が見込めます。小児の場合、成人のような永久型の尿管皮膚瘻を造設することはまずありません。

〈尿管皮膚瘻の合併症〉

尿管の血行不良、ドレナージ不良などがあります。

●膀胱皮膚瘻

膀胱皮膚瘻は、膀胱や尿道に問題がある高圧型の神経因性膀胱、あるいは後部尿道弁症例などに行われます。膀胱を低圧にすることにより、上部尿路の拡張の軽減、尿路感染症の予防、腎機能の保護が期待されます。膀胱前壁に作成すると膀胱が外皮して脱出しやすいので、膀胱

カテーテル留置尿路変向術

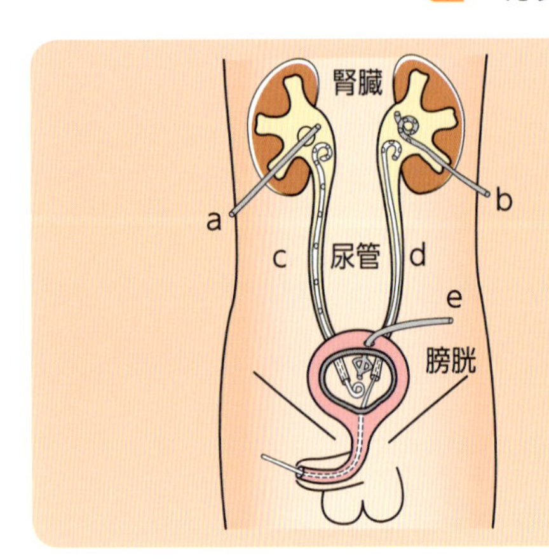

a：腎瘻（フォーリーカテーテル）
b：腎瘻（シングル J カテーテル）
c：尿管カテーテル
（ダブル J カテーテル、側孔ありタイプ）
d：尿管カテーテル
（シングル J カテーテル、側孔なしタイプ）
e：膀胱瘻（マレコーカテーテル）

（出典「小児創傷・オストミー・失禁管理の実際」[3] P41）

ストーマサイトマーキング

禁制導尿路ストーマ	装具は必要ないため、本人の見える位置、導尿しやすい位置を考慮し選択します。消化管ストーマがある場合は、消化管ストーマの位置も考慮します。臍部に造設すると目立たず、ボディイメージも高いといえます
膀胱皮膚瘻	膀胱瘻は膀胱脱の予防のために膀胱の頂部に造設が限られているので、マーキング部位が特定できません
結腸導管・回腸導管	消化管ストーマに準じます。長期化することが考えられるので、本人がセルフケアしやすい位置にマーキングを行います
尿管皮膚瘻	尿管は可動性が乏しく、造設できる位置は限られてきます。腎臓、尿管は後腹膜臓器のため、ストーマは側腹部に寄り気味となります。医師と相談の上、平坦な装具貼付面が得られ、ケアの行いやすい位置にマーキングを行います

膀胱皮膚瘻造設術

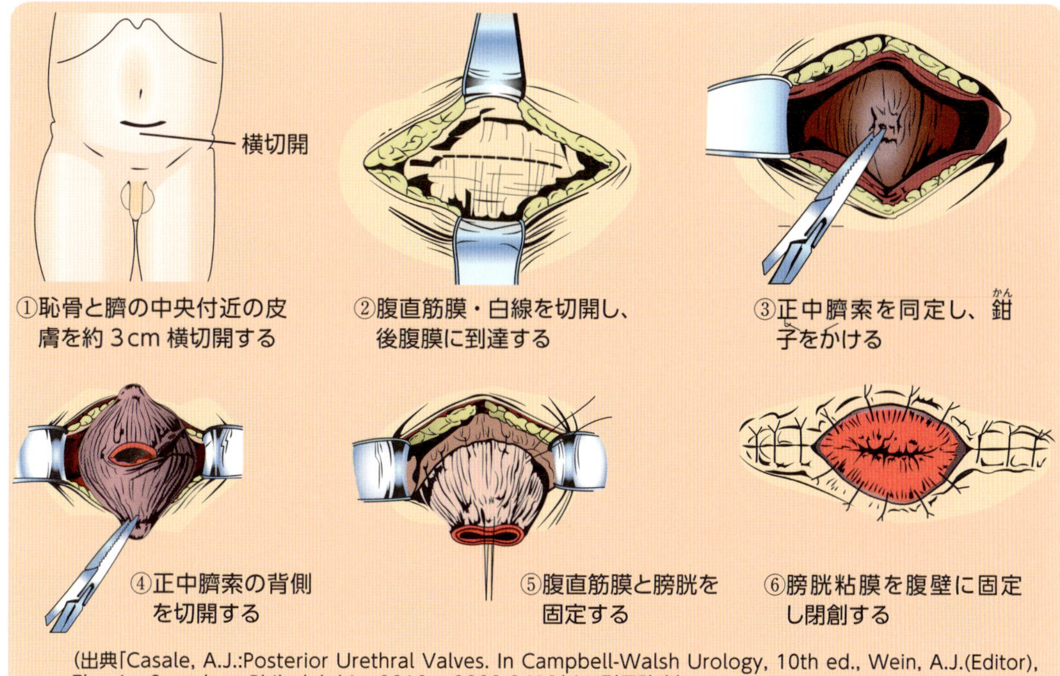

(出典「Casale, A.J.:Posterior Urethral Valves. In Campbell-Walsh Urology, 10th ed., Wein, A.J.(Editor), Elsevier Saunders, Philadelphia, 2012, p3389-3410」より引用改変)

頂部付近に作成します。

●導管型尿路変向術

導管型尿路変向術の対象となるのは、膀胱横紋筋肉腫などで膀胱全摘除術を余儀なくされた症例などです。近年では小児で導管型尿路変向術が施行される機会はきわめて少なくなりました。

代表的な変向術は、回腸導管および結腸導管です。回腸導管では、尿管は導管

回腸利用膀胱拡大術

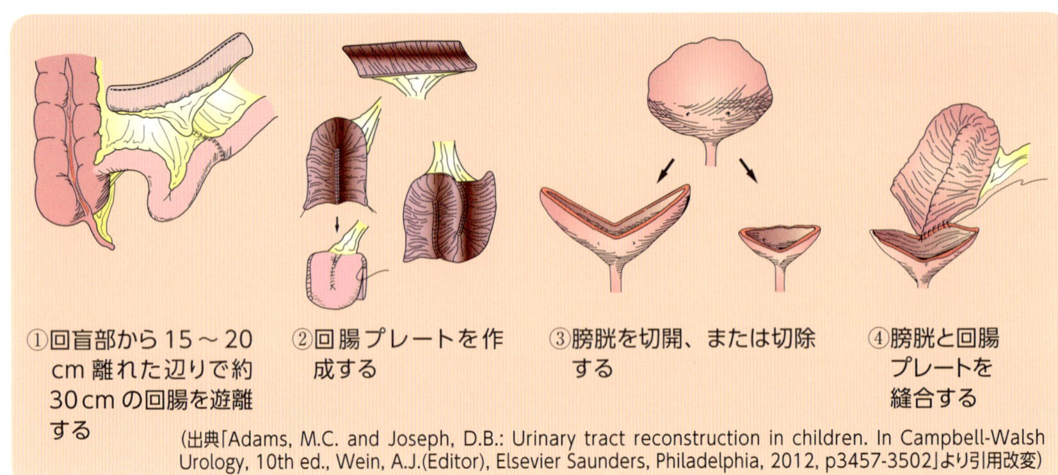

(出典「Adams, M.C. and Joseph, D.B.: Urinary tract reconstruction in children. In Campbell-Walsh Urology, 10th ed., Wein, A.J.(Editor), Elsevier Saunders, Philadelphia, 2012, p3457-3502」より引用改変)

に直接吻合されるので、尿の尿管・腎盂への逆流による尿路感染症が問題となる場合があります。結腸導管では尿管を粘膜下トンネル法により吻合することが可能なので、尿の逆流を防止できます。将来、禁制尿路変向術に変える場合は、結腸導管では尿管の再吻合をしなくて済みます。回腸導管・結腸導管術後は尿路ストーマ装具を貼付するので、術前のストーマサイトマーキングが重要です。手術の際は管理しやすいストーマの高さにするよう心がけます。

〈導管型尿路変向術の合併症〉

尿管吻合部の通過障害による水腎水尿管症、将来の発がんなどがあります。

●禁制尿路変向術

小児では、膀胱全摘除を行うことはきわめてまれです。そのため禁制尿路変向術の対象となるのは、総排泄腔外反症、膀胱外反症、尿道上裂、二分脊椎による神経因性膀胱、後部尿道弁、プルーンベリー症候群、直腸肛門奇形（鎖肛）など、先天的に下部尿路に問題を有する症例がほとんどです。すなわち、蓄尿障害のため膀胱拡大あるいは代用膀胱が必要な症例、膀胱頸部での尿失禁防止術が適応にならず尿禁制を得るため尿道を閉鎖せざるを得ない症例、二分脊椎などで下肢麻痺があり、衣服の着脱の問題や両脚の開排制限などから、腹壁の禁制導尿路を利用した間歇的自己導尿を行う必要のある症例などです。

禁制尿路変向術の手術時期は、尿路感染症を起こす頻度、腎機能、尿路の状態、尿禁制への患児および家族の希望などを考慮し決定します。

低圧で高容量の膀胱を作成するためには、回腸、結腸、胃などの消化管を膀胱として使用することがほとんどです。

〈禁制尿路変向術の合併症〉

回腸・結腸では尿の吸収による代謝性アシドーシス、腸管上皮剥離片による尿混濁、尿路感染症、膀胱結石、穿孔、将

小腸利用禁制導尿路作成術（ヤン-モンティ法）

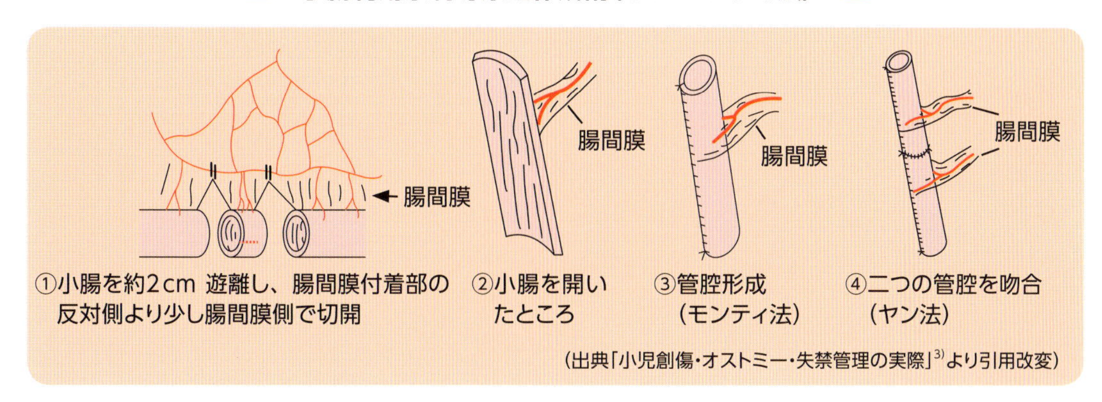

（出典「小児創傷・オストミー・失禁管理の実際」[3]より引用改変）

小腸利用禁制導尿路作成術（カサール法）

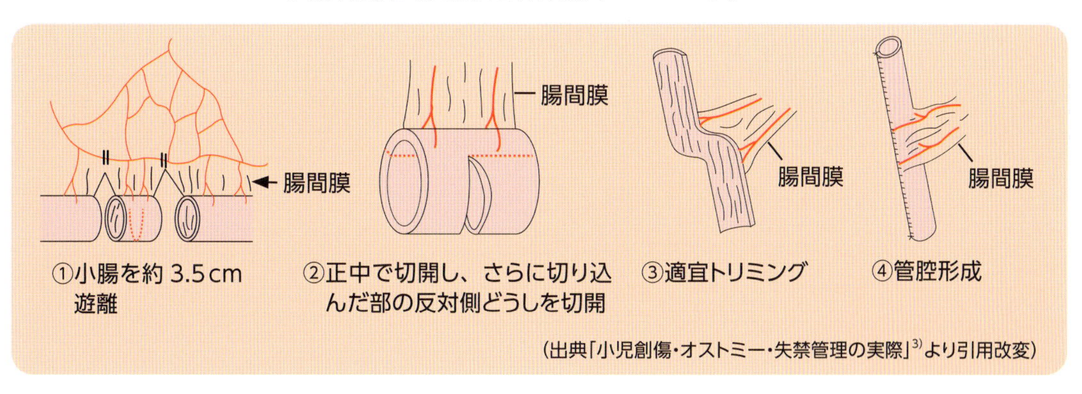

（出典「小児創傷・オストミー・失禁管理の実際」[3]より引用改変）

来の発がんなどがあります。胃を使用した場合は、胃酸の尿への漏出による代謝性アルカローシス、胃酸の粘膜刺激により血尿や疼痛が生じる血尿排尿痛症候群があります。

●禁制導尿路

ミトロファノフは虫垂（ちゅうすい）あるいは尿管を禁制導尿路として用いる方法を考案しました。これは粘膜下トンネル法により尿禁制を得て、腹壁に作成したストーマから導尿するものです。禁制導尿路は、膀胱拡大術や代用膀胱造設術の際に同時に施行されることがほとんどです。その後、小腸を利用する禁制導尿路も報告されました。

禁制導尿路（ミトロファノフ法）

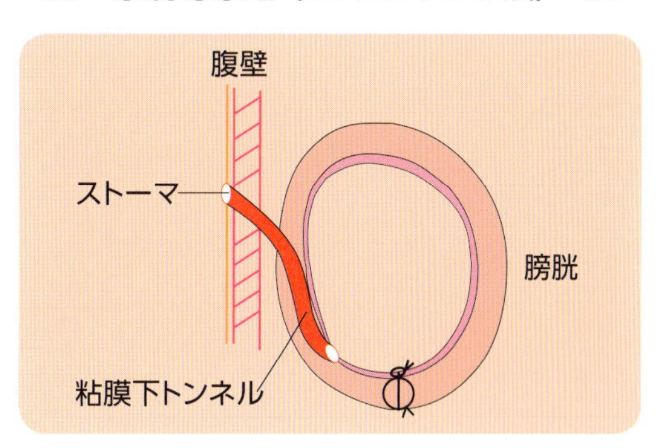

〈禁制導尿路の合併症〉

尿失禁、導尿困難、ストーマ狭窄、出血、ストーマ周囲皮膚炎、ストーマ狭窄による導尿困難が起こることがあります。対応方法として導尿路の血行障害がなければ、皮膚側の狭窄部分にY-V形成*を行えば再建可能です。膀胱充満時に尿失禁が生じる場合は導尿回数を増やし、3時間ごとの確実な導尿で軽減する場合が多いですが、膀胱拡大術を施行していない症例で膀胱のコンプライアンスが悪い場合は、膀胱拡大術の適応について検討します。

■術前オリエンテーション

児と家族が術後の状態をイメージできるようにオリエンテーションを行います。

禁制導尿路ストーマを造設する児の場合、術後には導尿が必須となるため、その点についても十分説明し、本人が適切に導尿を行えるか、本人が手技習得可能か、適切に行える能力があるか、支援体制は十分か、検討する必要があります。特に術前に間歇的自己導尿を行っておらず、おむつによる排尿管理を行っていた児に対しては、術後に間歇的自己導尿が必須となり生活が激変することを十分に説明する必要があります。同手術を行っている児に実際に見せてもらったり、話を聞く機会を作ったりすることも考慮しましょう。

結腸導管・回腸導管は悪性疾患により造設されることが多いです。疾患についての家族、本人の理解度や受容過程に即した援助が必要です。

ストーマ装具を使用する尿路ストーマ（尿管皮膚瘻、結腸導管、回腸導管）ではストーマ装具についてのオリエンテーションも必要です。

用語解説 ＊Y - V形成

人工的に作成した粘膜皮膚縫合による開口部（直腸肛門奇形で形成された肛門、尿管ストーマの尿管皮膚吻合部、禁制導尿路の虫垂皮膚吻合部など）が狭窄する際の吻合部拡大手技のひとつで、狭窄部の輪郭の半周を切開し、その中央から垂直に半周の半分程度の切開を追加する（Y型の切開となる）。粘膜を剥離して手前に引き出してY切開の垂直部に相当する部位を縦に切り込みながらV型に吻合する。Yの半周部の小さなvが、吻合後は大きなVとなることで狭窄部が拡大される。

〈引用・参考文献〉

1）ストーマリハビリテーション講習会実行委員会編：ストーマリハビリテーション実践と理論，金原出版，東京，2006，p42-45.
2）山崎洋次，溝上祐子編：小児のストーマ・排泄管理の実際，へるす出版，東京，2003，p18-24.
3）杉多良文：尿路変向（変更）術と合併症．日本小児ストーマ・排泄管理研究会学術委員会，溝上祐子，池田均編：小児創傷・オストミー・失禁（WOC）管理の実際，照林社，東京．2010．p7-14，23-32，41-48，123-126.
4）塚田邦夫，渡辺成編：ストーマ手術アトラス，へるす出版，東京，2012，p190-193，201-203，211-214.
5）青山興司編著：小児外科看護の知識と実際，メディカ出版，東京，2004，p 314-325.
6）関西ストーマケア講習会テキスト　小児ストーマケア

（鎌田 直子）

家族の役割

患者さん家族との意思疎通をはかろう

わが子の疾患や手術・ストーマの必要性を告知される家族の苦痛は大きいものです。また、退院後のケアを行うのも家族です。そのため、家族への援助は重要になります。

心配なことがあれば私たちも一緒に考えさせてください
一緒にゆっくりやっていきましょう

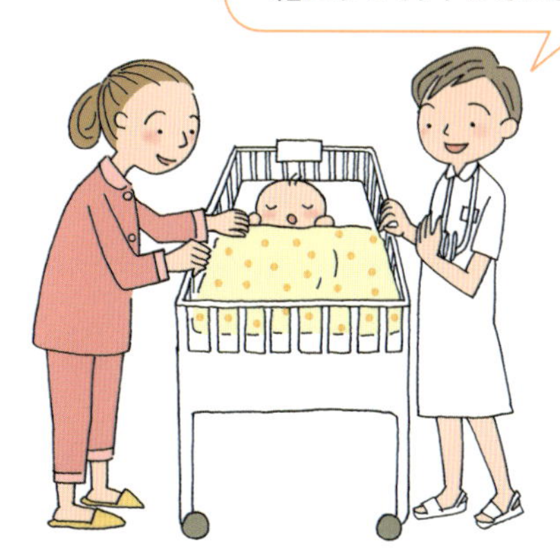

■新生児期の緊急手術

小児のストーマは新生児期に緊急で造設されることが多く、母親は入院中である場合がほとんどです。児のみが小児外科のある病院に救急搬送されることも多く、母子分離状態にあります。そのため、父親や祖父母が疾患・治療方針の説明を受け、加えてストーマ造設に向き合うこととなります。混乱している中で手術準備が進められますが、可能な範囲での手術前オリエンテーションを検討しましょう。

手術前オリエンテーションは押し付けの説明にならないように注意し、相手の様子をみながら説明を行いましょう。1回の説明で理解を得ようとするのではなく、手術後の関わりの中で理解を深められるよう努めていくとよいでしょう。

こちらからの説明と同時に母親がどのような身体・心理状態にあるかを情報収集します。母親にどう説明したらよいか分からずにいる父親もいるため、気持ちに共感し支援しましょう。

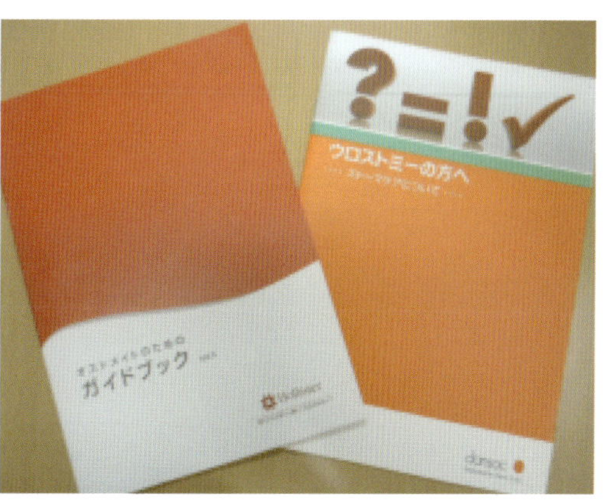

ガイドブック
ウロストミーの方へ
オリエンテーションに用いるガイドブック

母親が手術前に児との面会が可能であれば、時間や環境の調整は非常に重要な看護となります。タッチングや状態が許せば抱っこなどを勧めてもよいでしょう。多くの説明よりも静かに触れ合う時間を優先します。

ストーマオリエンテーションの内容

1. ストーマの特徴（意思で排泄のコントロールができない・便意／尿意がないなどの説明）
2. 装具（ストーマ袋）の装着による排泄物への対応方法について
3. ストーマ造設後のケアの必要性について
4. ケア習得のための練習の必要性について
5. ストーマ装具の購入費用について
6. 永久ストーマの場合、身体障害者手帳の申請と装具給付について
7. 日常生活を送る上での注意点（学校・食事・服装・入浴など）
8. ストーマ外来での継続フォローについて
9. 患者会の紹介
10. その他（皮膚トラブルの可能性など）

■予定手術の場合

新生児期の緊急手術に比べると少ない頻度ですが、ヒルシュスプルング病類縁疾患や悪性腫瘍などで、予定のストーマ造設術となる場合があります。家族は疾患や予後に対する不安やショックを感じている上に、わが子のストーマ造設を受け入れることとなります。受け入れることに時間を要する家族や、受け入れきれず手術に踏み切れないでいる家族もいます。家族が具体的な不安を感じているのであれば、一つひとつ丁寧に対応策を提供し不安の軽減に努め、漠然とした不安を感じているのであれば、寄り添う姿勢で接し気持ちが整理されるのを待つことも必要になります。

患者さんの年齢に応じたコミュニケーション

学童期以降であれば、本人への説明は非常に重要になります。幼児期であってもその児なりに自分の体に対してのイメージを持っていると思われ、手術やストーマに関するオリエンテーションは重要です。拒否的な反応がなければ、ガイドブックやイラスト・人形を用いて説明を行ってもよいでしょう。説明を一方的に行うのではなく、児がどのように疾患や手術・ストーマ造設について受け止めているのかを知るよう努力してみましょう。最近では、チャイルドライフスペシャリスト*を配置している病院も増えており、こういった職種と連携し児や家族への関わり方を検討してもよいでしょう（詳しくはP155～157を参照）。

用語解説 ＊チャイルドライフスペシャリストとは？

医療環境にある子どもや家族に心理社会的支援を提供し、子どもや家族が抱える精神的負担を軽減し、主体的に医療体験に臨めるようサポートする専門職。

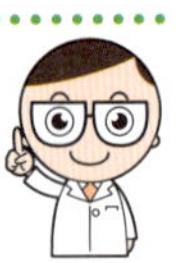

赤ちゃんとお母さんの大切な時間
邪魔せず見守っていよう

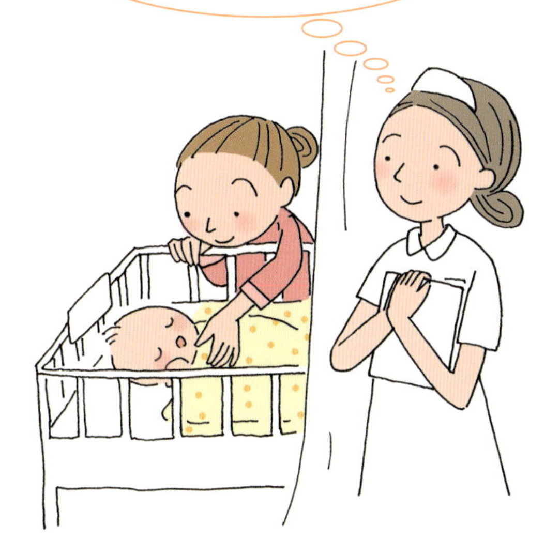

事例：A ちゃんのケース

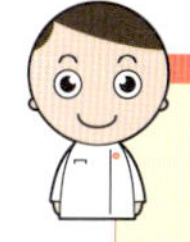

ポイント

術前のオリエンテーションよりも患児とお母さんのスキンシップを優先しました

出生後、直腸肛門奇形を診断され救急搬送された A ちゃん。手術直前に新生児病棟から連絡があり駆けつけてみると、産院からお母さんが外出で A ちゃんに会いにみえていました。手術の前の限られた貴重な時間を邪魔することはできないと思い、ストーマオリエンテーションはもとより、ごあいさつもせずに遠くから見守るのみとしました。

手術前のオリエンテーションは行っていないものの、手術後あふれるような愛情で A ちゃんを受け止めてくれたご両親がストーマケアを習得するのに時間を要しませんでした。

私たち看護師がやるべきとされるケアはたくさんありますが、その時々で何を優先すべきかを考えて、児と家族へのケアを選択したらよいと A ちゃんに会うたびに実感しています。

事例：B ちゃんのケース

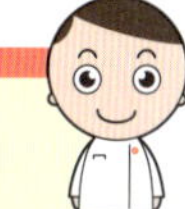

ポイント

ストーマ再造設を検討する場合、家族が悩んでいるときは、その気持ちに寄り添い、焦らず待つことも大切

ヒルシュスプルング病で新生児期にストーマを造設し、その後根治手術を受けた精神発達遅滞のある B ちゃん。10 歳を超えた現在も便秘と溢流性（いつりゅうせい）の失禁を繰り返し、頻回な通院での洗腸を必要としています。ご両親が主な養育者ですが、お二人とも持病があり、ご両親に何かあった場合や将来的には施設入所となる可能性があります。施設に入所した際に、通院での洗腸が継続できるのか？と考えると、ご両親が健在なうちにストーマを再造設とし、本人へのストーマケア指導を行った方がよいのではないか？と考えてしまいます。

ストーマ再造設について、ご家族に何度か投げかけてみましたが、何となくはぐらかされてしまいます。具体的に何が嫌ということではなく、「何となくストーマは嫌」というお気持ちがあるようです。具体的な問題であれば、対応策を考えることができますが、「嫌なものは嫌」という漠然とした気持ちのようなので、今はその気持ちに寄り添うように努めてい

ます。何が本人にとって最良かは誰にも分かりませんが、焦らずに継続した関わりを持ち続けることが必要だと思っています。

事例：Cちゃんのケース

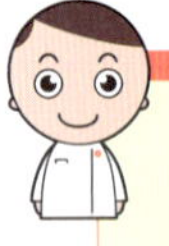

ポイント

ストーマ造設前・後のご両親の心の変化を見守る

出生後、ヒルシュスプルング病類縁疾患と診断され、数カ月の保存的治療後、ストーマ造設術予定となったCちゃん。手術前のストーマオリエンテーションのためにご家族にお会いしたときには、表情はとても硬くストーマ造設の必要性は理解しているけれども、感情として受け止めきれていないことがよく分かりました。その後、予定通りストーマ造設術は施行され、長い入院期間を経て自宅退院となりました。入院期間中は、ストーマケアに難渋し、ご家族の不安が増強した時期もありましたが、現在はストーマケアも安定し、外来にみえるたびにCちゃんの目覚ましい成長を感じます。ご家族の表情もどんどん良くなり、ストーマを保有しての就学のことなどを口にされるようになりました。ストーマがあるからこそ、今の穏やかな生活が送れているということを自然に受け止めてくださっていると感じています。

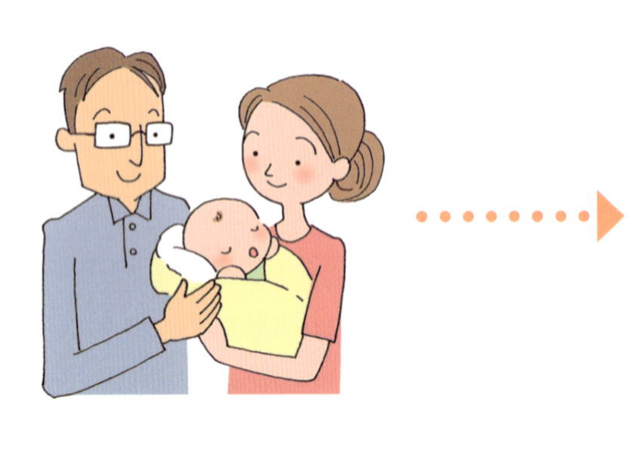

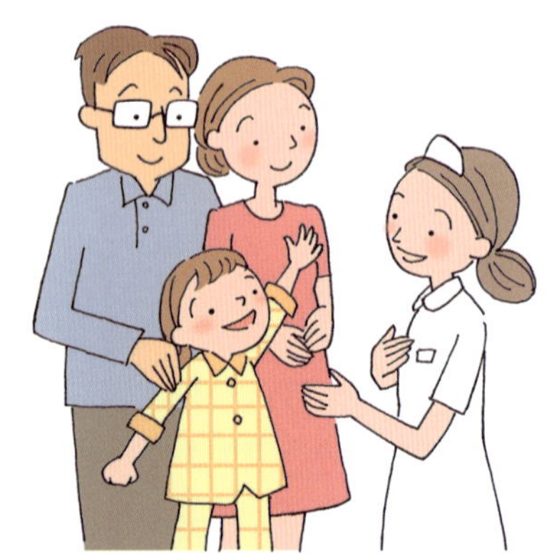

〈引用・参考文献〉

1）溝上祐子，池田均，日本小児ストーマ学会編：小児創傷・オストミー・失禁管理の実際，照林社，東京，2010，p16-22，p108-13.
2）ストーマリハビリテーション講習会実行委員会編：ストーマリハビリテーション実践と理論，金原出版，東京，2006，p205-234.
3）山崎洋次，溝上祐子編：小児のストーマ・排泄管理の実際，へるす出版，東京，2003，p35-44.
4）伊藤美智子編：ストーマケア，学研メディカル秀潤社，東京，2003，p136-150.
5）平林紀江・金子てる・内田美恵子：排泄管理に必要なケア技術　ストーマケア．小児看護　22（12）：1605-1611，1999.
6）佐々木貴代：小児ストーマ造設の術前術後のケア，第18回東京ストーマリハビリテーション講習会テキスト，2007，p89-94.

（保刈 伸代）

小児ストーマ管理上のトラブルとその対応方法

小児（乳児期）のストーマ管理上の特殊性および問題点

小児のなかで最もストーマを造設されることの多い乳児期では、身体的・生理的・運動精神発達の特殊性によって、ストーマケア上の問題点がいくつか挙げられます。皮膚障害のリスクが高い一方で、子ども自身が異常を的確に表現できないため、皮膚障害が悪化してしまう危険性もあります。そのため乳児期では、異常が早期に発見できるケアが重要になります。

乳児期の特殊性とストーマケア上の問題点

	乳児期ストーマの特殊性	ケア上の問題点
皮膚	●生理的に未熟	●刺激や感染に対する防御力が弱い ●牽引力（けんいんりょく）に弱く、上皮が欠損しやすい
皮膚	●皮膚温が高い	●皮膚保護剤が溶解しやすい
皮膚	●発汗量が多い	●皮膚保護剤の粘着力が低下しやすい ●皮膚炎を発生しやすい
排便状況	●便の性状が緩い	●皮膚保護剤が溶解しやすい
排便状況	●排ガスの量が多い	●ストーマ袋内にガスが充満しやすい
運動発達	●下肢の運動が盛ん	●鼠径部（そけいぶ）の皮膚の移動性が大きい
運動発達	●月齢に応じて体位が変化する	●腹部面積の変化が大きい
運動発達	●月齢に応じて体動が活発になる	●活発な体動により、腹壁の状態が変化し皮膚保護剤が剥がれやすくなる
精神発達	●ストーマの認識がない	●皮膚炎を悪化させる可能性がある
精神発達	●異常を的確に表現できない	●異常の発見が遅れる可能性がある
精神発達	●自己管理できない	●すべてのケアが他者に委ねられる

家族へのストーマケア指導

この時期のストーマケア指導の対象は、養育者である両親が主となります。仮に、日常的にストーマケアを担っていくのが母親だとしても、父親にもストーマケア指導をすることが重要です。家族の中で、母親しかストーマケアができないと、母親の育児負担が過剰になります。さらに、母親が体調不良で寝込んでしまったなどでケアができなくなった場合、子どもに必要なケアが提供されなくなる危険性があります。また、父親にストーマケア指導を行うことは、父親が育児参加するきっかけにもなります。

ストーマケア指導開始にあたっては、両親が、子どもや病気・ストーマについてどのようにとらえているのか把握することが重要です。もし両親が、子どもや病気・ストーマの受け入れに障害を来しているようであれば、まずは両親が抱えている思いの表出に努め、子どもの育児ができる心理的基盤を整えることを最優先させます。

子どもに対する両親の受け入れが問題ないようであれば、ストーマケア指導を

ストーマケア指導用パンフレット概要

1. はじめに	●今、お父さんとお母さんは、お子さまがストーマを造るということで、いろいろな不安でいっぱいのことと思います。ウンチはどんなふうに処理するのだろう、ストーマがあるとやってはいけないことあるのかな、などなど…。このパンフレットには、ストーマを造ったお子さまとそのご家族が安全で快適に生活していくための、ストーマとストーマ周囲皮膚の管理方法を紹介してあります ●ストーマは基本的な扱い方さえおさえれば、育児上、特に問題はありません。これから少しずつ「ストーマ」について勉強して、ストーマの扱い方も練習していただきます。どのお父さんお母さんも、練習していく中で、とっても上手に処置ができるようになります。さあ、一緒にストーマについて勉強して、少しずつストーマの扱い方の練習を通し、コツをつかみましょう
2. ストーマとは	●ストーマとは、ウンチを出す目的でお腹に造られた粘膜の穴のことをいいます。ストーマは粘膜で覆われているので、みずみずしくて柔らかく、赤い色をしています。また傷つきやすく、出血しやすいのも特徴です。ストーマはお尻の穴のように括約筋がないので、泣いたり力んだりしてお腹に力をいれると、すぐに排泄物が出てきます。そうすると、周りの皮膚が頻繁に排泄物にさらされることになり、ただれやすくなってしまうのです。そういったただれを防ぐために、適切な処置が必要になります
3. 用語について	●ストーマ：ウンチを体の外に出すために、手術で作られた穴 ●ストーマ袋：ウンチをためる袋 ●ストーマ用装具またはストーマ用品：ストーマ袋や皮膚保護剤などの総称 ●皮膚保護剤：ウンチが皮膚に付着してもただれないように、皮膚の上に使用するもの（粉状・練状・板状のものがある）

4. 皮膚保護剤の働き	●皮膚保護剤には、以下に示す働きがあります ・皮膚に密着し、ウンチを皮膚に付着させない粘着作用 ・汗やウンチの水分を吸収する吸水作用 ・皮膚に付着したウンチの刺激を抑える緩衝作用 ・細菌の繁殖を防ぐ静菌作用 ●皮膚保護剤は、粘着力が強い時期に交換すると、剥離刺激によって皮膚障害を起こします。逆に一定の貼付期間よりも長く使用し続けると、粘着力が低下して、排泄物の漏れを生じ、また静菌作用や緩衝作用も低下することから皮膚障害を起こします ●ウンチの性状や量、皮膚の状態、発汗の影響などにより皮膚保護剤の溶解の進行が異なることを覚えておいてください
5. ストーマ袋の中のウンチの出し方	●ストーマ袋の 1/3 までウンチがたまっていたら、中身を出しましょう 1）濡れたティッシュかカット綿を用意します 2）ストーマ袋の排泄口を止めてある輪ゴムを外し、ガス・ウンチをおむつか紙コップへ出します 3）ストーマ袋の排泄口を濡れたティッシュかカット綿で拭きとります 4）排泄口を短冊折りにして、輪ゴムで止めます *ストーマ袋にガスがたまっていた場合にも、中身を出しましょう ウンチもガスも、ストーマ袋にため過ぎると、漏れる原因になります
6. 装具の交換方法	1）必要物品を準備します ・ストーマ用装具（ストーマ袋、粉状皮膚保護剤など） ・型紙、はさみ、ボールペンなどの小物類 ・皮膚を清拭するための物品（微温湯、石けん、カット綿または古布など） ・輪ゴム ・おむつ ・ティッシュ ・ビニール袋 皮膚保護剤やストーマ袋は、型紙に合わせてカットして準備しておきます。時間のあるときに何枚かカットしておくと便利です。皮膚保護剤にストーマの穴を開けるときには、ペンで型紙をなぞった外側をカットするようにすると、穴が小さくなり過ぎません 2）ストーマ袋のウンチは前もって出して、ストーマ袋内をできるだけ空にしておきます 3）お子さまが泣いているときの交換は、親子ともに焦ってしまい、上手にできません。そんなときには、おしゃぶりを与えたり抱っこしてあやすなりして、落ち着かせましょう。空腹で泣いてしまうときには、少しミルクを飲んでから、交換してもかまいません 4）微温湯で湿らせたカット綿などを用いて面板皮膚保護剤を剥がします。このとき、面板皮膚保護剤の一部分を濡らしながら剥がしはじめて、皮膚を押さえながらゆっくりとやさしく丁寧に剥がしていきます 5）剥がしたら面板皮膚保護剤を裏返し、皮膚保護剤の溶け具合をよく観察します。溶解は 5 ～ 7mm 程度を目安にし、ストーマ周囲の皮膚に異常がなければ、交換間隔は適切であったと判断します

（ストーマケア指導用パンフレットより引用改変）

徐々に進めていきます。ストーマケアが“この子にとってのおむつ交換”で、排泄ケアの一環ととらえられるよう関わっていくようにします。面会時には計画的に、ストーマ袋から排泄物を出したり、ストーマ装具交換を見学できる機会を設けるなどして、これから主体的に行っていくストーマケアについて、少しずつイメージできるようにしてもらうとよいでしょう。またストーマケア指導に当っては、両親とパンフレットなどでケア内容を確認し合い、チェックリストを用い、今後の指導項目や指導の進捗を確認しながら進めていくとよいでしょう。

ストーマケア　チェックリスト　（スタッフ用）

ケア指導の進行具合を、ご両親と確認しながらチェックしてください

目標	・ご両親がストーマケアの必要性を理解できる ・ご両親が家庭でお子様のストーマケアを実施できる

行動目標	説明日	見学日	実施日			指導終了日または最終確認日
1.「ストーマケアのしおり」を用いて、ストーマケアの必要性などを理解できる	/	/	/	/	/	/
2. ストーマ袋内のウンチやガスの処理ができる	/	/	/	/	/	/
3. 型紙にあわせて、皮膚保護剤などのカットができる	/	/	/	/	/	/
4. 装具交換の必要物品を準備できる	/	/	/	/	/	/
5. ストーマ袋をやさしく剥がすことができる	/	/	/	/	/	/
6. ストーマ・ストーマ周囲皮膚の異常の有無を観察・判断できる	/	/	/	/	/	/
7. 皮膚保護剤の溶解具合を観察・判断できる	/	/	/	/	/	/
8. ストーマ周囲の皮膚をきれいにできる	/	/	/	/	/	/
9. ストーマ袋を貼付できる	/	/	/	/	/	/
10. ストーマ用装具の購入方法・管理方法がわかる	/					/
11. 家にストーマ交換に必要な準備が整っている						/

装具注文説明: 済（　月　日　担当者サイン＿＿＿＿＿＿）
皮膚排泄ケア外来予約説明：済（　月　日　担当者サイン＿＿＿＿＿＿）

■日常生活指導

●栄養

栄養が乳汁主体のこの時期は、便の性状も緩めです。便の性状が緩く皮膚保護剤が溶解しやすい場合には、ケア方法を検討し、哺乳量を制限することはしません。ただし腸炎などによる下痢の場合には、哺乳方法は医師の指示に従いましょう。便の性状も水様となり量も増加する場合には、皮膚障害のリスクも高くなるため注意が必要です。

●入浴

子どもは新陳代謝が活発で発汗も多いため、基本的には毎日入浴し、身体を清潔に保ちます。

●運動

特に制限はいりません。寝返りは腹ばいでストーマ粘膜から出血することもありますが、粘膜は傷つきやすいため出血しやすく、出血が持続しなければ基本的には問題ありません。

●衣服

ゴムなどでストーマをきつく締めつけるような服でなければ、特に制限はいりません。子どもがストーマ袋を引っ張ったりするようであれば、腹巻きやカバーオールタイプの服を着用するとよいでしょう。

●外出

もしも外出先で装具交換が必要になっても慌てないように、必要物品をポーチなどに携帯するようにしましょう。

■ストーマケア指導時のポイント

●両親がストーマケアを見学する際の留意点は？

技術指導に入る前のストーマ装具交換

の見学では、手際よく交換することを心がけましょう。なぜなら、もし両親の目の前で行ったケアが、ひどく手間取るものだったり、子どもが啼泣（ていきゅう）し続けるものであれば、両親は、「あんな大変なことできない」「子どもがかわいそうでできない」と不安になってしまいます。できるだけ子どもを落ち着かせ、手際よくケアを行うことで、両親が「これなら練習すればできるかな」と思えるようにするとよいでしょう。また、ケア指導の過程でケアに慣れない両親に対しては、「ストーマケアは日常生活のなかで繰り返し行うことで、少しずつ慣れていきますよ」とお話しし、不安の軽減に努めましょう。

●ストーマ装具交換中に、子どもを泣かせ過ぎないようにするには？……

ストーマ装具交換中に子どもが激しく啼泣してしまうと、子ども自身にも大きなストレスがかかります。また、ケアをする両親も慌ててしまいます。さらに、子どもは啼泣したり不機嫌になると体動が激しくなることが多いため、無理にストーマ装具を貼付しても皮膚保護剤が十分に密着せず、場合によっては排泄物が漏れる原因になってしまいます。よって、子どもが機嫌のよい状態でストーマ装具が交換できることが大切です。おしゃぶりを与える、落ち着くまでしばらく抱っこをする、声がけしてあやす、おもちゃで気をそらす、空腹であれば少し哺乳するなどの工夫をしましょう。子どもの啼泣の原因が、ストーマ装具の剥離刺激であれば、交換間隔や装具の粘着度、剥離剤の使用など検討します。また、神経学的な理由で、子ども自身がストレスを自制しにくい特性があれば、自制しやすいポジショニングやあやし方を、理学療法士に相談してみましょう。

●ストーマケアに固執せず、育児を楽しめることが大切……………

ストーマを造設された子どもをもつ両親は、おんぶや抱っこはできないのではないか、寝返りをさせてはいけないので

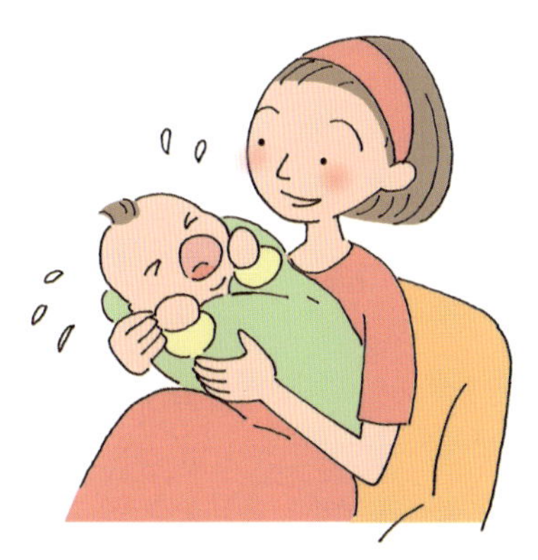

泣いているときに慌てて交換しても、あかちゃんもお母さんも大変です。まずはあかちゃんを落ち着かせてから、ゆっくり確実にストーマ装具を貼付しましょう

なるほど…それならできるかな？
分からなければ相談しよう！

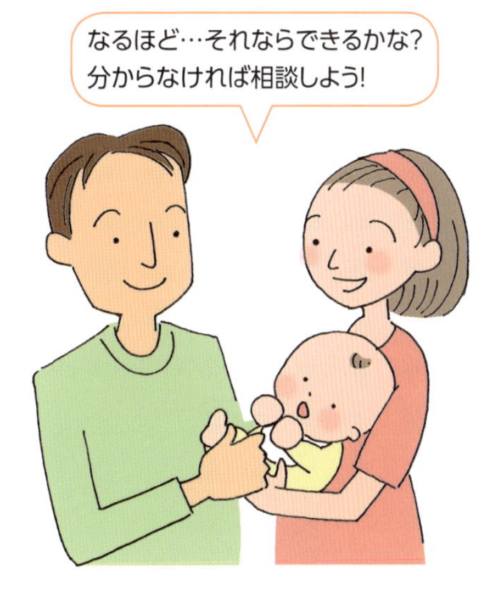

はないかなど、育児に対する不安を抱えていることも多くあります。ですが、おんぶや抱っこ、寝返りなどには基本的に制限はありません。「(ストーマのない子どもと)排泄物が出る場所は違いますが、育児は同じようにして大丈夫ですよ」と伝えるとよいでしょう。家族が子どもの育児を楽しむためにも、私たち医療スタッフは、ケアしやすいストーマの造設や、できるだけシンプルなケアの提供を心がける必要があります。管理困難なストーマは、養育者の身体的・精神的負担、加えて経済的負担にも大きく影響します。医療現場では造設されたストーマのケアに関して、医師にフィードバックし、チームとしてよりよいストーマケアの提供を目指す必要があると考えます。

●ストーマ装具交換の手技の獲得が最優先?

ストーマケア指導では交換手技の獲得よりも、両親が皮膚保護剤の役割を理解し、ストーマやストーマ周囲皮膚の異常の有無が観察でき、簡単なアセスメントができるよう指導していくことが重要です。そうしたトレーニングは、ストーマ専門外来でも継続してサポートしていきます。やがて多くの両親は、病院に早急に相談すべきことや、ケア方法をアレンジすれば自宅で対応できることなどが徐々に判断できるようになります。ただし、両親の理解度やキャパシティー、親としての成熟度も個人差があるので、そうした点を把握した上で、個別性のあるケア指導やフォローアップ体制を検討し、ケア提供していく必要があります。

●入院中に退院後の相談窓口の明確化を

入院中であれば、ストーマケアで何かトラブルが生じてもすぐに対応が可能ですが、在宅の場合にはなかなかそうはい

両親へのストーマケア指導時のポイント
(実際に見せながら説明し、ケアの方法を指導する)

(剥がした装具の皮膚保護剤を一緒に確認しながら)「この溶解具合でこの皮膚の状態だとどうでしょう?交換間隔は前回と同じか、それとも交換間隔を変えた方がよさそうでしょうか?もしも、おうちでこういう状況になったら…原因として○○などが考えられます。その場合○○する方法で対応できることが多いです。でも不安であれば、電話でストーマ専門外来までご相談くださいね」

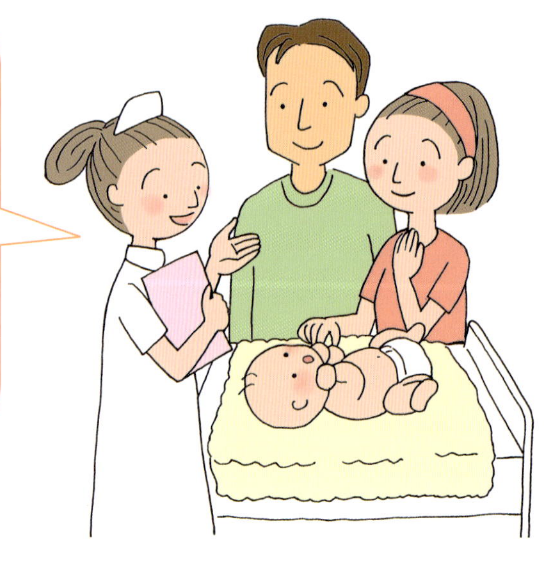

きません。退院前に相談窓口（例えば、ストーマ専門外来や小児外科外来など）への相談方法や受診方法を明確にしておくことが重要です。

ストーマ管理上のトラブルとその対応方法

乳児期のストーマケアのアセスメント項目を以下に示します。自己管理のできないこの時期では、養育者を含めた養育環境がストーマケアに大きく影響します。そのため、ストーマケアのアセスメントをする上では、ケア対象者は“子ど

乳児期のストーマケアのアセスメント項目

身体的側面	●ストーマのサイズ：　縦×横×高さ（cm または mm） ●ストーマの形状 ●ストーマ粘膜：　色、浮腫（ふしゅ）の有無、出血や潰瘍などの損傷の有無、脱出の有無 ●ストーマ粘膜皮膚接合部：　離開（りかい）の有無、瘻孔（ろうこう）形成の有無 ●ストーマ周囲皮膚：　皮膚障害（紅斑（こうはん）・表皮剥離（はくり）・びらん・潰瘍（かいよう）・色素沈着・丘疹（きゅうしん）・水疱（すいほう）・侵軟（しんなん）など）の有無 ●ストーマの位置 ●腹壁の状態：　腹壁の面積、腹部膨満の有無・程度、しわの有無、ストーマ旁（ぼう）ヘルニアの有無、くぼみの有無、体位による腹壁の変化 ●排泄物の性状と量、ガスの量 ●ストーマ装具の交換間隔 ●ストーマ合併症の有無 ●使用しているストーマ装具 ●皮膚保護剤の膨潤・溶解の程度と部位 ●発汗の程度 ●栄養状態 ●成長発達状況 ●（臥位（がい）・寝返り・腹臥位（ふくがい）・お座りなどの日常生活の中でとる姿勢、装具を引っ張る・下肢の運動・四肢の動きなど）
心理的側面	●ストーマ管理に伴う子どものストレス
社会的側面	●養育環境 ●養育者の理解度 ●養育者の子どもの疾患やストーマケアに対する認識 ●養育者のストーマケアに対するストレス ●養育者の経済力・経済観念 ●養育者および家族の児の受容状況 ●援助者の存在 ●援助者への説明内容 ●援助者からのサポート状況 ●面会および受診状況 ●病院までのアクセス ●ストーマケア・疾患に関する相談窓口の存在と連絡方法

もと両親”としてとらえていく必要があります。下の表に乳児期にみられることの多いストーマ管理上のトラブルとその対応方法を示します。ストーマ管理上生

乳幼児期にみられることの多いストーマ管理上のトラブルとその対応方法

現象	原因		対処方法
ストーマ周囲の皮膚障害	排泄物	水様の排泄物付着による皮膚保護剤の溶解の早まり	●装具交換間隔を短くし溶解程度を評価→適正な装具交換間隔を設定 ●用手形成皮膚保護剤や板状皮膚保護剤の切片の併用
		装具交換間隔が長過ぎる	●装具交換間隔を短くする
		面板ストーマ孔が大き過ぎる	●ストーマのサイズや形状に合った面板ストーマ孔を開ける
		ストーマ周囲皮膚の不適切な洗浄・清拭手技	●洗浄剤を用い、泡立てた泡で優しく洗浄または清拭し、その後石けんを十分取り除く
	接触性皮膚炎	皮膚保護剤・テープ・洗浄剤・剥離剤など	●過敏性の少ない皮膚保護剤への変更 ●テープつき面板の場合、テープ部の完全除去または使用範囲の縮小 ●低刺激性の洗浄剤・剥離剤への変更
	機械的刺激	皮膚保護剤の不適切な剥離方法	●ゆっくり皮膚を押さえながら愛護的に皮膚保護剤を剥離する
		不適切な装具交換頻度	●皮膚保護剤の粘着力が強いタイミングでストーマ装具交換を行わない ●ただし、一部排泄物の漏れがあり交換を要するときは、適宜剥離剤を使用するなど愛護的に剥離する
		皮膚保護剤・面板周囲テープの粘着力が強い	●皮膚保護剤の粘着力が低いものに変更する ●剥離剤の使用
ストーマ粘膜脱出	腹圧の高さ		●粘膜色不良がなければ経過観察する ●粘膜色不良があれば、早急に外科医に報告
ストーマ旁ヘルニア	腹直筋の脆弱さ（主に超低出生体重児）		●皮膚に追従する柔らかい皮膚保護剤に変更する

じ得るさまざまな現象を十分に観察し、その原因を見極め、早期に対応していくことが重要です。

乳幼児期にみられることの多いストーマ管理上のトラブルとその対応方法

	トラブル	対応方法
皮膚保護剤からの便漏れやストーマ袋の剥がれ	皮下脂肪増加に伴うストーマ周囲のしわの発生	●皮膚保護剤貼付直後は、しばらく上からやさしく押さえる（特にストーマ近接部） ●ベルトの使用（伸縮包帯で代用可）
	ストーマ装具交換時の啼泣・体動に伴う面板の密着不良	●短時間に皮膚保護剤が貼付できるケア（ストーマ装具交換前に必要物品をきちんと準備する） ●ストーマ装具交換時は、啼泣させ過ぎない ●定期交換では極度な空腹時間を避け、その状況でおしゃぶり・抱っこ・あやし・適度な哺乳も考慮
	ストーマ袋内への過剰なガスの貯留	●こまめにストーマ袋からガスを出す ●ストーマ袋の容量を大きなものに変更 ●泣かせ過ぎない（呑気（どんき）予防）
	ストーマの位置不良	●ストーマサイト・マーキングの実施
	手でストーマ袋を引っ張る	●腹巻き・カバーオールタイプの洋服の着用で、ストーマ袋を覆う ●バッグカバーの着用やカサカサする音の出ないストーマ袋への変更も検討
	高さのないストーマ	●薄い皮膚保護剤への変更（適宜、用手形成皮膚保護剤併用）

年齢に応じたケア方法

小児では先天性疾患で造設される一時的ストーマがほとんどですが、永久的ストーマを要することや幼児期以降でストーマが造設されることもあります。成長発達段階にある、小児期の心身や生活環境が著しく変化していく時期にストーマを保有し生活していく上では、家庭環境・保育園や幼稚園および学校などの社会環境から受ける影響が大きく、さまざまな問題が生じる可能性があります。次ページの表に小児各期の心身の特徴とストーマケア上のポイントを示します。

■幼児期

この時期には、保育園・幼稚園といった初めての集団生活に入るため、その準備が必要となります。環境調整のほかに、徐々にセルフケアの準備・導入の開始を検討します。セルフケアの導入は、子どもの興味をもったことやできることから徐々に進め、できたことに対しては十分にほめることも大切です。余裕をもって関わり、無理して進めることはやめましょう。また、集団生活に入る前は両親の不安も大きいため、ピアサポートとして、同疾患児や小児オストメイトの家族との関わりを勧めるとよいでしょう。

小児各期の心身の特徴とストーマケア上のポイント

	心と身体の特徴	ストーマケアのポイント
幼児期	●形態・機能的、心理・社会的なあらゆる側面の発達 ●あらゆる側面が発達途上のため、内的・外的刺激に耐性が弱い ●この時期の形態・機能的、心理・社会的発達→将来の健康状態の基盤 ●正常な発達の維持・促進←適切で愛情に満ちた環境が必要不可欠	●体格、体動・活動量に合わせたストーマ装具選択・ケア方法の検討 ●ストーマ合併症の早期発見と予防 ●便臭に伴うストーマ装具の防臭対策 ●集団生活への準備 ●集団生活上の問題へのサポート ●排泄のしつけ：排泄物処理後の手洗い・トイレでの排泄物処理 ●セルフケアの準備・導入 ●セルフケアしやすいストーマ装具の選択 ●養育者に対するピアサポート
学童期	●形態・機能的、心理・社会的にも比較的安定した時期 ●自制心を身につける ●自己についての健全な概念（自己概念）を確立する時期 ●自尊心をもちはじめる	●活動量に合わせたストーマ装具選択・ケア方法の検討 ●セルフケアしやすいストーマ装具選択 ●セルフケアの確立 ●セルフケア確立後のストーマケア状況の把握 ●学校生活上の問題へのサポート ●学校行事に参加できるためのケア検討や調整 ●子どもの意向を把握・尊重した関わり ●子どもに対するピアサポート ●両親に対して、子どもの見守りと将来的な自立を見すえた関わりの促し
思春期	●内分泌の変化→身体の形態・機能的変化、2次性徴の出現 ●子どもから大人への過渡期 ●心の構造の急激な変化 ●「個」としての自覚、自己への関心、固有な自己の探究⇔孤独	●体形変化に合わせたストーマ装具選択・ケア方法の検討 ●ボディイメージの変化 ●学校行事に参加できるためのケア検討や調整 ●学校生活上の問題へのサポート ●子どもに対するピアサポート ●子どもの意向や価値観を把握・尊重した関わり ●両親に対して、子どもの自立を見すえた関わりの促し

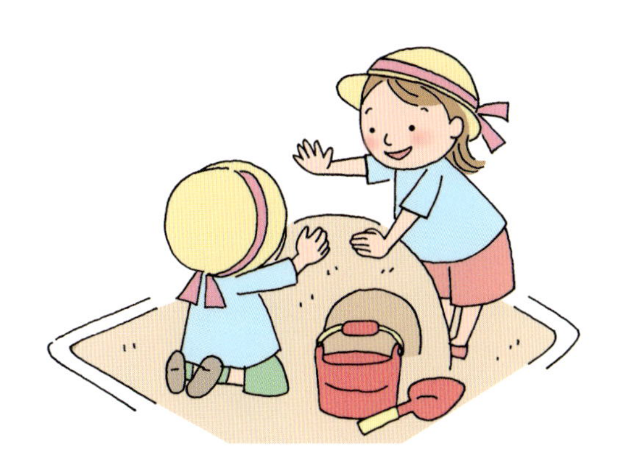

■学童期

学校生活にあたっては、入学前の学校連絡会などを通し、両親・学校関係者と話し合いをもち、学校関係者に児の疾患やストーマケアについての理解・協力を得るとよいでしょう。外来受診時には、

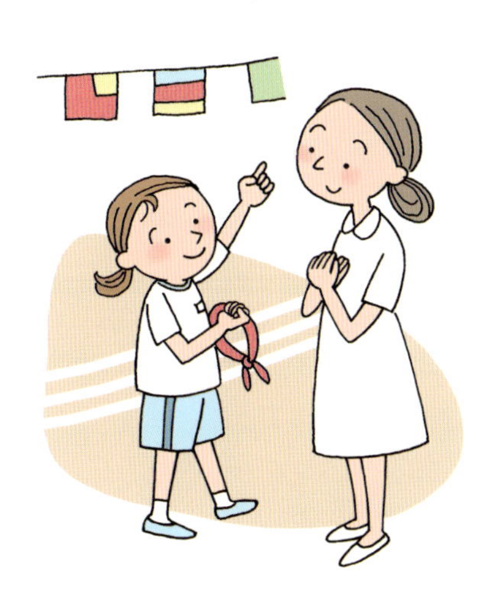

両親とは別に子どもとも時間をもって関わり、両親には話しにくい悩みなどを表出できる場をもちましょう。

■思春期

この時期は、2次性徴の発現によってボディイメージが急速に変化するため不安や動揺を抱く傾向があります。身体と性的な悩みも増し、疾患や障害に対して激しい不安に襲われることもあるでしょう。

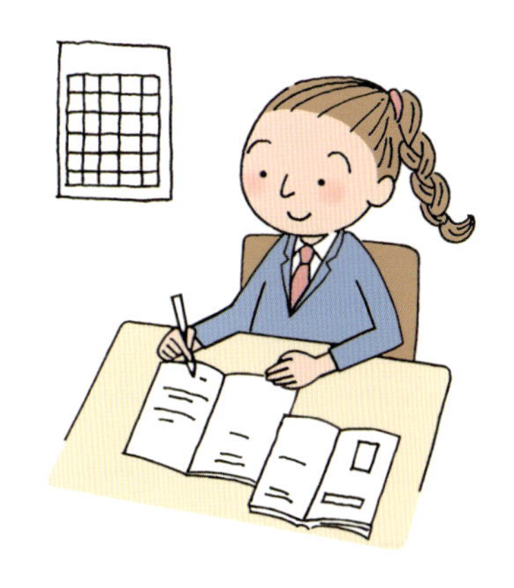

子どもがやがて自立していけるように、社会的資源の情報を提供することが大切です。また、私たち看護師は子ども自身が社会の中で問題解決していけるよう、サポーター的存在となりながら関わることが重要です。

〈引用・参考文献〉

1) ストーマリハビリテーション講習会実行委員会編：ストーマリハビリテーション実践と理論，金原出版，東京，2006，p 227.
2) 山崎洋次，溝上祐子編：小児のストーマ・排泄管理の実際，へるす出版，東京，2003，p147-154.
3) 舟島なをみ：看護のための人間発達学，医学書院，東京，2011，p82，116，140.
4) 山崎紀江：新生児のストーマケア．Neonatal Care　20 (3)：261-268，2007.

（山崎 紀江）

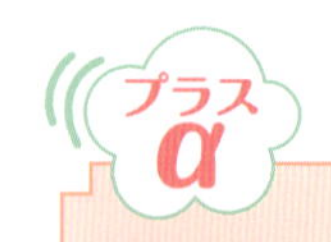

■小児における医療職以外のストーマケア

平成23年に厚生労働省から「ストーマおよびその周辺の状態が安定している場合など、専門的な管理が必要とされない場合には、ストーマ装具の交換は医行為に該当しない」という見解が各都道府県に通達されましたが、その宛先は介護保険担当課、関係団体であり、介護の場面でのストーマ装具交換を設定されたものでした。

小児ではほとんどの場合、先天性の疾患により出生直後にストーマ造設されます。ストーマ保有が長期になると、幼児期後期頃からセルフケアの指導を開始しますが、幼稚園や保育園へはセルフケアが確立していない時期に入園する場合がほとんどです。幼稚園や保育園での生活中にストーマ装具が外れた場合は、家族が園に出向きストーマ装具の交換をする、あるいは園を早退して自宅でストーマ装具の交換をすることが多く、園の対応は家族に連絡をするのみであり、園の職員によるストーマ装具の交換は行われていませんでした。遠足などの園外保育の場合は家族の同行を求められる、あるいは参加そのものを断られることもありました。しかし「ストーマ装具の交換は医行為に該当しない」という厚労省の見解を受け、幼稚園や保育園の職員によるストーマ装具の交換をお願いできるようになりました。先日もストーマをもっている幼稚園年中組の患者さんのお母さんより「幼稚園から遠足に一緒に参加してほしいといわれているが行くことができない。なんとかなりませんか」という相談がありました。お母さんより幼稚園側に「ストーマ装具の交換は医行為に該当しない」ということをお話して対応してもらえないか相談をするように伝えました。すると「ストーマ装具の交換は医行為にあたる」という平成17年の教育委員会からの資料をもとに断られたということでした。教育委員会に問い合わせをし、平成23年の「医行為でない」内容をお伝えしました。教育委員会で確認をしていただき後日「幼稚園の管轄省庁が文部科学省であり厚生労働省からの通達は届いていなかったため対応が遅くなった」とお詫びの電話がありました。その後ストーマ外来にて幼稚園の先生方にストーマケア指導を行いました。

就学後でも手先の巧緻性や発達の問題などでセルフケアが進まない事例はあります。宿泊行事のときにも学校関係者にストーマケアに対応してもらうことで学校行事に参加できる、家族の負担が少なくなるなどのメリットがあります。ストーマ装具の交換を依頼する前に、日頃から「漏れのない確実な装具選択や装具装着の工夫を行う」「ストーマ周囲皮膚炎がない状態にケアする」「できるだけシンプルなストーマケアとする」ことに心がけ、「ストーマ合併症がある場合は修復を検討する」ことも必要です。ストーマケアが容易にできる状態とし、関係者の負担を減らすことは重要なポイントだと考えます。

（鎌田 直子）

第5章 ストーマをもって生活するために

食事や生活指導

社会保障の活用方法

在宅への連携　手順書作成

ストーマ外来

食事や生活指導

食事

ストーマ造設に伴う食事制限はありません。食べ物の特徴を理解し上手に摂取することが大切です。術前に長期間絶食となっていた場合、腸管の消化吸収機能が低下しているため暴飲暴食には注意する必要があります。また体重の増加によって腹壁が変化することでストーマケアが困難となる場合もあるため、バランスのとれた食事を規則正しく摂取することを心がけるように指導しましょう。

疾患によっては制限を受けている場合もあるので、医師の指示に従いましょう。

1）尿路ストーマの場合、十分な水分摂取は尿臭を抑え尿路感染予防にも役立ちます。日頃から心がけてもらいましょう。医師から水分制限を受けている場合は指示に従いましょう。

2）きのこ類、海藻類、こんにゃくなどは消化が悪くフードブロッケージ（ストーマに食物がつまる現象）を起こしやすいため、摂りすぎに注意しよく噛んで摂取する必要があります。

食べ物の特徴

ガスを発生しやすい食品	●ビール ●炭酸飲料 ●さつまいも ●ごぼう ●大根 ●貝類 ●豆類 ●カリフラワー ●ブロッコリー	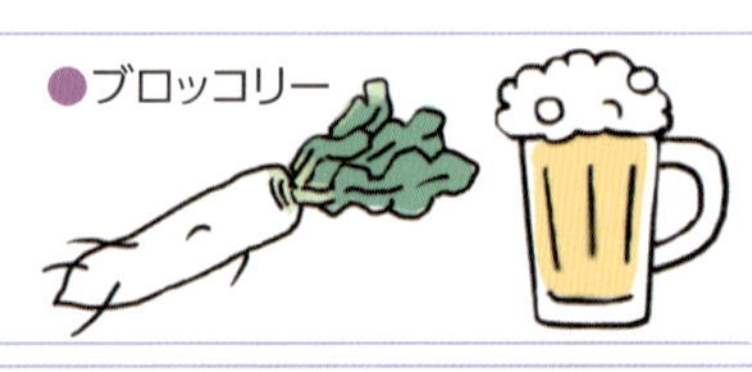
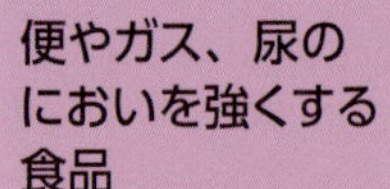 便やガス、尿のにおいを強くする食品	●にんにく ●にら ●ねぎ ●たまねぎ ●カニ・エビ類 ●チーズ ●豆類 ●ビール ●魚 ●肉 ●卵	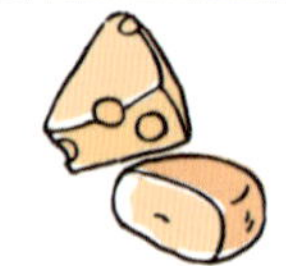 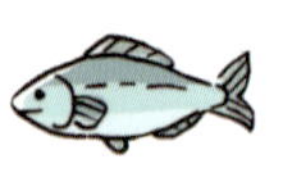 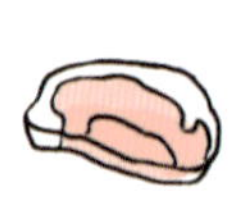
便のにおいを抑える食品	●ヨーグルト ●パセリ	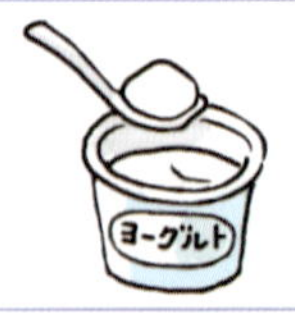 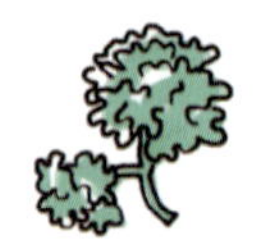
尿のにおいを抑える食品	●クランベリージュース ●ヨーグルト ●パセリ ●レモン	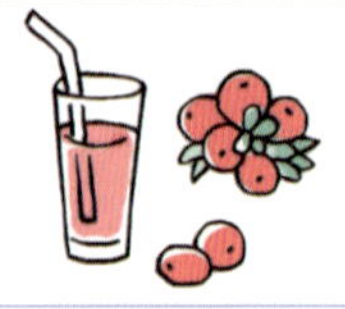 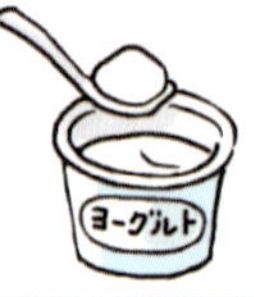 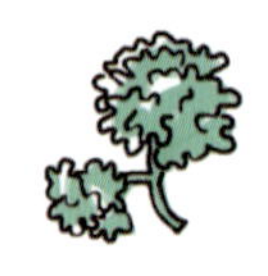

便を軟らかくする食品	●生野菜 ●果物 ●冷たい飲み物 ●ブロッコリー ●ごぼう ●豆類 ●揚げ物 ●アルコール飲料	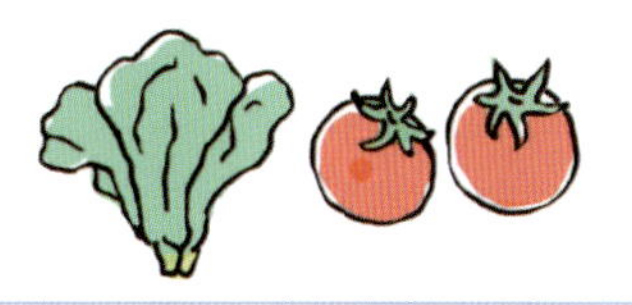
便を固くする食品	●ごはん ●パン ●麺類 ●もち ●マシュマロ	 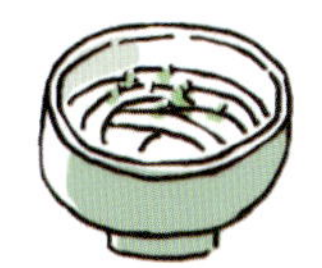
消化の悪い食品	●きのこ類 ●海藻類（わかめ・こんぶ・ひじき） ●こんにゃく ●しらたき ●魚介類（いか・たこ・あわび） ●脂の多い肉類	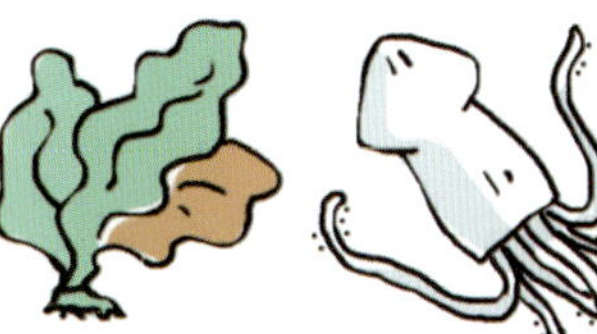 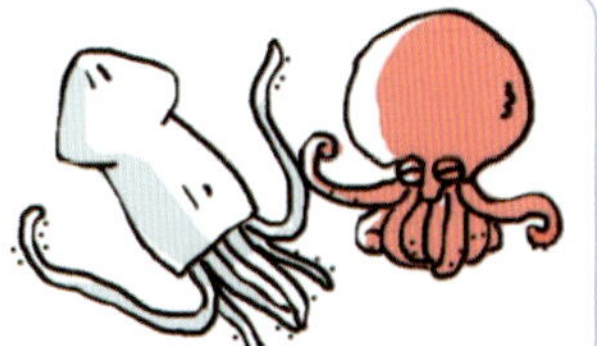

シャワー、入浴

シャワーや入浴には身体の清潔を保つだけでなく、血液循環の促進やリラックス効果があります。患者さんに合った方法を選択・指導し、ストーマ造設後も安心して利用してもらいましょう。またストーマケア指導の一環として、入院中にシャワー、入浴を経験してもらうことも必要です。

■装具を外して入浴する場合

装具を外して入浴しても、体内の圧によって水がストーマから身体の中に入ることはありません。しかし、ストーマには括約筋がなく入浴中不意に排泄することがあるため、ストーマケアに不慣れな時期や水様便となるイレオストミーの方は、装具を装着してゆっくり入浴することを指導しましょう。

入浴用シート

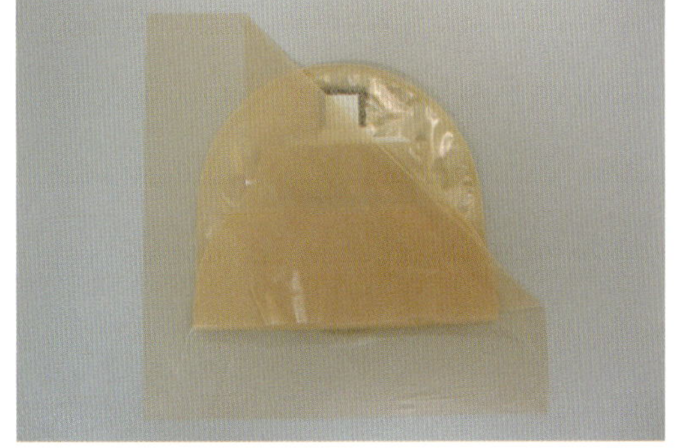

ストーマ装具を貼ったまま上から覆うことができる

入浴用装具

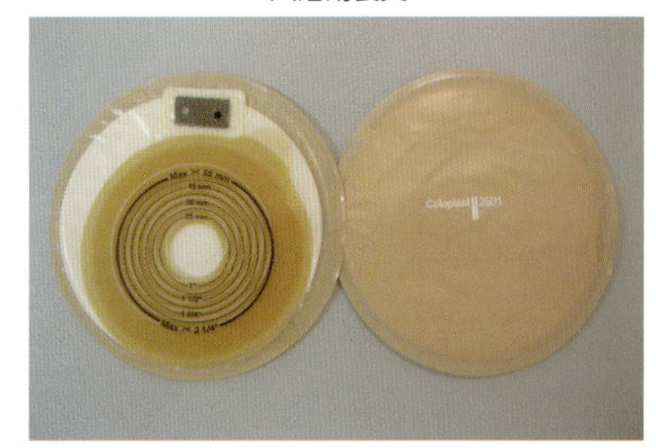

ストーマ装具を剥がした後、貼り換えて使用

コロストミーの場合、自分の排泄パターンを把握していくことで、排便のない時間に合わせ装具を外して入浴することも可能となります。

■装具をつけて入浴する場合

ストーマ装具は防水効果があるので装着したまま入浴しても問題はありません。入浴前にストーマ袋内を空にし、裾を折り曲げてテープで固定するなどして入りましょう。入浴時間や回数によっては皮膚保護剤が溶解したり、発汗量が増えることにより耐久性が低下する場合もあるので説明が必要です。また、メーカーによって脱臭フィルター部分に防水のためのフィルターシールが必要なタイプもあるため、使用装具に合わせた指導を行いましょう。

なお、尿路ストーマは、絶えず尿の排泄があるため装具を装着して入浴することを勧めます。カテーテルが留置されている場合は、逆行性の尿路感染症を起こす可能性があり、尿路感染予防のために装具を装着して入浴します。

入浴には普段使用している装具をそのまま利用できますが、ストーマ袋の濡れが気になる場合は、ストーマ装具の上からカバーできる入浴用シートを利用したり、目立ちにくいものを希望される場合は、ストーマ袋が肌色のものやサイズがコンパクトなタイプもあるので紹介しましょう。

■自宅にお風呂がない場合は

介護保険制度で利用することができるデイサービス（通所介護）では、入浴サービスを受けることができます。利用できる回数や方法は介護認定の区分によって異なります。

問い合わせは市区役所・町村役場の介護保険担当窓口にします。

■公共入浴施設を利用する場合

ストーマを保有していても銭湯、公衆浴場、温泉を利用している方は多くいらっしゃいます。ほかの利用客も安心して利用できるように、マナーとして装具は装着して入浴するよう指導しましょう。使用後の装具は決められた方法できちんと処理することも大切です。

また、施設によってはストーマ保有者の利用ができない場合もあるため、事前に確認しておくとよいでしょう。

服装

服装の制限はありませんが、ズボンにベルトを利用する場合、ストーマを過度に圧迫するようであれば、サスペンダーの利用やウエストがゴムタイプの衣類を選択する方法もあります。

術前ストーマサイトマーキングの際には、仕事や趣味によって服装に特別な配慮が必要であるかを本人とよく話し合い、位置決めを行うことも大切です（工具をつける、着物を着るなど）。

運動

適度な運動は、体力の回復や気分転換にもなります。ウォーキングなどは退院後から積極的に行うよう指導しましょう。ゴルフやジョギング、水泳なども継続して行うことが可能です。身体同士がぶつかり合う競技や腹圧を過度にかける運動は、ストーマ粘膜損傷やストーマ旁（ぼう）ヘルニアとなる可能性があるため避ける必要があります。運動により装具が漏れやすくなったり、漏れる不安がある場合は、固定用ベルトなどを利用し装具の密着をより高めることもできます。

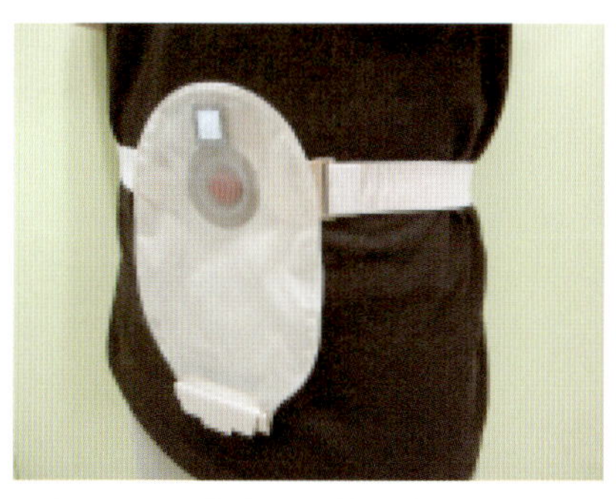
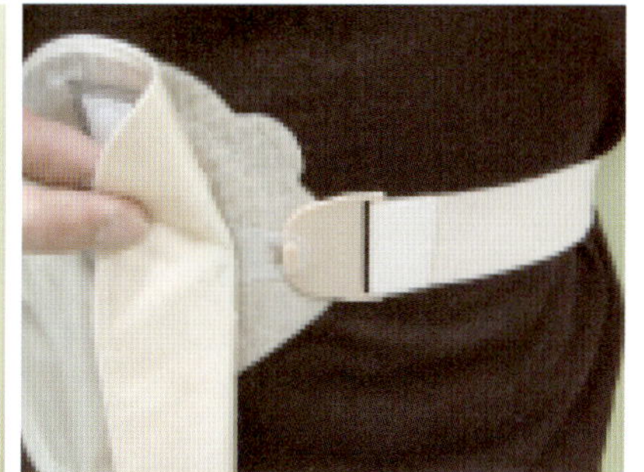

固定用ベルトを装着すると装具が密着する

仕事

ストーマを保有しての社会復帰は慣れるまで不安や緊張を伴います。安心して職場へ復帰できるように、ストーマ外来などで話を傾聴し、定期的にサポートしていく必要があります。職場にストーマ保有者であることを伝えるかどうかは本人の選択にまかせますが、職場で装具交換が必要になることも想定して、装具や衣類の替えの準備、トイレ環境の確認を行っておきましょう。

尿路ストーマの方で長時間トイレに行

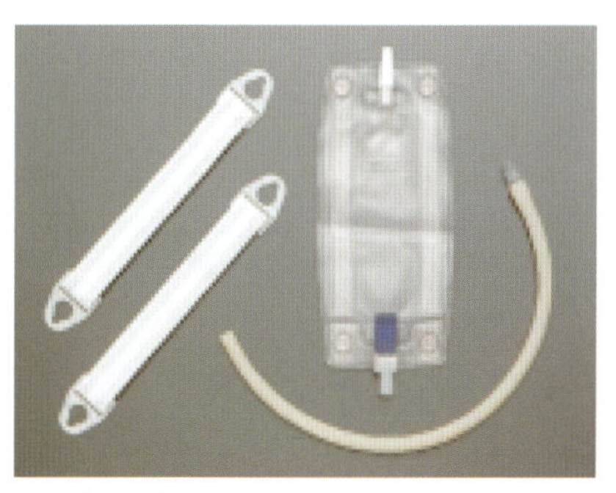

レッグバッグ:足に装着する排液バッグ

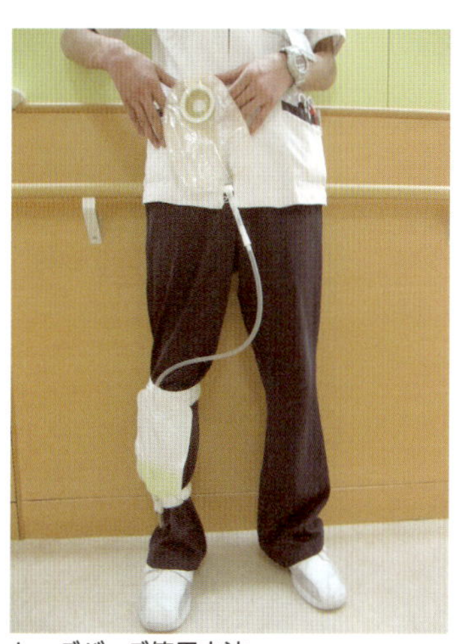

レッグバッグ使用方法

くことが難しい場合は、足に装着するタイプの排液バッグ（レッグバッグ）を利用することで尿破棄の回数を減らすことが可能となります。メーカーによりさまざまな容量があるので生活スタイルに合ったものを選択しましょう。

学校

担任教員や養護教諭に理解と協力を得て、児のサポート体制を十分整えておきます。ストーマ外来では、学校生活の状況や悩みなどを本人から聞くとともに、安心して他児との学校生活が送れるように、漏れなくて、管理しやすい装具選択を行っていきましょう。予測されるアクシデントを想定し、装具交換の場所や廃棄方法など対応方法を繰り返し練習しておきます。また両親へのサポートも重要となります。

患者会や親の会への参加は、ストーマを保有する児をもつ両親にとって、同じ立場の仲間と交流して情報交換できるだけでなく、精神的支えの場ともなります(P169参照)。

旅行

退院後自宅以外の環境に挑戦していくことは、ストーマ保有者にとって自信にもつながります。安心して旅行できるよう十分なサポートをしていきましょう。

病院内のオストメイト対応トイレ

オストメイト対応トイレは、一般のトイレより広いスペースで立位のまま汚物を流せる汚物流し台や、洗浄用シャワー、汚物入れ、着替え台などが設置されています。現在ではオストメイト対応トイレが普及し、公共交通機関（JR・私鉄・地下鉄）や空港、高速道路パーキングエリアなどにも設置されています。全国のオストメイト対応トイレ設置場所は日本オストミー協会のホームページから検索することができます。
www.joa-net.org

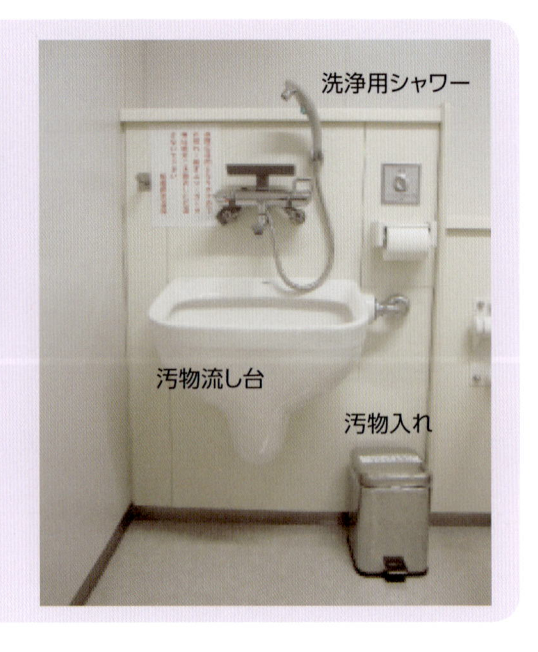

■国内旅行の場合

旅行中に交換の予定がない場合でも2枚程は予備を持参しておきます。また旅行先でストーマトラブルが発生した場合の連絡先として、ストーマ外来や装具を購入している取扱店の連絡先、製品名、製品番号も控えておきましょう。

電車や新幹線、車で長時間移動をする場合などは、オストメイト対応トイレの場所を把握しておくと安心です。

■海外旅行の場合

海外への旅行の場合、旅先で容易に装具を手に入れることが難しくなりますので、十分な枚数を持参しておく必要があります。飛行機を利用する場合、装具はスーツケースにだけでなく、交換に必要な物品とともに機内にも持ち込みましょう。飛行機内では、気圧の変化によってストーマ袋が膨らむことがあるので、搭乗前にはトイレで排泄物を破棄しておきます。また単品系装具を使用している場合は、ガス抜きのできる脱臭フィルターつきの装具を利用します。国際線飛行機内のハサミの持ち込みは禁止されているので、フリーカットの装具を使用している場合は、あらかじめ面板(めんいた)に孔(あな)を開けたものを持参するようにしましょう。

就寝

就寝前は必ずストーマ袋を空にしておきましょう。尿路ストーマの場合は絶えず尿が排泄されますので、レッグバッグや排液バッグを使用し、ストーマ袋に尿をためないようにすると、装具の漏れ予防や夜間の尿破棄が不要となり安心して眠ることができます。その際ベッドや重ねた布団で寝るように指導し、ストーマ袋と排液バッグに高低差をつくり尿が流れやすくなるようにしておきましょう。

性生活

ストーマ造設後も身体と心の回復により可能となります。事前の入浴や排泄物の処理、目立たない装具の工夫などについて指導していき、パートナーと円滑な関係が続けられるようにサポートしていきましょう。

骨盤内手術後には性機能障害（男性は勃起機能障害や射精機能障害、女性は性交痛など）が起こる場合もあるため、治療を希望される場合は医師への相談や専門外来を紹介しましょう。

妊娠・出産は、ストーマを保有していても可能です。しかしストーマ造設となった疾患によっては、妊娠の可否や時期の検討が必要であるため、主治医と相談しましょう。

（尾崎 麻依子）

社会保障の活用方法

ストーマ保有者の社会保障制度について

国や地方自治体では、ストーマ保有者を対象とした社会保障制度を設けています。ストーマ保有者が適切に活用し、安心して社会生活がおくれるようにサポートしていきましょう。

なお、社会保障のサービス内容は、各自治体によって異なりますので，詳細は問い合わせが必要となります。

身体障害者手帳の交付

永久的ストーマを造設した場合、身体障害者として認定され身体障害者手帳が交付されます。そして身体障害者手帳によって日常生活用具（ストーマ用装具、洗腸用具）給付などのサービスを受けることができます。

ストーマ保有者は内部障害者の認定となり、等級には1級･3級･4級があります。

身体障害者手帳申請手続きの方法

1. 申請書類を受け取る	住民票のある市区役所、町村役場の福祉課で身体障害者手帳交付申請書と身体障害者診断書（ぼうこう・直腸用）をもらう
2. 指定医のいる医療機関を受診し身体障害者診断書に記入を依頼する	身体障害者診断書は指定医（障害の程度を認定できる医師）でなければ作成できないため福祉課で医療機関を確認する
3. 申請書類を提出する	必要なもの　・身体障害者手帳交付申請書　・身体障害者診断書　・印鑑　・手帳に貼る写真（縦4cm×横3cm、脱帽）
4. 身体障害者手帳の交付	約1～2カ月の障害認定審査の後、身体障害者手帳が交付され日常生活用具（ストーマ装具）の給付が受けられる

（手術直後から申請可能）

日常生活用具（ストーマ装具）申請手続きの方法

1. 申請をする	●身体障害者手帳の交付を受けた市区役所、町村役場の窓口で日常生活用具給付申請書をもらい必要事項を記入する 必要なもの　・身体障害者手帳　・印鑑 ・源泉徴収票または確定申告書または年金証明書 ・ストーマ装具販売業者が作成した見積書
2. 通知書と給付券が交付される	●日常生活用具給付決定通知書と日常生活用具給付券が自宅へ送られる ●日常生活用具給付券が販売業者に直接送られる場合もあるため市区役所、町村役場へ確認しておく
3. 日常生活用具給付券に署名・捺印し、販売業者へ郵送または持参しストーマ装具を受け取る	●給付券による月額限度額は市区町村によって異なるが蓄便袋は 8,600 円前後、蓄尿袋は 11,300 円前後 ●ストーマが複数の場合は、その数の分給付される ●日常生活用具給付券には、月額給付金額の 1 割自己負担が必要となるが市区町村によって利用者負担が異なるので、詳しくはお住まいの市区役所、町村役場の福祉課または福祉事務所などに確認が必要

身体障害者手帳の交付によって受けられるその他の福祉サービス

交通機関の割引	有料道路通行料の割引、タクシー運賃の割引、航空旅客運賃の割引、バスの割引など
医療費助成	ストーマ保有者の場合は 3 級以上が対象
税金の減額・免除	住民税、自動車税、所得税などが対象となります
携帯電話・PHS の割引	各電話通信事業者により条件が異なります。詳細はそれぞれの会社に問い合わせを
身体障害者入浴サービス	各自治体により異なります

※サービス内容は各自治体によって異なるので詳細は問い合わせが必要

医療費控除

自費で購入したストーマ装具の費用は、ほかの医療費との合計が年間10万円を超えると医療費控除の対象となります。確定申告の際に領収書とストーマ装具使用証明書（医師記入）を提出する必要があります。

障害年金

障害年金とは、病気やケガによって一定程度の障害の状態になった者に対して支給される公的年金の総称です。永久的ストーマ造設によって身体障害者として認定を受けた場合この給付が受けられます。

受給には、初診日・障害認定日・保険料納付の有無などの要件を満たす必要があります。

介護保険制度

高齢や病気によって、自分でストーマ装具交換が困難となった場合、介護保険制度を利用して訪問看護師によるストーマ装具交換のサービスが受けられます。

介護保険対象者

▶第1号被保険者…65歳以上
▶第2号被保険者…医療保険に加入している40歳以上65歳未満で、加齢を起因とする疾病［末期がん、脳血管疾患、初老期における認知症等16疾病］をもっている

申請から認定まで約1カ月かかるため、入院中のセルフケア状況を確認し、必要時速やかに手続きが進められるようにしましょう。

問い合わせは市区役所・町村役場の介護保険担当窓口へ。

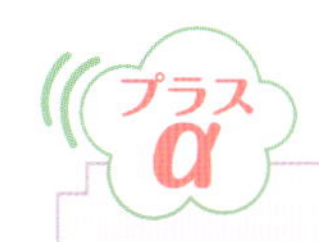

■患者会などサポート体制

どんなサポート組織があるの？

ストーマ保有者は排泄障害であるがゆえに、他者へ相談できずひとりで不安や悩みを抱えていることも少なくありません。ストーマ保有者同士またはその家族の交流や情報交換の場である患者会を紹介しましょう。

▶日本オストミー協会（JOA）

ストーマ保有者の生活の質向上と社会復帰を目的に、ストーマ保有者によって結成された障害者団体。医療講演会や相談会、体験交流会などが定期的に行われています。全国に支部があります。

http://www.joa-net.org/index.htm

▶ブーケ（若い女性オストメイトの会）

若い世代の女性ストーマ保有者を中心に「恋愛・結婚・妊娠・出産・日常生活」の悩みについて相談や交流を行う会

http://www.bouquet-v.com/index.html

▶小児ストーマ保有者の患者会

小児のストーマ保有者の交流と親の精神的サポートを行います。関東に『つぼみ会』、関西に『たんぽぽの会』があります。

http://www.bouquet-v.com/ibd04.html#04（たんぽぽの会）

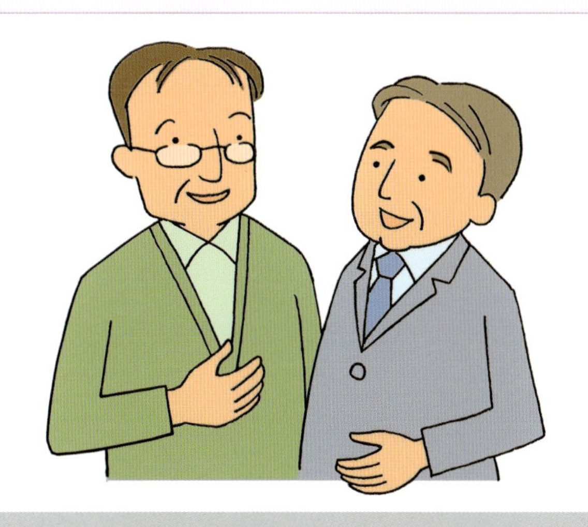

〈参考文献〉

1）ストーマリハビリテーション講習会実行委員会編：ストーマリハビリテーション実践と理論，金原出版，東京，2006.
2）山崎洋次，溝上祐子編：小児のストーマ・排泄管理の実際，へるす出版，東京，2003，p147-159.
3）熊谷英子監修：消化器外科ナーシング2014年秋季増刊，ストーマケアのコツとワザ201，メディカ出版，大阪，2014.

（尾崎 麻依子）

在宅への連携　手順書作成

装具の選択のお手伝いは？

ストーマ造設後、ストーマ管理を行ううえで、漏れない、皮膚障害がない、セルフケアができるということが第一条件でストーマ装具選択が行われます。退院後、社会復帰に向けては、さらに、ストーマ保有者がストーマ造設前とできるだけ同じ生活がおくれるように、ストーマ保有者の生活に合わせた装具選択が必要となります。また、ストーマ保有者にとっては、安心できるものを選択しなければなりません。ストーマ装具は非常に多くの種類があり、その中からどれを選択すればよいか、看護師自身が迷い、不安を抱くこともあるのではないでしょうか。ここでは、退院後の生活を見すえて、患者さんやその家族とともに、社会復帰に向けての装具選択ができるよう必要なポイントを学びます。

■退院（社会復帰）へ向けての装具選択における条件

1）排泄物が漏れない
2）皮膚障害を起こさない
3）防臭性が確実である
4）ケアする人の取り扱いが簡便である
5）日常生活・社会生活に制限がない

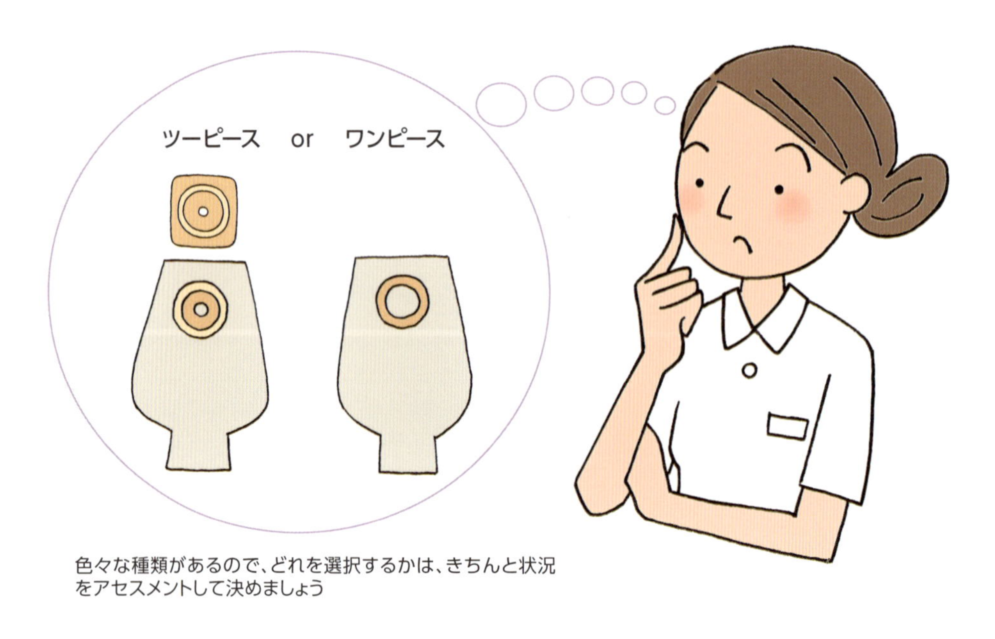

色々な種類があるので、どれを選択するかは、きちんと状況をアセスメントして決めましょう

退院（社会復帰）へ向けて装具選択に必要なアセスメント

■ストーマ局所条件のアセスメント

ストーマ局所条件のアセスメント

観察項目	アセスメントのポイント	装具選択のポイント
ストーマの形態	●ストーマの種類は？（大腸ストーマ・小腸ストーマ・回腸導管・尿管皮膚瘻） ●ストーマに十分な高さ（排泄口の高さ）があるか？ ●ストーマのサイズは？ ●ストーマの形状は？（正円形・楕円形・不整形）	●消化管（しょうかかん）ストーマ用装具か尿路ストーマ用装具か？ ●平面装具か凸型装具か？ ●ストーマサイズに合わせた開口ができる面板のサイズの選択 ●既製孔か自由孔、用手成形型か
排泄物の性状・量	●便の性状は？（水様・泥状・軟便など） ●量や回数は？	●性状に合わせた皮膚保護剤を選択 ●容量に合わせてストーマ袋を選択
ストーマ周囲の腹壁の状況	●固い、皮下脂肪がない、柔らかい、たるみがある ●しわ、瘢痕の有無（さまざまな体位で確認する） ●骨突出部位からの距離は？	●固い装具か柔らかい装具か ●皮膚保護剤の補強は必要か ●周囲にテープつきがよいか ●二品系装具なら浮動型フランジか、固定型フランジか、粘着式か
皮膚の特徴	●乾燥肌、発汗量は？ ●アレルギーの有無 ●皮膚が脆弱か	●皮膚の特徴に合わせた皮膚保護剤の選択
ストーマ周囲皮膚	●皮膚障害の有無（皮膚保護剤のアレルギー、粘着テープによるただれ、凸型装具による圧迫）	●皮膚保護剤の変更 ●全面皮膚保護剤かテープつきか ●凸型装具の高さの変更や平面装具への変更

■身体機能のアセスメント

身体機能のアセスメントを行う際、患者さん自身ですべて行えるのか、家族がすべて行うのか、排泄物の処理は患者さん自身が行い装具交換は家族が行うのか、家族の誰が行うのかなども含めたアセスメントと具体的な情報が必要となります。

身体機能のアセスメント

観察項目	アセスメントと装具選択のポイント
手指の巧緻性（手先の器用さ）	●手指の変形や握力はどうか ●ハサミやフランジカッターが使用できるか ●ストーマ袋の排出口の操作は?どのタイプなら使用可能か ●二品系の嵌合はどうか、どのタイプなら使用可能か
視力	●二品系装具でストーマを直視できた方が交換しやすいか ●ストーマ袋は透明度の高いものがよいか ●その他の工夫が必要か
理解度	●使用方法やケアが簡便か、使用方法が理解できるか

■患者さんの嗜好や生活背景に関するアセスメント

まずは前述のアセスメント（P171）から漏れや皮膚障害がなく、セルフケアできることが確認できたら、「患者の嗜好や生活背景のアセスメント」の項（下表）を含めたトータル的なアセスメントを行い、できるだけシンプルな方法を選択するようにしましょう。

1）在院日数が短くなっているため、患者さんの嗜好や生活習慣に合わせた装具選択まで至らなかった場合は、退院後外来で継続して行えるようにしましょう。

2）選択した装具を一生使用するのでは

患者の嗜好や生活背景に関するアセスメント

必要な情報	アセスメントと装具選択のポイント
生活習慣	●職業、趣味は? ●ストーマベルトの併用が必要か ●入浴の頻度は?
好み	●交換頻度は?短期交換と長期交換の希望は? ●単品系装具か二品系装具か希望はあるか ●ストーマ袋の色は? ●装着感や使用感は? ●装具の形や大きさは? ●ストーマ袋の音が気になるか
経済的な問題	●ストーマ装具にかけられる金額は? （1 枚のコストではなく、1 カ月のコストで検討する）

なく、退院後の生活や体型の変化に応じて適宜変更していくことを伝えておきましょう。

私たち看護師としては、ストーマ用品について、自信をもってストーマ保有者に説明できることが装具選択の第一歩となります。製品の特徴をよく理解し、患者やストーマケアを行う人のニーズに応

装具選択時に必要な装具の情報

皮膚保護剤の種類	耐久性、吸水性
装具の形	単品系・二品系、平面型・凸面型、粘着テープつき装具
柔らかさ	皮膚保護剤の厚さ、追従性
ストーマ袋	排出口の形、ストーマ袋の色・大きさ、ガス抜きフィルターの有無
価格	ストーマ保有者の経済的な環境に合わせるため（勤務者、年金生活者など）

ストーマ装具選択の事例

事例	局所条件	身体機能や患者の希望	選択した装具
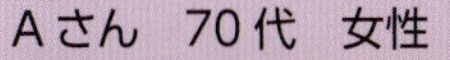 Aさん　70代　女性 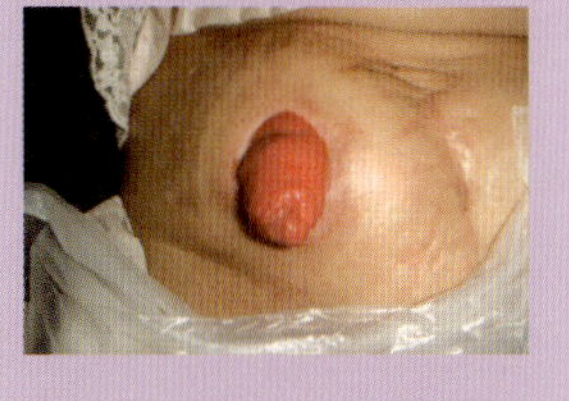	●小腸ストーマ、水様～不消化便 ●やや腹部膨隆あり、腹壁に追従しやすい柔らかい装具がよい ●楕円形ストーマ ●ストーマの高さあり ●化学療法施行中のため皮膚が脆弱になりやすい	●本人が装具交換 ●手先は器用 ●毎日～中1日の交換を希望 ●ストーマ袋にたまった便を自分で観察したいと透明な袋を希望 ●装具にかかる費用の不安なし	〈単品系短期交換用装具〉 ●コロプラスト アシュラコンフォートEC ●皮膚被膜材と剥離剤を使用
Bさん　60代　男性 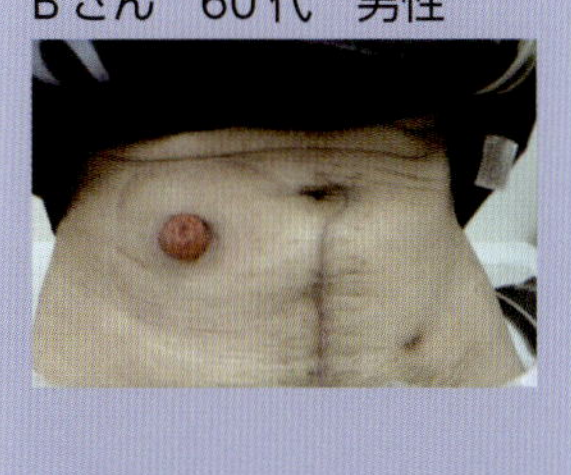	●尿路ストーマ ●ストーマの高さあり ●腹壁は平坦 ●ストーマ1時方向、臍に向かって浅いしわがある	●本人が装具交換 ●釣りが趣味でよく運動するため、ベルトの使用と、貼付する際にストーマを直視できる二品系装具を希望 ●嵌合部、排出口、接続管の使いやすさから選択	〈二品系中期交換用装具〉 ●ホリスター ニューイメージ FWF、ニューイメージウロ ●ストーマ固定ベルト

事例	局所条件	身体機能や患者の希望	選択した装具
Cさん　70代　男性	●大腸ストーマ、軟便 ●ストーマの高さ5mm ●腹壁は柔らかい ●ストーマ10時方向、臍に向かって浅いくぼみあり ●ストーマの高さ（排泄口の高さ）がなく、くぼみがあるため、凸面装具とベルトの使用が必要	●本人が見えづらいため70代の妻が装具交換 ●本人の便の出しやすさと妻ができるだけストーマ装具を貼るのみの手技を希望	〈単品系凸面装具〉 ●ダンサック ノバ1フォールドアップコンベックス35mm ●ストーマ固定ベルト

えられる知識が必要です。そして、患者さんやケアを行う人の生活背景を十分アセスメントし、患者さんと相談しながら、最終的には患者さんやケアを行う人が「この装具にしよう！」と決定できるような支援が行えるとよいと思います。

退院へ向けての指導

ストーマ造設後、患者さんは心身の回復とともに、ストーマケアの習得も行わなければなりません。入院期間が短縮されてきている中で、以前は入院中に行われていた指導や教育をすべて行うことが困難となり、近年では、入院中に指導できなかったことは退院後外来で行う傾向があります。とはいえ、患者さんにとっては、病院にいればすぐに医療者に聞くことができる安心な環境から離れるのは、とても不安なことです。退院する患者さんの不安を少しでも軽減するために、ここでは、退院までに入院中行っておきたい指導内容を述べます。

■ストーマについて

ストーマが大腸なのか、小腸なのか、尿路変向であれば、回腸導管なのか、尿管皮膚瘻（ろう）なのか、手術前に説明はされていますが、改めて患者さんが正確に理解できるように伝えましょう。

●ストーマ自体の特徴

痛みを伝える神経はないこと、粘膜でできており、刺激や摩擦により出血しやすいこと、すぐに止まる出血であれば心配ないことを伝えます。

■食事

1）基礎疾患があり食事制限を必要とする場合以外は、基本的には制限はありません。

2）バランスのとれた食事をすることが大切です。

3）回腸ストーマの場合は、フードブロッ

ケージに注意します（5章 食事や生活指導の食事［P160］を参照）。

■入浴

入院中に入浴やシャワー浴を体験できるようにします（P161を参照）。

■衣服

ストーマを過度に圧迫しないよう指導します。

■外出・旅行

1）ストーマ造設後も外出・旅行は可能です。
2）外出時は、急な漏れに備えて写真のように予備の装具を必ず持参します。

■社会保障制度

5章の社会保障の活用方法の項（P166）を参照しましょう。

■使用した装具の処理方法

1）排泄物をトイレに流してから、新聞

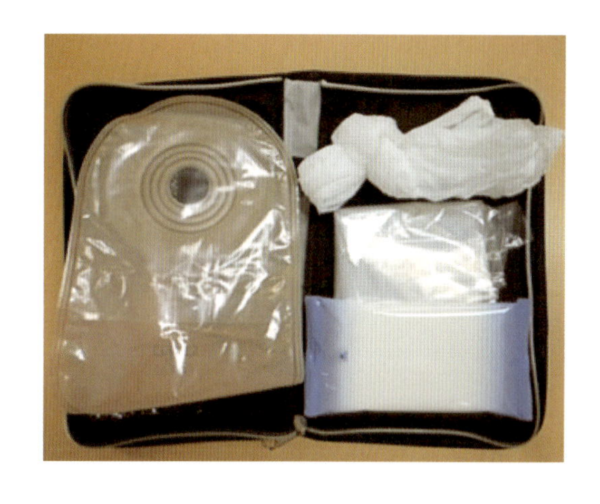

紙やビニール袋に入れて捨てます。
2）居住地区のゴミ処理方法に従って捨てます。

■ストーマ装具の購入方法と管理

1）使用装具の製品名、規格、価格、メーカー名、製品番号を記入したものを渡します。
2）販売店の連絡先や注文方法を説明します。
3）術後3カ月くらいはストーマサイズが変化するので1度にたくさん購入しな

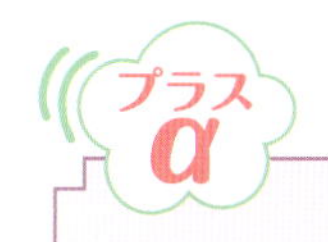

退院に向けての指導は各装具メーカーが作成・配布しているガイドブックを利用するのも一つの方法です。ストーマケアに関していろいろな媒体から情報を得ることができます。ストーマを造設された患者さんにできる限り快適な暮らしをしていただくために、入院中から積極的にコミュニケーションをとり、サポートしていきましょう。

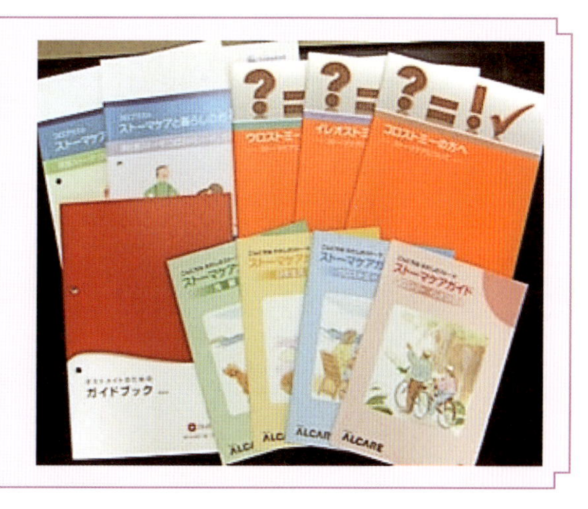

いよう説明します。

4）装具は高温多湿を避けた場所に保管します。

5）装具変更に関しては、医療者に相談するように説明します。

■定期外来・ストーマ外来・緊急時の受診方法

困ったときに相談する窓口はどこか（ストーマ外来・外科外来・泌尿器科外来・病棟など）、退院後はまずどこに相談すればよいか伝えておきましょう。

連携はどうするの？

近年、ストーマ造設を受ける患者さんの高齢化や、独居または高齢介護者との2人暮らし、認知症がある患者さん、在宅で終末期を過ごす患者さんなど、退院後に訪問看護を必要とするケースが増えています[1]。病院によって名称は異なりますが、地域医療連携室や病診連携部、退院支援室などと協力し、円滑に在宅ケアへつなげていく必要があります。そして、特にストーマケアに関しては、直接ケアを担う訪問看護師との連携が重要となります。もちろん、術前の患者さんの状況（ストーマ以外の障害があるなど）、術後の患者さんの状況によっては、在宅だけでなく、転院や施設入所など、退院後どこで過ごすか、患者さん・家族と相談する必要がある場合もあります。どちらにしても看護師との連携が必要となるため、ここでは、特に在宅ケアにおける訪問看護の例をとって学んでいきましょう。

■どんな患者さんに訪問看護が必要なの？

1）身体機能の低下、理解力の低下などによりストーマケアのセルフケアが困難、介護者のケア習得が困難、もしくは介護者がいない場合。

2）ストーマ周囲の腹部状況などによりストーマケアに難渋する場合。

3）がん終末期などで病状管理も含め複合的な支援が必要な場合。

■退院前に訪問看護師との連携で必要な内容

1）なぜ訪問看護を導入するのか、その目的・目標を患者さんとともに明確にし、その目標に向けた支援を訪問看護師へ依頼します。

2）訪問看護師が病院に退院前訪問（できればケアに参加）ができるようコーディネートします。

3）ストーマケア情報提供書を用意します（ストーマケア手順書など）。

ストーマケア情報提供書の詳細

- 基礎情報：病名、治療方針、術式、手術日、ストーマの種類、排泄物の性状と量
- ストーマおよびストーマ周囲の皮膚・腹部の状態：ストーマサイズ、皮膚障害の有無、しわの状態など
- ストーマ用品について：装具名、購入先
- ストーマケアについて：交換頻度、交換方法（アクセサリーの使用の有無、特に複雑な方法の場合は、写真やイラストを利用）
- 入院中の指導内容：誰にどのように行ったか、ケアの主体者は誰か
- セルフケアおよび介護者のケア習得状況：継続指導が必要な部分や介助が必要な部分を具体的に
- 退院後起こり得る可能性があるトラブルについて（術後にストーマ粘膜皮膚接合部離開が生じた場合、後に狭窄が起きる可能性など）
- ストーマの受容や日常生活の様子など
- 相談窓口やストーマ外来・診療科への通院について

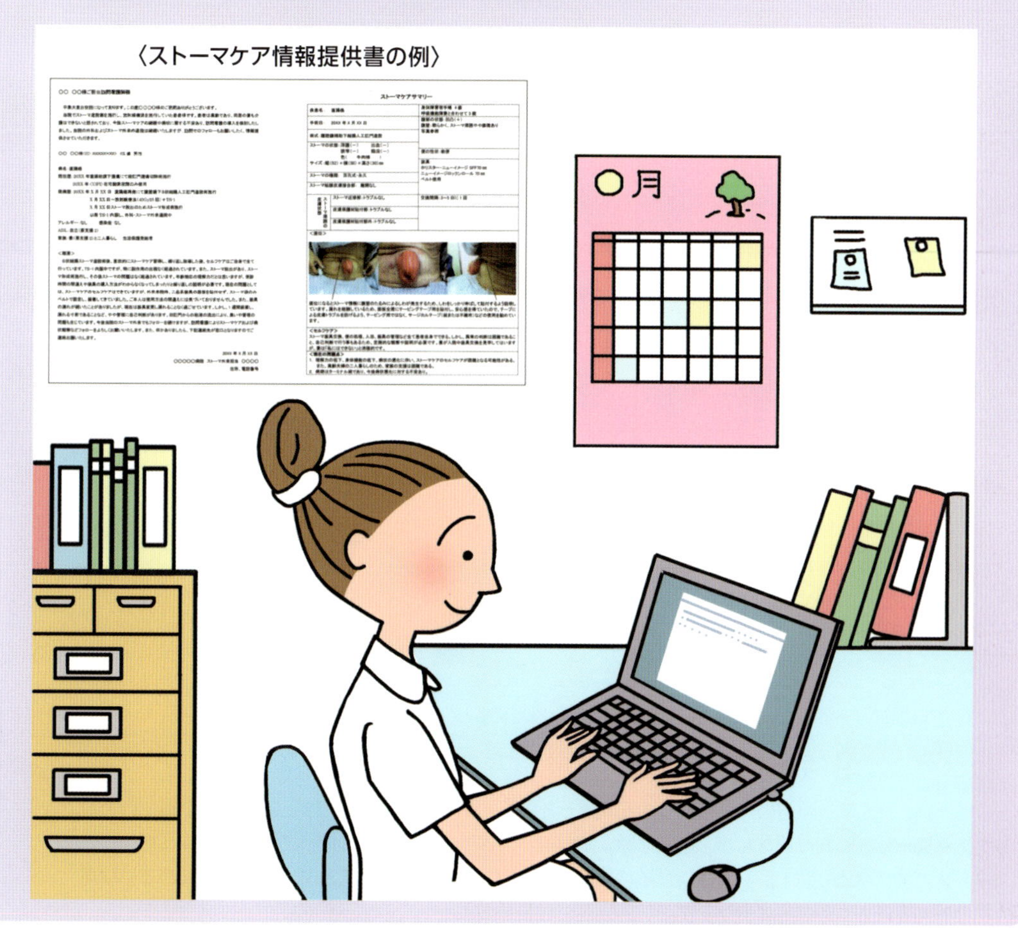

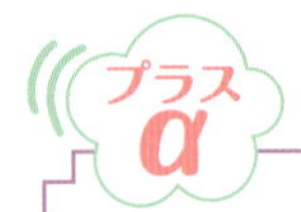

*平成 23 年 7 月 5 日、専門的な管理を必要としないストーマ装具交換は医療行為から外れ、介護職などによる装具交換が行われる機会も少しずつ増えています。介護職を対象としたストーマ装具交換の勉強会に参加した方も以前は未経験の方の方が多かったのですが、最近ではほとんどの方が1度は経験したことがあるのが現状です。ストーマ保有者の安全を確保するためにも、病院・ストーマ外来と在宅看護および介護事業所、入所施設など地域連携が必要不可欠となっています。
*ストーマ外来は、ストーマに関する専門相談窓口であることを患者さんおよび家族に必ず伝えましょう。

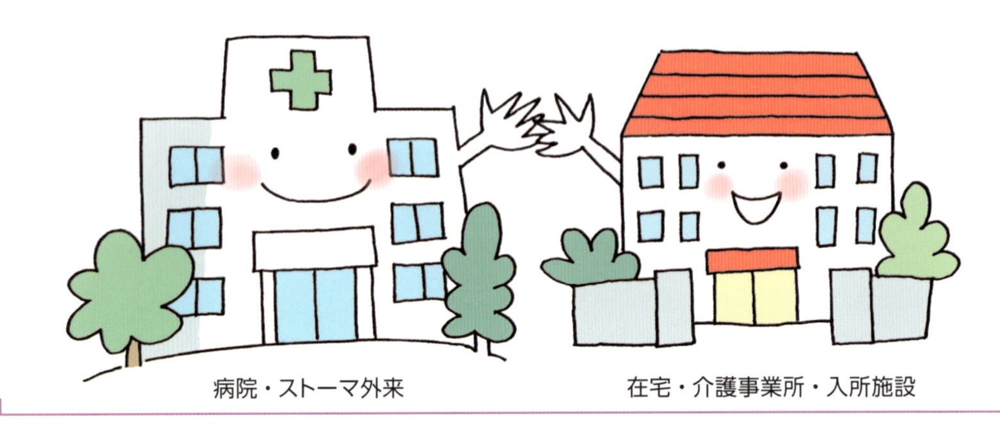

病院から在宅へ移行するときの調整の実際

事例紹介（訪問看護を導入した事例）

Aさん　70 代　女性

現病歴：腹壁瘢痕ヘルニアにてヘルニア根治術後のメッシュ感染*。再手術を行うが術後再び感染を起こし、創離開および小腸瘻形成となり、ストーマ管理が必要となった。術後、栄養経路として胃瘻が造設されたが、現在は水分補給にのみ使用している。

既往歴：糖尿病、腎機能障害、高血圧
家族構成：夫と長男と 3 人暮らし、遠方に息子が 2 人いる（息子たちの直接的な支援は困難）
ADL：ほぼ自立しているが、術後活動意欲の低下あり、長距離は車いす使用

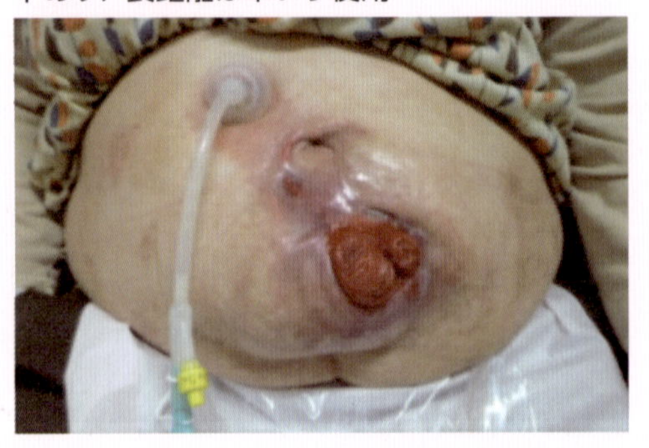

用語解説　*メッシュ感染

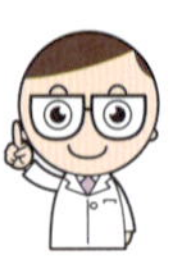

メッシュとは、ヘルニア修復のために筋膜の弱くなった部位にあてがうシートです。通常無菌手術で行われますので感染率は高くありませんが、創部に感染が起き、メッシュに及んだ場合、これをメッシュ感染といいます。人工物は感染に弱く、一度感染が起こると薬で制御することは難しく、メッシュを一部あるいは可能な限りすべて除去する必要があります。

退院に向けての準備

1. 介護認定の申請 医療ソーシャルワーカー(MSW)の介入依頼	●術後の経過の中で、退院困難、退院後の支援の必要が予測されたため、夫へ介護認定の申請を説明 ●Aさんと夫の同意を得て、MSWの介入を依頼する
2. 主治医を含めたカンファレンスで問題共有	●ストーマと胃瘻の管理が必要であるが、体型とストーマケアの複雑さによりAさん1人でセルフケアを行うことは困難である ●夫がキーパーソンとなりストーマと胃瘻の管理を行うが、仕事をしており、ストーマケアが複雑なため不安がある ●病識の不足がある(糖尿病、腎機能障害)
3. 目標設定および方針の決定	●Aさんと夫に在宅への退院の希望を確認 ●ケアの方向性:Aさん自身で便の処理を行う、夫がストーマの装具交換、胃瘻の管理を習得する ●訪問看護の導入が必要と考え、Aさんと夫の同意を得る
4. MSWと情報共有 訪問看護への依頼内容の決定	●ストーマケア(状態観察、装具交換) ●胃瘻の管理(ケア、白湯の注入) ●病状管理
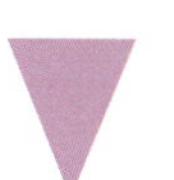	●訪問看護事業所決定 ●介護認定(要介護3)
5. 退院前カンファレンスの実施	●参加者は、夫、受け持ち看護師、ストーマ外来担当看護師、ケアマネージャー、訪問看護師、MSW ●週2回の訪問を決定 ●実際に行っているケアの説明 ●退院日の決定、初回訪問日の決定
6. 訪問看護指示書(医師が記入) 看護サマリーの準備 外来受診、ストーマ外来の予約	●Aさんと夫に退院指導、ストーマケアの手順書を作成 ●医師の外来は退院3週間後の予約となった ●ストーマ外来はケア状況の確認と観察のため10日後の予約とした
7. 退院	●Aさんは便の処理、夫はストーマ装具交換、胃瘻からの注入を習得し、退院となった

1）特に高齢者の場合、①身体機能の低下や認知力の低下がある、②家族背景から介護者がいない、などアセスメントし、手術前から退院後の生活を予測して医療ソーシャルワーカーに相談することもあります。

2）患者さんがストーマケア以外にも障害がある場合は、訪問看護だけでなく、ヘルパー、デイサービスや入浴サービス、配食サービスなど複数のサービスの利用を検討する必要があります。

3）患者さんの年齢や経済的な面、疾病の状況によって、介護保険または医療保険どちらを利用してサービスを受けるかなど、個々に合わせた利用方法が必要なため、患者さん・家族を含め、医療ソーシャルワーカーや担当のケアマネージャーとよく相談しましょう。

4）ストーマ保有者が退院後も安心して日常生活をおくれるように支援するためには、医師、ETナース／皮膚・排泄ケア認定看護師、病棟看護師、外来看護師、MSW、ケアマネージャー、訪問看護師など多職種との連携が重要になります。入院中は特に受け持ち看護師がその調整役となります。また、退院後の生活は、患者さんだけでなく家族を含め一単位ととらえ、ケアの提供を考えていくことが必要となります。

〈引用・参考文献〉

1）梶原睦子：訪問看護ステーションにおけるストーマケアの現状．日本ストーマ・排泄リハビリテーション学会誌　24（3）：129-136, 2008.

2）ストーマリハビリテーション講習会実行委員会編：ストーマリハビリテーション実践と理論，金原出版，東京，2006，p173-185.

3）穴澤貞夫，大村裕子編：ストーマ装具選択ガイドブック；適切な装具の使い方，金原出版，東京，2012，p1-65.

4）日本ET/WOC協会編集：ストーマケアエキスパートの実践と技術，照林社，東京，2007，p16-17.

5）溝上祐子，津畑亜紀子監：泌尿器ケア夏季増刊，基礎からわかる尿路ストーマケア，メディカ出版，大阪，2010，p158-188.

6）佐藤明代：オストメイトの継続看護に関する医療機関と訪問看護ステーションとの連携．日本ストーマ・排泄リハビリテーション学会誌　24（3）：143-147，2008.

7）高橋真紀：ストーマケアの地域連携．日本ストーマリハビリテーション学会誌　20（1）：27-35，2004.

8）石黒幸子：在宅ストーマケア経過報告書・質問書付きサマリーの作成；看護の質の向上を目指して．日本ストーマ・排泄リハビリテーション学会誌 24（3）：153-158，2008.

（山坂 友美）

ストーマ外来

外来での定期的なサポートはどうするの？

ストーマ外来とは、ストーマ保有者が、ストーマ造設前とできるだけ同じような生活ができるように、個別的に専門的なケアを継続する外来のことをいいます。

近年、在院日数の短縮化により完全にストーマケアを習得する前に退院となることや、ストーマ造設患者の高齢化に伴い継続的なフォローが必要であることなど、退院後もストーマ外来での継続的な支援の必要性が高まっています。短期間の入院中には、セルフケアの習得が精一杯であり、日常生活の指導を行っても、実際に退院して日常生活を過ごす中で、患者さんにとって不明な点や疑問点などが生じる場合があり、ストーマ保有者のQOL維持・向上のためにも外来での相談窓口が重要となります。実際にストーマ外来を行っている中で、「ストーマのことを相談しても分かってもらえない」「ストーマのことはほかの人には相談できない」「相談できる場所があってよかった」という患者さんや家族からの声が聞かれます。施設によっては、ストーマ外来を開設していない場合もありますが、退院後、患者さんが困ったときにどこに相談すればよいか、（外科外来なのか？泌尿器科外来なのか？病棟なのか？など）相談窓口を伝えるようにしましょう。

各都道府県のストーマ外来の情報は「日本創傷・オストミー・失禁管理学会」のホームページ（http://www.etwoc.org/）にあります。

■ストーマ外来の役割

1）入院中指導されたセルフケアの知識・技術の確認や補足指導
2）ストーマを保有していることで生じる身体的・精神的・社会的な問題に対して相談を受け、QOL維持・向上のために支援する
3）患者さんの生活スタイルに合わせたストーマ装具の選択および情報提供
4）ストーマのトラブルやストーマ周囲の皮膚障害の解決
5）体型の変化や生活の変化に応じたケアの提供
6）ストーマ晩期合併症の対応
7）日常生活の指導、相談
8）排尿障害や性機能障害に関する相談
9）患者会などの紹介
10）オリエンテーションを含めた支援を行い、外来・病棟・地域と連携する

以上の役割を果たすためにもストーマ外来を担当する看護師は、ストーマケアに関する知識や技術、ストーマ用品に関

する最新の情報を入手しておく必要があります。そして、何より、患者さんおよび家族との信頼関係を築き、ストーマとともに生活する患者さんの思いを大切にし、サポートしていく必要があります。

＊ストーマ外来受診時はストーマ装具交換を行うため、装具を持参するよう伝えておきましょう。

●外来受診の間隔の目安

1）できるだけ、主治医の受診日に合わせています。主治医の受診日以外のときは、他の外来担当医にお願いできるようにしています。

2）下記のように目安は決めていますが、多くの方が3カ月に1回程度の受診を希望されている現状があります。

3）外来受診時は、ストーマ装具交換・観察・アセスメント・ストーマケアおよび日常生活の指導・相談など時間を要し、終了後に記録をとります。そのため、1人45分枠の設定とし、完全予約制としています（診療報酬の規定上最低30分必要）。

4）ストーマ装具の漏れや皮膚障害など臨時で患者さんが希望する場合は、電話で時間を調整してから来院してもらいます。

事例 当院のストーマ外来でのフォローアップの方法

1．退院前にストーマ外来を担当する看護師が病棟訪問を行い、できればケアの参加、患者さんとの面接、病棟看護師と情報交換を行います。

2．ストーマサマリーに情報を記入します。また、医師にストーマ外来でのストーマケアの指示をもらいます。

3．患者さんまたは家族のセルフケア習得の程度やストーマおよびストーマ周囲皮膚障害の有無など、状況に合わせて患者さん・家族と相談し、外来受診の間隔を決めます。

■ストーマ外来で請求できる診療報酬の内容

在宅療養指導料：1カ月に1回　170点（初回の指導を行った月は1カ月に2回まで請求可能）

●算定するにあたって必要とされる要件

1）主治医の指示のもとに行う

2）患者さんのプライバシーが配慮されている専用の場所で行う

3）個別に30分以上指導を行う

4）患者さんごとに療養指導記録の記載をする

外来受診の間隔の目安

退院 → 2週間後 → 1カ月後 → 2カ月後 → 3カ月後 → 6カ月後 → 1年後

その後は半年～1年に1回、または希望時

・ストーマ処置料：1回につきストーマ1個70点、ストーマ2個100点
(6歳未満の乳幼児の場合は50点を加算する)
(入院中の患者さんには算定できない)
・高位浣腸・高圧浣腸・洗腸処置料:65点
(3歳未満の乳幼児の場合は50点を加算する)

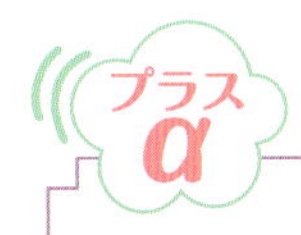

■ストーマ外来でのフォロー
～患者さんのQOL維持・向上～

私は患者さんから、「社交ダンスをやってるけどストーマになったらやめようと思うの」、「ストーマだからもう趣味の水泳はやめた」など、趣味を諦めるような言葉を聞くことがあります。しかし、ストーマ造設後も手術前と同じような生活ができるよう支援することが、私たち看護師の役割であると考えます。ストーマ外来では、体力が回復し、通常の日常生活が過ごせるようになると、仕事や趣味などを開始するにあたっての相談が多くなってきます。術後ストーマ外来で、どのようにすればその趣味が続けられるか、趣味を再開するにあたっての不安を少しでも軽減できるよう、患者さんとともに考え、実際にできたときは一緒に喜びます。ストーマ造設後も手術前とできるだけ同じような生活ができるよう、退院後のストーマ外来での継続的なフォローは患者さんのQOL維持・向上にとても重要な役割を果たしています。また、患者さんの悩みや問題を一緒に解決していくことで、看護の専門性を発揮することができ、看護師としてのやりがいを感じる場にもなっています。ぜひ、ストーマ外来がある施設の方もない施設の方も、ストーマケアに関わる看護師の方はぜひ一度ストーマ外来を見学することをお勧めします。

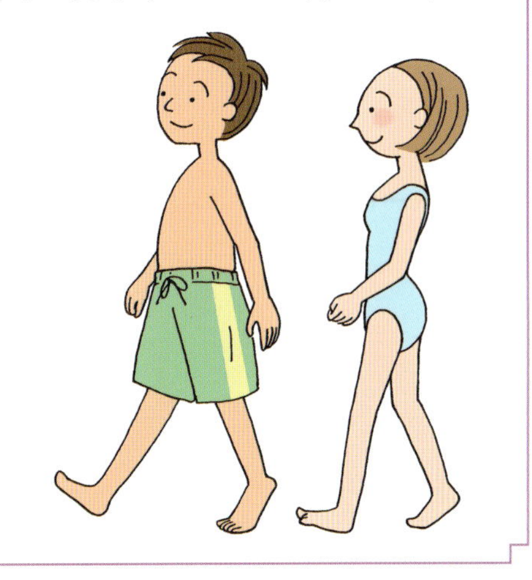

〈引用・参考文献〉

1) 伊藤美智子編集：ストーマケア，学習研究社，東京，2003，p131-133.
2) ストーマリハビリテーション講習会実行委員会編：ストーマリハビリテーション実践と理論，金原出版，東京，2006，p195-198.
3) 松原康美編著：ナーシング・プロフェッショナル・シリーズストーマケアの実践，医歯薬出版，東京，2007，p53-75.
4) 日本ET／WOC協会編：ストーマケアエキスパートの実践と技術，照林社，東京，2007，p115-119.

(山坂 友美)

INDEX 索引

こ

さ

し

せ

そ

た

ち

て

と

な

に

ね

の

は

ひ

ふ

へ

ほ

ま

む

め

よ

り

る

れ

ろ

小児ストーマ用装具一覧

■アルケア社製品■

▶小児用プロケアー1・ポストオペ

- ●KG 系皮膚保護剤
- ●有効径～ 34mm
- ●初孔なし
- ●排出口が広いオープンエンド型で、装着後のストーマ部への粉状皮膚保護剤の散布などがしやすい
- ●術直後用に使用されることが多い

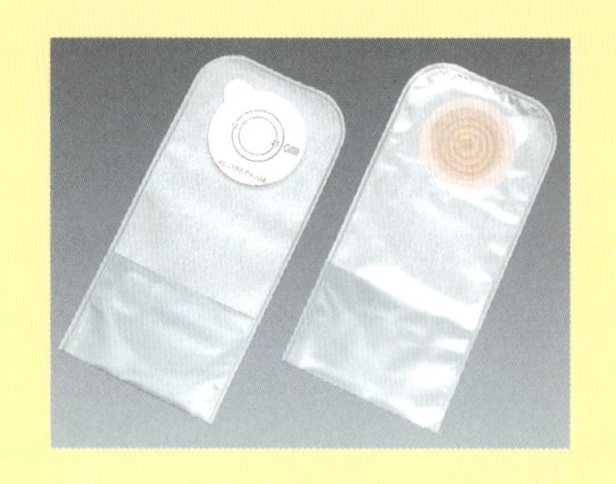

▶小児用プロケアー1・D

- ●KPB 系皮膚保護剤
- ●有効径 24mm × 34mm
- ●初孔あり
- ●ベルト掛けがついており、密着性を高めたい場合にベルトの併用が可能

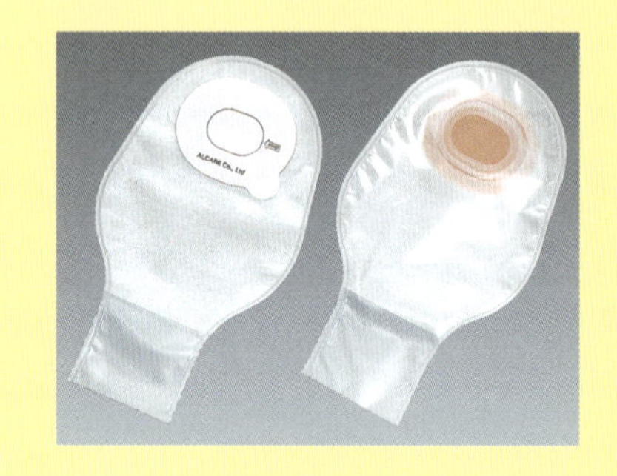

▶小児用プロケアー1・U

- ●KPB 系皮膚保護剤
- ●有効径 24mm × 34mm
- ●初孔あり
- ●逆流防止弁付
- ●ベルト掛けがついており、密着性を高めたい場合にベルトの併用が可能
- ●接続管を利用することで、脚用蓄尿袋や床用蓄尿袋に接続可能

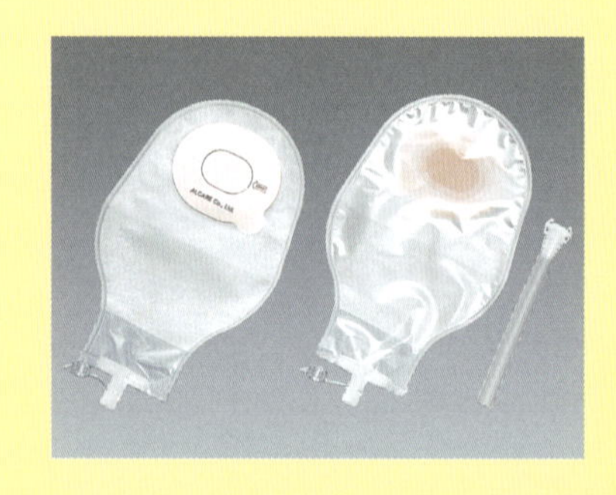

▶小児用胴ベルト

- ●胴回（適応目安）30 ～ 50cm：長さ調整可
- ●小児用プロケアー1専用の胴ベルト
- ●両端のボタンをベルト掛けにはめるだけで着脱は簡便

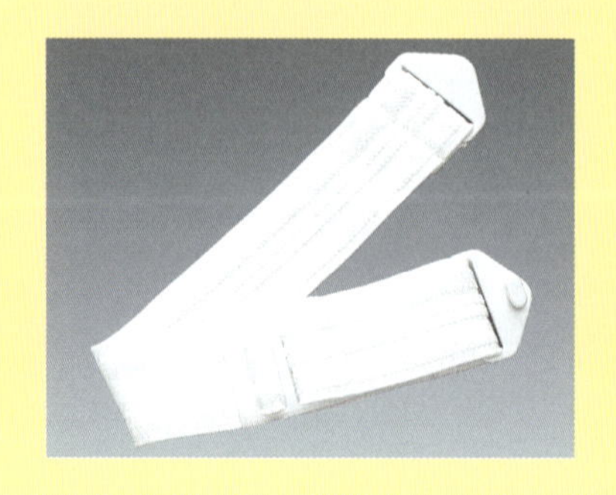

■アルケア社製品■

▶サージドレーン・オープントップ

●KPBS 系皮膚保護剤
●術後排液ドレナージ用
●有効径
●S：～ 30mm
●M：～ 50mm
●L：～ 80 × 60mm
●LL：～ 150 × 70mm
●初孔なし
●排出口がキャップ状
●滅菌済み
●袋部分に付いているドーム型キャップを開けることで、貼付したまま、直視下の観察・処置が可能
●ポストオペ M は逆流防止弁付

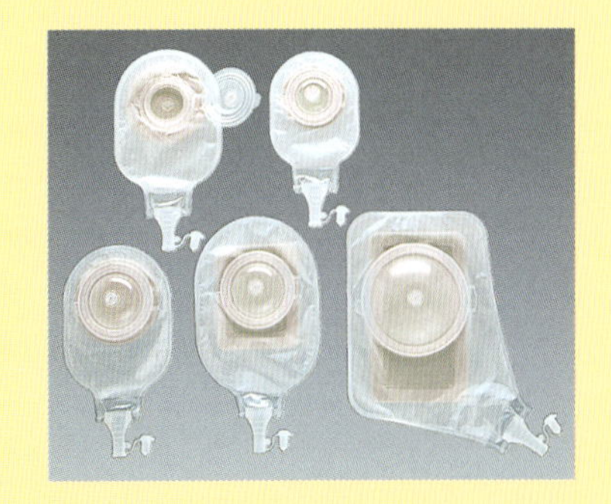

▶サージドレーン・ジッパー

●KPBS 系皮膚保護剤
●術後排液ドレナージ用
●有効径
●S：～ 30mm
●M：～ 50mm
●L：～ 80 × 60mm
●初孔なし
●排出口がキャップ状
●滅菌済み
●袋部分に付いているジッパーを開けることで、貼付したまま、直視下の観察・処置が可能

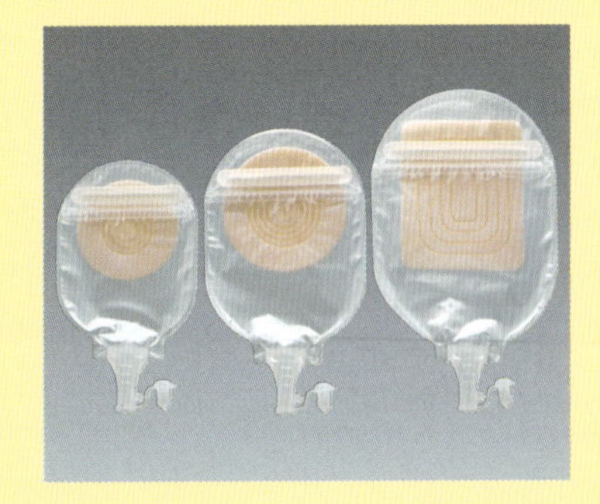

▶ウェルケア・ドレーン

●KPBS 系皮膚保護剤
●瘻孔ドレナージ用
●有効径
●S：～ 35mm
●M：～ 100 × 60mm
●L：～ 120 × 100mm
●初孔なし
●排出口がキャップ状

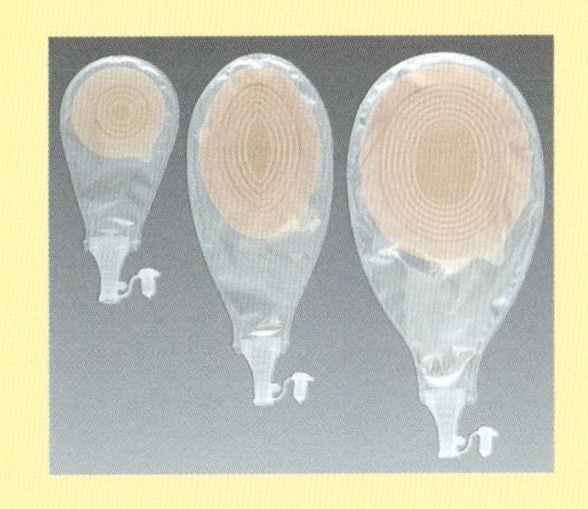

小児ストーマ用装具一覧

■コロプラスト社製品■

① アシュラキッズ1　スタンダード

●CPB 系皮膚保護剤
●有効径 10 ～ 35mm
●初孔あり

② アシュラキッズ1　クローズ

●CPB 系皮膚保護剤
●有効径 10 ～ 35mm
●初孔あり
●排出口はない閉鎖型
●脱臭フィルター内蔵

③ アシュラキッズ 1　ウロバッグ

●CPB 系皮膚保護剤
●有効径 10 ～ 35mm
●初孔あり
●逆流防止弁付き
●排出口はキャップタイプ
●接続管を利用することで、脚用蓄尿袋や床用蓄尿袋に接続可能

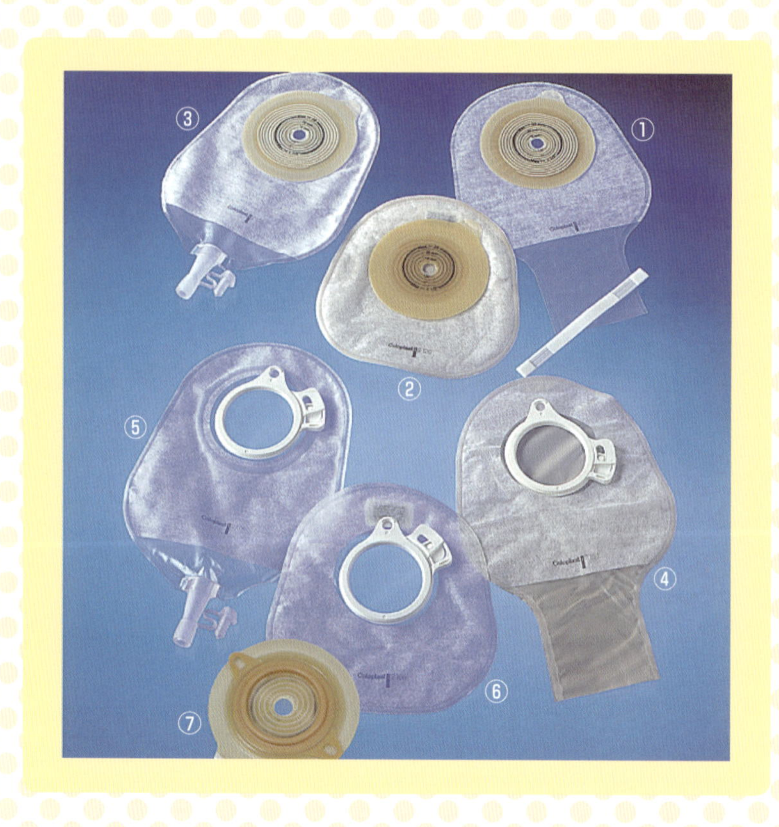

コロプラスト社製品

④ アシュラキッズ2　ロックパウチ D（ドレイン）

●アシュラキッズ2
●セルフプレート ER とダブルロック方式にてカップリング

⑤ アシュラキッズ2　ロックパウチ U（ユリナ）

●アシュラキッズ2
●セルフプレート ER とダブルロック方式にてカップリング
●逆流防止弁付き
●排出口はキャップタイプ
●接続管を利用することで脚用蓄尿袋や尿用蓄尿袋に接続可能

⑥ アシュラキッズ 2　ロックパウチ C（クローズ）

●アシュラキッズ2
●セルフプレート ER とダブルロック方式にてカップリング
●排出口はない閉鎖型
●ガス抜きフィルター内蔵

⑦ アシュラキッズ2　セルフプレート ER

●CPB 系皮膚保護剤
●有効径 10 ～ 35mm
●初孔あり
●フランジ径 40mm
●固定型フランジ

小児ストーマ用装具一覧

■コロプラスト社製品■

▶イージーフレックス　キッズプレート

●CPBS 系皮膚保護剤
●有効径
～ 15mm（面板の直径 60mm）
～ 25mm（面板の直径 70mm）
●初孔なし

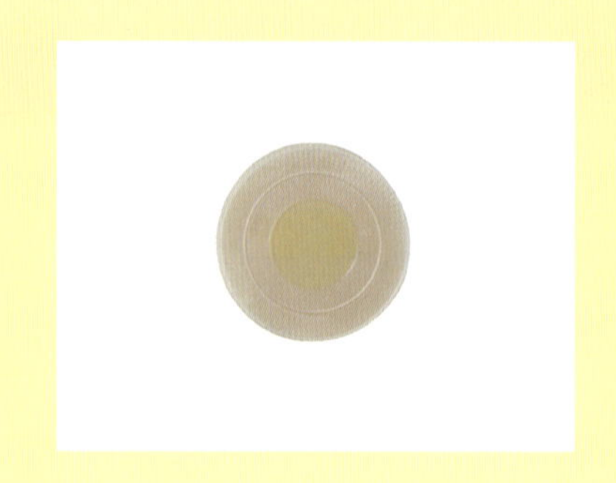

▶イージーフレックス　キッズバッグ EC（イージークローズ）

●粘着式でイージー
●フレックスキッズプレートとカップリング
●排出口は巻き上げ式
●ガス抜きフィルター内蔵

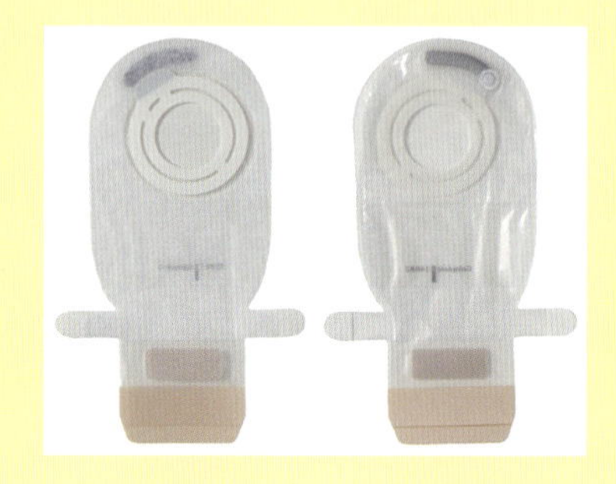

▶フレックス　キッズバッグ EC・C（イージークローズ、両面カバー付）

●粘着式でイージー
●フレックスキッズプレートとカップリング
●排出口は巻き上げ式
●袋部分にイラスト入りのカバーが付いている
●ガス抜きフィルター内蔵

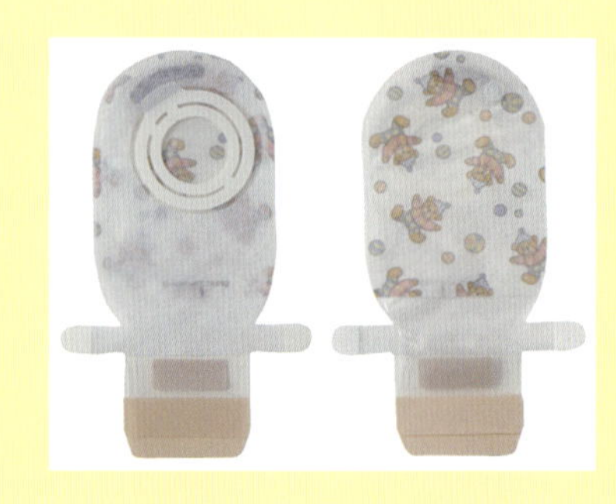

■コンバテック社製品■

▶バリケアワンピースドレインパウチ小児用

- ●CPB 系皮膚保護剤
- ●有効径～ 50mm
- ●初孔あり

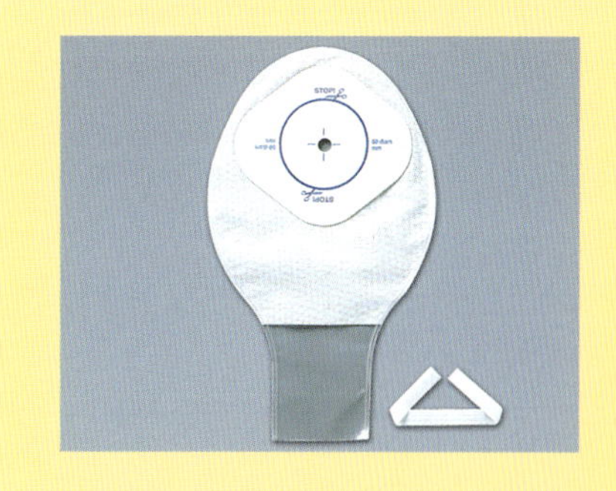

▶バリケアワンピースユリナパウチ小児用（尿路系）

- ●CPB 系皮膚保護剤
- ●有効径～ 25mm
- ●初孔あり
- ●逆流防止弁付
- ●排出口はパイプ式尿タップ接続管を利用することで、脚用蓄尿袋や床用蓄尿袋に接続可能

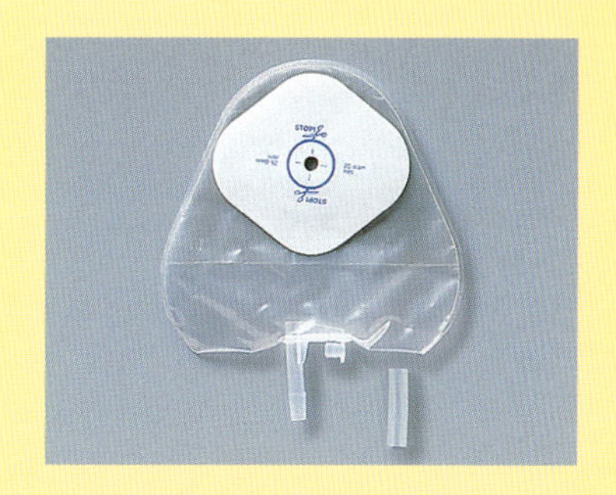

▶リトルワンワンピース インビジクローズドレインパウチ ES サイズ

- ●CPB 系皮膚保護剤
- ●有効径～ 25 × 31mm
- ●初孔なし
- ●排出口は巻き上げ式

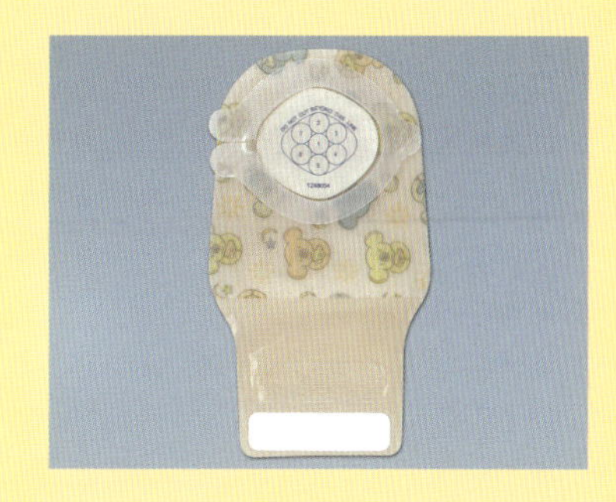

▶リトルワンツーピースウェハー ES サイズ

- ●CPB 系皮膚保護剤
- ●有効径～ 23mm
- ●初孔なし

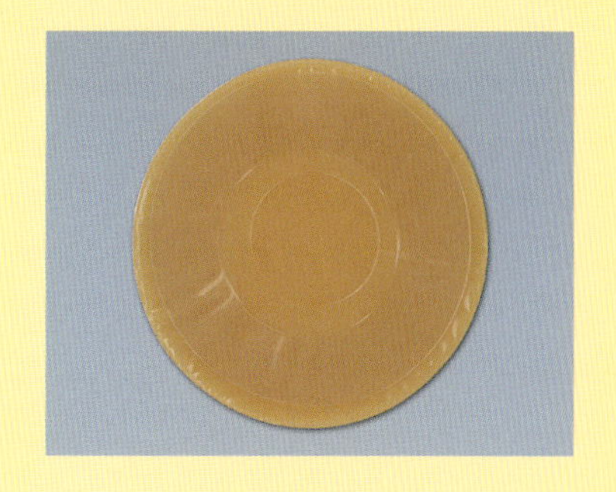

小児ストーマ用装具一覧

■コンバテック社製品■

▶リトルワンツーピース インビジクローズドレインパウチ ES サイズ

●粘着式カップリング
●新生児用ツーピース
●ハイドロウェハー ES サイズと併用
●排出口は巻き上げ式

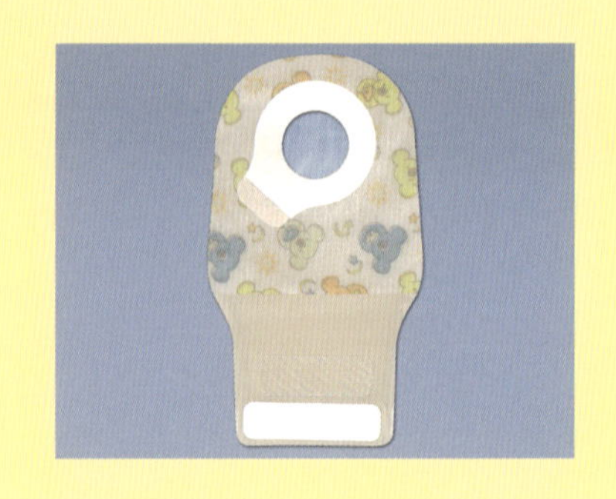

▶リトルワンツーピースハイドロウェハー

●CPB 系皮膚保護剤
●有効径～ 31mm
●初孔あり
●皮膚保護剤+全周にハイドロテープ付

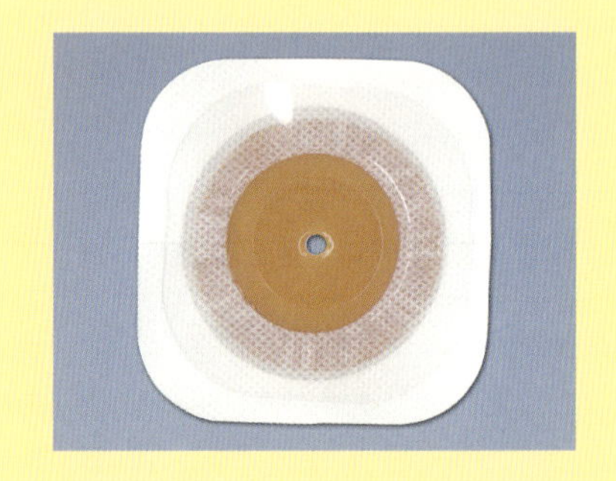

▶リトルワンツーピース インビジクローズドレインパウチ

●粘着式カップリング
●小児用ツーピース
●ハイドロウェハーと併用
●排出口は巻き上げ式
●ガス抜きフィルター付

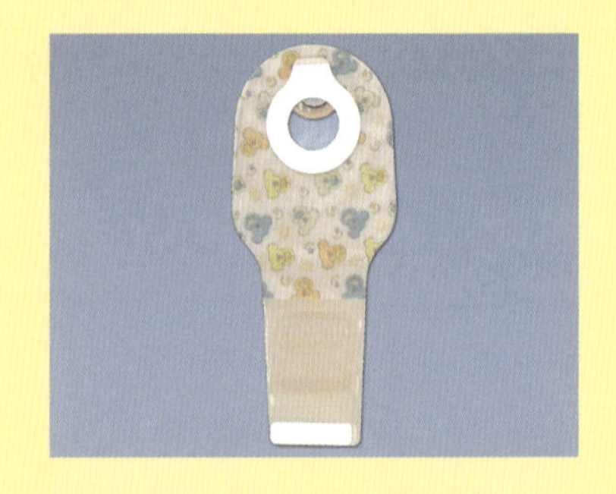

▶リトルワンツーピースクローズパウチ

●粘着式カップリング
●小児用ツーピース
●ハイドロウェハーと併用
●閉鎖型ストーマ袋
●ガス抜きフィルター付

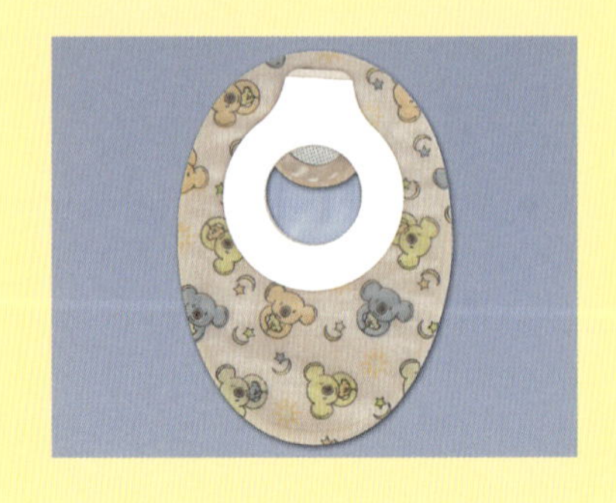

■ダンサック社製品■

▶ノバ1　インファント ドレイン

●CPB 系皮膚保護剤
●有効径～ 40mm
●初孔ありと初孔なしが選べる
●テーパーエッジ形状

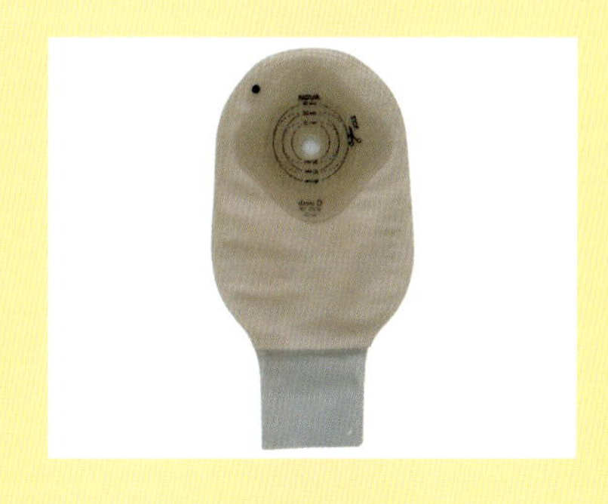

▶ノバライフ 1 ミニ

●CPB 系皮膚保護剤
●有効径～ 38×50mm
●初孔が面板の上部にある
●排出口が幅広の巻き上げ式
●テーパーエッジ形状
●袋部分が透明のものと肌色のものがある

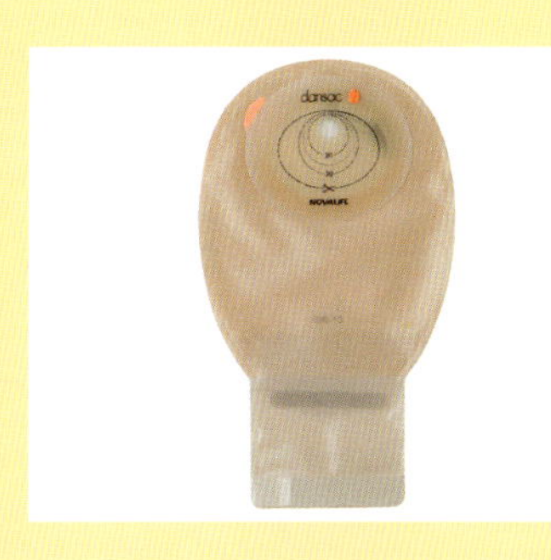

▶ノバ 1 ミニフォールドアップ

●CPB 系皮膚保護剤
●有効径～ 50mm
●初孔あり
●排出口は巻き上げ式
●袋部分が透明のものと肌色のものがある
●テーパーエッジ形状
●ガス抜きフィルター内蔵

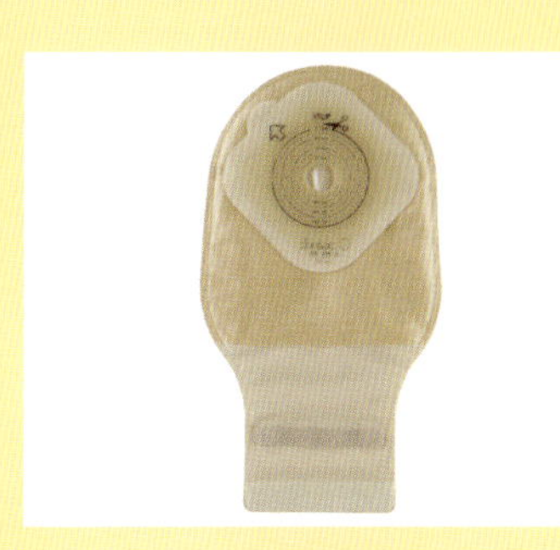

▶ベルトパック 48mm

●ベルトプレートを利用することで、ベルト掛けの内蔵されていない装具（ベルトプレートの内径 48mm に適す装具）にベルトが使用できる
●ベルトの長さは成人用

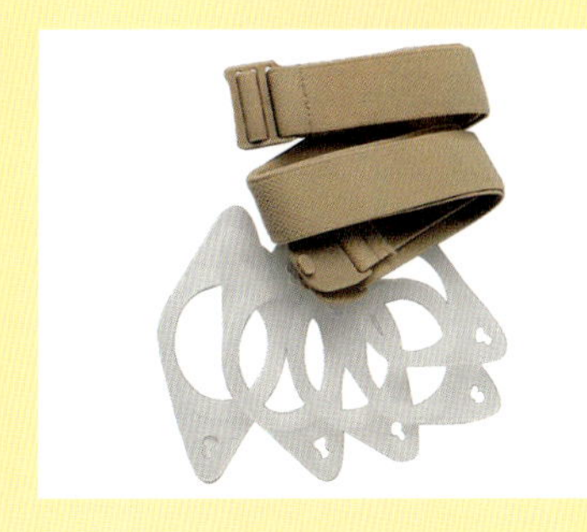

小児ストーマ用装具一覧

■ホリスター社製品■

▶こども用カラヤ５ドレイン

●CKG 系皮膚保護剤
●柔らかい凸面構造と周囲に伸縮性テープ付
●既成孔径 22mm・29mm・35mm

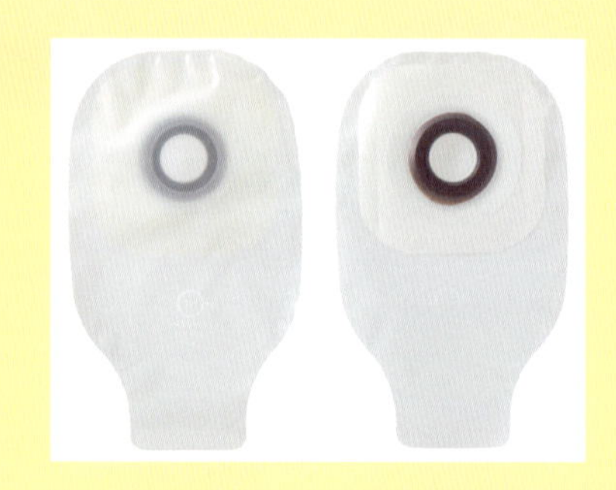

▶パウチキンこども用ワンピースロックンロール

●CPB 系皮膚保護剤
●有効径～ 51mm
●初孔なし
●排出口は巻き上げ式
●ガス抜きフィルター内蔵

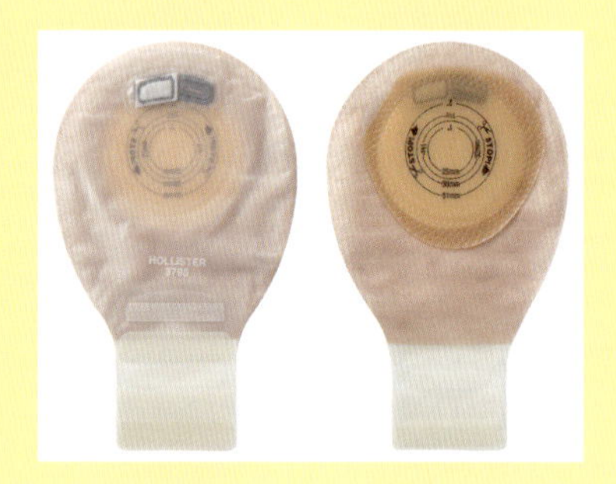

▶パウチキン小児用ワンピースロックンロール

●CPB 系皮膚保護剤
●有効径～ 38mm
●排初孔なし
●排出口は巻き上げ式

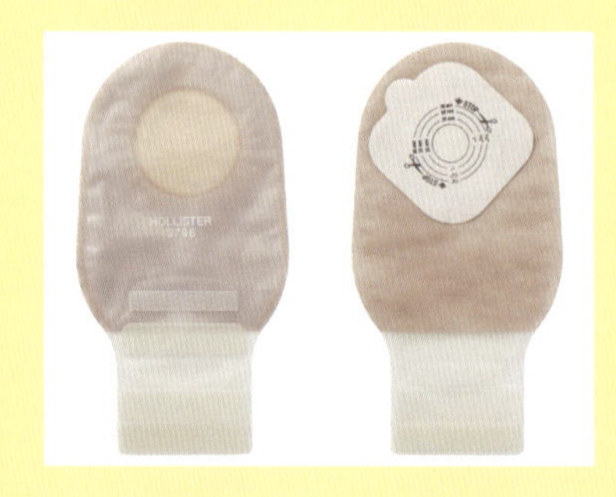

▶パウチキン小児用ツーピースSFF

●CPB 系皮膚保護剤
●浮動型フランジ初孔なし
●有効径～ 32mm
●フランジサイズ 44mm

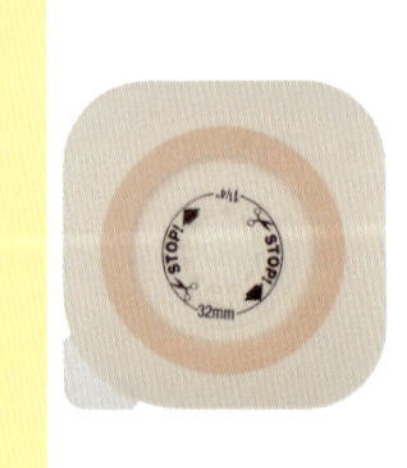

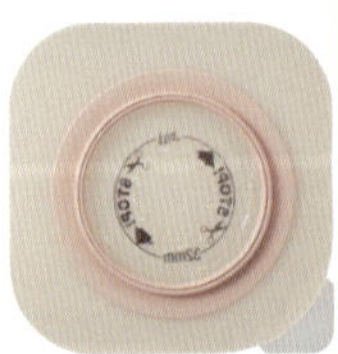

■ホリスター社製品■

▶パウチキン小児用ツーピースロックンロール

- ●パウチキン小児用
- ●ツーピースSFFとはめ込み式でカップリング
- ●排出口は巻き上げ式
- ●フランジサイズ 44mm
- ●ベルト掛け付

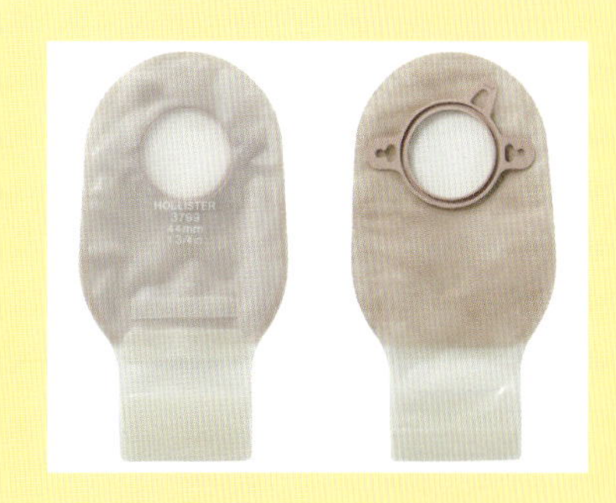

▶パウチキン未熟児用パウチ

- ●CPB 系皮膚保護剤
- ●粘着式カップリング
- ●有効径～ 16mm
- ●初孔なし
- ●面板直径：5cm
- ●袋部分：11.3×6cm
- ●容量 10cc
- ●閉鎖型となっているが、下部をカットして利用可能

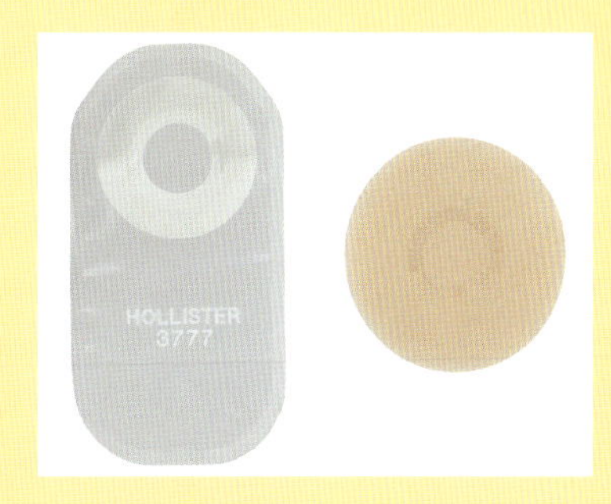

▶パウチキン新生児用パウチ

- ●CPB 系皮膚保護剤
- ●粘着式カップリング
- ●有効径～ 35×23mm
- ●初孔なし
- ●面板直径 6.3cm
- ●袋部分：20×7.4cm
- ●容量 100cc
- ●排出口はキャップタイプ

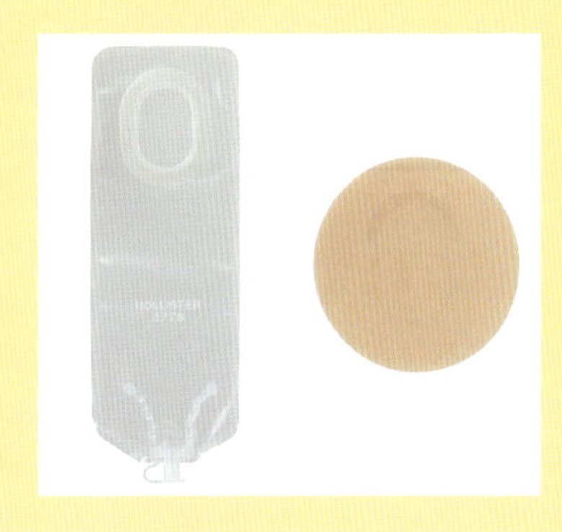

■監修者

溝上祐子（みぞかみゆうこ） Mizokami Yuko

プロフィール

1982年　東京都立清瀬小児病院勤務
1987年　クリーブランドクリニック分校　聖路加国際病院　ETスクール修了
2001年　日本看護協会看護研修学校認定看護師教育専門課程ＷＯＣ看護学科　専任教員
東京都立清瀬小児病院WOC外来、武蔵野陽和会病院ストーマ・女性外来兼任
2005年　武蔵野大学院　人間社会・文化研究科　人間社会専攻　修士課程修了
（人間学修士）
2006年　日本看護協会看護研修学校認定看護師教育課程皮膚・排泄ケア学科主任教員
2008年　日本看護協会　看護研修学校　副校長（現在　認定看護師教育課程課長）　併任
2010年　日本看護協会看護研修学校　認定看護師教育課程長

専門領域

創傷ケア、ストーマケア、失禁ケア、スキンケア、小児排泄障害のケア

日本創傷・オストミー・失禁管理学会　理事（第19回学術集会長）
日本褥瘡学会理事
日本下肢救済・足病学会　常任理事
日本褥瘡学会関東甲信越地方会世話人　東京支部長

代表著書

- 褥瘡発生後のケア、真田弘美、宮地良樹編著、褥瘡のすべてがわかる、永井書店、2012
- 創傷のすべてーキズをもつすべての人のためにー、分担編集　克誠堂、2012
- ナースのためのアドバンスド創傷ケア、分担編集　照林社、2012
- スキンケア：大浦紀彦編著、下肢救済のための創傷治療とケア、p210 - 215、照林社、2011
- 創傷ケアの基礎知識と実践―褥瘡、手術部位感染、糖尿病性足潰瘍：メディカ出版、2011（編著）
- 基礎からわかる！尿路ストーマケア：メディカ出版、2010（監修）
- 小児創傷・オストミー・失禁管理の実際：照林社、2010（編著）
- 褥瘡治療・ケアトータルガイド：照林社、2009（編著）
- 知識とスキルが見てわかる　専門的皮膚ケア：メディカ出版、2008（編著）
- 早分かり　褥瘡ケアノート：照林社、2007（編著）
- 失禁ケアガイダンス：日本看護協会出版会、2007（監修）

■ ストーマケアナーシングノート：メディカ出版、2006（分担加筆）
■ カラー写真とイラストで見てわかる！創傷管理：メディカ出版、2006（編著）
■ 小児のストーマ・排泄管理の実際：へるす出版、2003（編著）
■ これからの創傷管理：メディカ出版、2002（編著）
■ スキンケアガイダンス：日本看護協会認定看護師制度委員会創傷ケア基準検討会編著、日本看護協会出版会、2002（分担加筆）
その他

■執　筆

1章
溝上　祐子：公益社団法人 日本看護協会 看護研修学校　皮膚排泄ケア認定看護師
石川　　環：岩手県立大学大学院　皮膚排泄ケア認定看護師

2章
杉本はるみ：愛媛大学医学部附属病院　皮膚排泄ケア認定看護師
林　　智世：三重大学医学部附属病院　皮膚排泄ケア認定看護師
佐々木尚美：がん・感染症センター都立駒込病院　皮膚排泄ケア認定看護師

3章
関　　宣明：地方独立行政法人 神奈川県立病院機構 神奈川県立がんセンター　皮膚排泄ケア認定看護師
津畑亜紀子：公益社団法人 日本看護協会 看護研修学校　皮膚排泄ケア認定看護師
里見　優子：がん・感染症センター都立駒込病院　皮膚排泄ケア認定看護師

4章
保刈　伸代：東邦大学医療センター大森病院　皮膚排泄ケア認定看護師
鎌田　直子：兵庫県立こども病院　皮膚排泄ケア認定看護師
山崎　紀江：長野県立こども病院　皮膚排泄ケア認定看護師

5章
尾崎麻依子：帝京大学医学部附属病院　皮膚排泄ケア認定看護師
山坂　友美：独立行政法人国立病院機構相模原病院　皮膚排泄ケア認定看護師

● 本文デザイン　酒井一恵
● 本文イラスト　小野寺美恵
● 校　正　黒石川由美
● 編集協力　有限会社グローバル・アクシス
● 編集担当　遠藤やよい（ナツメ出版企画）

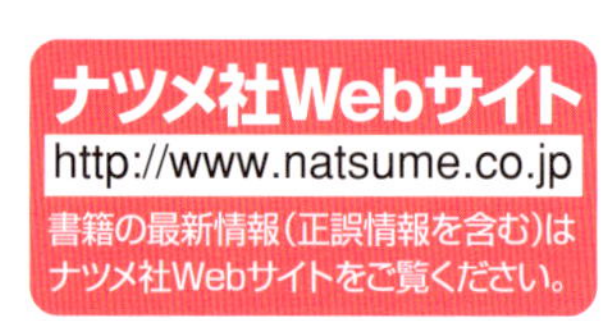

ナースのためのやさしくわかるストーマケア

2015年8月6日　初版発行
2017年5月10日　第2刷発行

監修者　溝上祐子（みぞかみゆうこ）　Mizokami Yuko, 2015
発行者　田村正隆

発行所　株式会社ナツメ社
東京都千代田区神田神保町1-52　ナツメ社ビル1F（〒101-0051）
電話　03-3291-1257（代表）　FAX　03-3291-5761
振替　00130-1-58661

制　作　ナツメ出版企画株式会社
東京都千代田区神田神保町1-52　ナツメ社ビル3F（〒101-0051）
電話　03-3295-3921（代表）

印刷所　ラン印刷社

ISBN978-4-8163-5526-4　Printed in Japan

本書に関するお問い合わせは、上記、ナツメ出版企画株式会社までお願いいたします。

〈定価はカバーに表示してあります〉
〈落丁・乱丁本はお取り替えいたします〉